全国高职高专护理类专业规划教材（第三轮）

急危重症护理

第 3 版

（供护理、助产专业用）

主　编　邓　辉

副主编　曾学燕　余小柱　孙水英

编　者　（以姓氏笔画为序）

王选雲（四川中医药高等专科学校）

王祖惠（安徽中医药高等专科学校附属医院）

邓　辉（重庆三峡医药高等专科学校）

刘春梅（重庆三峡医药高等专科学校）

孙水英（山东中医药高等专科学校）

余小柱（平顶山学院护理学院）

海润玲（天津医学高等专科学校）

黄婉臻（长沙卫生职业学院）

曾学燕（四川护理职业学院）

韩贤明（漳州卫生职业学院）

中国健康传媒集团

中国医药科技出版社

内 容 提 要

本教材为"全国高职高专护理类专业规划教材（第三轮）"之一，系根据本套教材的编写指导思想和原则要求，结合专业培养目标和本课程的教学目标、内容与任务要求编写而成。本教材具有专业针对性强、紧密结合岗位知识和职业能力要求、理论与临床密切联系等特点。全书共十五个项目，内容包括绪论、院前急救、医院急诊科救护、重症监护、灾难救护、创伤患者的救护、外伤常用救护技术、环境及理化因素损伤患者的救护、动物咬伤患者的救护、心搏骤停与心肺脑复苏、急性中毒、常见急症的救护、急危症患者常用救护技术、危重症患者各系统功能监护和多器官功能障碍综合征。本教材为书网融合教材，即纸质教材有机融合电子教材、教学配套资源（PPT、微课、题库等）、数字化教学服务（在线教学、在线作业、在线考试），使教材内容立体化、生动化，便教易学。

本教材主要供全国高职高专护理、助产专业教学使用，也可供在职护理人员参考。

图书在版编目（CIP）数据

急危重症护理／邓辉主编. -- 3 版. -- 北京：中国医药科技出版社，2024. 12. --（全国高职高专护理类专业规划教材）. -- ISBN 978-7-5214-5096-5

Ⅰ. R472.2

中国国家版本馆 CIP 数据核字第 2024GV7066 号

美术编辑　陈君杞
版式设计　友全图文

出版　**中国健康传媒集团** | 中国医药科技出版社
地址　北京市海淀区文慧园北路甲 22 号
邮编　100082
电话　发行：010 - 62227427　邮购：010 - 62236938
网址　www.cmstp.com
规格　889mm×1194mm $^{1}/_{16}$
印张　11 $^{1}/_{4}$
字数　334 千字
初版　2015 年 8 月第 1 版
版次　2024 年 12 月第 3 版
印次　2024 年 12 月第 1 次印刷
印刷　河北环京美印刷有限公司
经销　全国各地新华书店
书号　ISBN 978 - 7 - 5214 - 5096 - 5
定价　39.00 元

获取新书信息、投稿、为图书纠错，请扫码联系我们。

数字化教材编委会

主　编　邓　辉

副主编　曾学燕　余小柱　孙水英

编　者　（以姓氏笔画为序）

王选雲（四川中医药高等专科学校）

王祖惠（安徽中医药高等专科学校附属医院）

邓　辉（重庆三峡医药高等专科学校）

刘春梅（重庆三峡医药高等专科学校）

孙水英（山东中医药高等专科学校）

余小柱（平顶山学院护理学院）

海润玲（天津医学高等专科学校）

黄婉臻（长沙卫生职业学院）

曾学燕（四川护理职业学院）

韩贤明（漳州卫生职业学院）

出版说明

全国高职高专护理类专业规划教材，第一轮于 2015 年出版，第二轮于 2019 年出版，自出版以来受到各院校师生的欢迎和好评。为深入学习贯彻党的二十大精神，落实《国务院关于印发国家职业教育改革实施方案的通知》《关于深化现代职业教育体系建设改革的意见》《关于推动现代职业教育高质量发展的意见》等有关文件精神，适应学科发展和高等职业教育教学改革等新要求，对标国家健康战略、对接医药市场需求、服务健康产业转型升级，进一步提升教材质量、优化教材品种，支撑高质量现代职业教育体系发展的需要，使教材更好地服务于院校教学，中国健康传媒集团中国医药科技出版社在教育部、国家药品监督管理局的领导下，组织和规划了"全国高职高专护理类专业规划教材（第三轮）"的修订和编写工作。本轮教材共包含 24 门，其中 21 门为修订教材，3 门为新增教材。本套教材定位清晰、特色鲜明，主要体现在以下方面。

1. 强化课程思政，辅助三全育人

贯彻党的教育方针，坚决把立德树人贯穿、落实到教材建设全过程的各方面、各环节。教材编写将价值塑造、知识传授和能力培养三者融为一体。深度挖掘提炼专业知识体系中所蕴含的思想价值和精神内涵，科学合理拓展课程的广度、深度和温度，多角度增加课程的知识性、人文性，提升引领性、时代性和开放性，辅助实现"三全育人"（全员育人、全程育人、全方位育人），培养新时代技能型创新人才。

2. 推进产教融合，体现职教精神

围绕"教随产出、产教同行"，引入行业人员参与到教材编写的各环节，为教材内容适应行业发展献言献策。教材内容体现行业最新、成熟的技术和标准，充分体现新技术、新工艺、新规范。

3. 创新教材模式，岗课赛证融通

教材紧密结合当前实际要求，教材内容与技术发展衔接、与生产过程对接、人才培养与现代产业需求融合。教材内容对标岗位职业能力，以学生为中心、成果为导向，持续改进，确立"真懂（知识目标）、真用（能力目标）、真爱（素质目标）"的教学目标，从知识、能力、素养三个方面培养学生的理想信念，提升学生的创新思维和意识；梳理技能竞赛、职业技能等级考证中的理论知识、实操技能、职业素养等内容，将其对应的知识点、技能点、竞赛点与教学内容深度衔接；调整和重构教材内容，推进与技能竞赛考核、职业技能等级证书考核的有机结合。

4. 建新型态教材，适应转型需求

适应职业教育数字化转型趋势和变革要求，依托"医药大学堂"在线学习平台，搭建与教材配套的数字化课程教学资源（数字教材、教学课件、视频及练习题等），丰富多样化、立体化教学资源，并提升教学手段，促进师生互动，满足教学管理需要，为提高教育教学水平和质量提供支撑。

前言 PREFACE

为了落实《国务院关于印发国家职业教育改革实施方案的通知》《关于推动现代职业教育高质量发展的意见》等有关文件精神，适应学科发展和高等职业教育教学改革新要求，本教材组建了校企"双元"编写团队，教材内容与急救护理岗位能力需求和最新行业标准有效对接，基于岗位典型工作任务，注重急救护理理论与实践相结合，坚持立德树人根本任务，在教材中融入思政教育元素。教材中每个项目配有学习目标、情境导入、知识链接、想一想、重点小结、目标检测等内容，以帮助学生把握重点和对知识的理解记忆，拓展急危重症护理的知识体系和实践范围，使学生将所学知识与临床实际紧密结合，提高自主学习和解决问题的能力。在夯实基本概念和基础理论的基础上，提供丰富的视频、PPT 等多媒体素材，使教材内容更加生动形象，增加教材的可读性，增进学生的学习兴趣，充分体现其科学性、先进性和实用性。

本教材共分四个模块十五个项目。第一个模块为认识急救，包括绪论、院前急救、医院急诊科救护、重症监护。第二个模块为灾难和损伤患者救护，包括灾难救护、创伤患者的救护、外伤常用救护技术、环境及理化因素损伤患者的救护、动物咬伤患者的救护。第三个模块为常见急危症患者救护，包括心搏骤停与心肺脑复苏、急性中毒、常见急症的救护、急危症患者常用救护技术。第四个模块为危重症患者护理，包括危重症患者各系统功能监护、多器官功能障碍综合征。

本教材可作为高职高专院校护理、助产专业及其他医学专业学生的教学用书，也可供在职急危重症护理工作者参考。

在教材的编写过程中得到了编写组老师所在各单位的大力支持和指导，在此表示衷心的感谢！但由于水平有限，教材中难免有疏漏和不妥之处，恳请各位专家、同行和广大读者勿吝赐教！

编　者
2024 年 7 月

CONTENTS 目录

模块一　认识急救

项目一　绪论 ·· 1

任务一　急危重症护理学概述 ··· 1

一、急危重症护理学发展史 ··· 1

二、急危重症护理学范畴 ··· 3

任务二　急救医疗服务体系 ·· 4

一、急救医疗服务体系概念 ··· 4

二、急救医疗服务体系管理 ··· 4

任务三　急救护理人员的素质要求及专科护士资质认证 ················· 5

一、急救护理人员的素质要求 ·· 5

二、我国急危重症专科护士的资质认证要求 ······························ 6

项目二　院前急救 ·· 7

任务一　概述 ··· 7

一、院前医疗急救的特点 ··· 7

二、院前急救的主要任务 ··· 8

三、院前急救的原则 ··· 9

任务二　院前急救的设置与工作模式 ·· 9

一、院前急救的设置 ··· 9

二、院前急救的基本设备 ·· 10

三、我国城市院前急救工作模式 ··· 11

任务三　院前急救护理 ·· 11

一、急救准备 ··· 12

二、呼救受理 ··· 12

三、快速出诊 ··· 12

四、现场评估与处置 ·· 12

五、安全转运 ··· 14

六、病情交接 ··· 15

七、返站待命 ··· 15

项目三　医院急诊科救护 ·· **16**

　任务一　概述 ·· 16

　　一、急诊护理工作的特点 ··· 16

　　二、急诊护理工作的任务 ··· 17

　　三、急诊科的设置与布局 ··· 17

　任务二　急诊科的管理 ·· 19

　　一、急救绿色通道 ·· 19

　　二、人员管理 ··· 20

　　三、急诊护理工作质量要求 ··· 20

　任务三　急诊科护理工作 ·· 21

　　一、接诊 ··· 21

　　二、分诊 ··· 21

　　三、急诊处理 ··· 22

项目四　重症监护 ·· **24**

　任务一　概述 ·· 24

　　一、ICU 的模式 ··· 24

　　二、ICU 的收治范围 ··· 24

　任务二　重症监护室的设置 ·· 25

　　一、整体设置 ··· 25

　　二、区域设置 ··· 25

　　三、设备设置 ··· 26

　　四、病室设置 ··· 26

　　五、人员设置 ··· 27

　任务三　重症监护室管理 ·· 27

　　一、组织领导 ··· 27

　　二、管理制度 ··· 27

　　三、监护分级 ··· 27

　　四、重症监护室质量指标管理 ··· 29

　　五、感染的管理 ··· 29

模块二　灾难和损伤患者的护理

项目五　灾难救护 ·· **32**

　任务一　概述 ·· 32

　　一、灾难、灾难医学、灾难护理的定义 ··································· 32

　　二、灾难的分类 ··· 33

三、灾难救援 ··· 33

四、灾难护理的周期与任务 ·· 35

五、护士在灾难救援中的作用 ·· 35

任务二　常见灾难的救护 ·· 36

一、火灾救护 ··· 36

二、地震救护 ··· 37

三、交通事故救护 ··· 40

四、突发公共卫生事件救护 ·· 40

任务三　灾难的心理危机与干预 ··· 42

一、灾难心理危机的表现 ·· 42

二、灾难伤员的心理危机护理干预 ··· 43

项目六　创伤患者的救护 ··· **44**

任务一　概述 ·· 44

一、创伤分类 ··· 44

二、病理生理 ··· 45

三、创伤评分系统 ··· 46

任务二　多发伤 ·· 47

一、概述 ··· 47

二、临床特点 ··· 47

三、救治与护理 ··· 48

任务三　复合伤 ·· 49

一、概述 ··· 49

二、临床特点 ··· 50

三、救治与护理 ··· 50

项目七　外伤常用救护技术 ··· **52**

任务一　止血 ·· 52

一、适应证 ··· 52

二、用物准备 ··· 53

三、操作方法 ··· 53

任务二　包扎 ·· 56

一、适应证 ··· 56

二、禁忌证 ··· 57

三、物品准备 ··· 57

四、操作方法 ··· 57

五、注意事项 ··· 63

任务三　固定 ·· 64

一、适应证 ··· 64

二、用物准备 ………………………………………………………………… 64

三、操作方法 ………………………………………………………………… 64

四、注意事项 ………………………………………………………………… 66

任务四 搬运 ……………………………………………………………………… 66

一、适应证 …………………………………………………………………… 66

二、用物准备 ………………………………………………………………… 66

三、操作方法 ………………………………………………………………… 67

四、注意事项 ………………………………………………………………… 70

项目八 环境及理化因素损伤患者的救护 …………………………………………… 71

任务一 淹溺 ……………………………………………………………………… 71

一、概述 ……………………………………………………………………… 71

二、发病机制 ………………………………………………………………… 71

三、护理评估 ………………………………………………………………… 72

四、救治与护理 ……………………………………………………………… 73

任务二 中暑 ……………………………………………………………………… 75

一、概述 ……………………………………………………………………… 75

二、发病机制 ………………………………………………………………… 76

三、护理评估 ………………………………………………………………… 76

四、救治与护理 ……………………………………………………………… 77

任务三 电击伤 …………………………………………………………………… 79

一、概述 ……………………………………………………………………… 80

二、发病原因及发病机制 …………………………………………………… 80

三、护理评估 ………………………………………………………………… 80

四、救治与护理 ……………………………………………………………… 82

项目九 动物咬伤患者的救护 ………………………………………………………… 84

任务一 犬咬伤 …………………………………………………………………… 84

一、概述 ……………………………………………………………………… 84

二、发病机制 ………………………………………………………………… 84

三、护理评估 ………………………………………………………………… 85

四、救治与护理 ……………………………………………………………… 86

任务二 蛇咬伤 …………………………………………………………………… 88

一、概述 ……………………………………………………………………… 89

二、发病机制 ………………………………………………………………… 89

三、护理评估 ………………………………………………………………… 89

四、救治与护理 ……………………………………………………………… 90

模块三　常见急危症患者的护理

项目十　心搏骤停与心肺脑复苏 ················· 92

任务一　心搏骤停概述 ················· 92
一、概念 ················· 92
二、病因 ················· 92
三、心搏骤停的病理生理 ················· 93
四、心搏骤停的异常心电图表现 ················· 93
五、心搏骤停的临床表现 ················· 94

任务二　心肺脑复苏 ················· 95
一、基础生命支持 ················· 96
二、高级心血管生命支持 ················· 101
三、复苏后延续治疗 ················· 103

项目十一　急性中毒 ················· 105

任务一　概述 ················· 105
一、毒物的体内过程 ················· 105
二、病因及中毒机制 ················· 106
三、护理评估 ················· 106
四、救治原则 ················· 107
五、护理措施 ················· 108

任务二　有机磷杀虫药中毒 ················· 109
一、病因及中毒机制 ················· 110
二、护理评估 ················· 110
三、救治与护理 ················· 111

任务三　急性一氧化碳中毒 ················· 112
一、病因及中毒机制 ················· 112
二、护理评估 ················· 113
三、救治与护理 ················· 113

任务四　乙醇中毒 ················· 114
一、病因及中毒机制 ················· 115
二、护理评估 ················· 115
三、救治与护理 ················· 115

项目十二　常见急症的救护 ················· 117

任务一　意识障碍 ················· 117
一、病因及发病机制 ················· 117

二、护理评估 ……………………………………………………………………… 118

三、病情判断 ……………………………………………………………………… 119

四、救治与护理 …………………………………………………………………… 119

任务二 呼吸困难 …………………………………………………………………… 119

一、病因与发病机制 ……………………………………………………………… 119

二、护理评估 ……………………………………………………………………… 120

三、病情判断 ……………………………………………………………………… 120

四、救治与护理 …………………………………………………………………… 121

任务三 腹痛 ………………………………………………………………………… 121

一、病因与发病机制 ……………………………………………………………… 121

二、护理评估 ……………………………………………………………………… 122

三、病情判断 ……………………………………………………………………… 123

四、救治与护理 …………………………………………………………………… 123

任务四 胸痛 ………………………………………………………………………… 124

一、病因与发病机制 ……………………………………………………………… 124

二、护理评估 ……………………………………………………………………… 125

三、病情判断 ……………………………………………………………………… 125

四、救治与护理 …………………………………………………………………… 126

任务五 高热 ………………………………………………………………………… 126

一、病因与发病机制 ……………………………………………………………… 126

二、护理评估 ……………………………………………………………………… 127

三、病情判断 ……………………………………………………………………… 127

四、救治与护理 …………………………………………………………………… 127

项目十三 急危症患者常用急救技术 ……………………………………………… **129**

任务一 气道异物清除术 …………………………………………………………… 129

一、适应证 ………………………………………………………………………… 129

二、气道异物梗阻判断 …………………………………………………………… 130

三、操作方法 ……………………………………………………………………… 130

四、注意事项 ……………………………………………………………………… 130

任务二 人工气道的护理 …………………………………………………………… 131

一、气管插管术 …………………………………………………………………… 131

二、气管切开术 …………………………………………………………………… 133

三、环甲膜穿刺术与环甲膜切开术 ……………………………………………… 136

任务三 球囊–面罩通气术 ………………………………………………………… 138

一、适应证 ………………………………………………………………………… 138

二、禁忌证 ………………………………………………………………………… 139

三、操作方法 ……………………………………………………………………… 139

四、注意事项 ……………………………………………………………………… 139

任务四 呼吸机的使用 ……………………………………………………………… 139
　一、适应证 ………………………………………………………………………… 140
　二、禁忌证 ………………………………………………………………………… 140
　三、操作方法 ……………………………………………………………………… 140
　四、注意事项 ……………………………………………………………………… 141
　五、护理措施 ……………………………………………………………………… 142
任务五 除颤仪的使用 ……………………………………………………………… 142
　一、适应证 ………………………………………………………………………… 143
　二、禁忌证 ………………………………………………………………………… 143
　三、操作方法 ……………………………………………………………………… 143
　四、注意事项 ……………………………………………………………………… 144
任务六 心电监护仪的使用 ………………………………………………………… 145
　一、适应证 ………………………………………………………………………… 145
　二、禁忌证 ………………………………………………………………………… 145
　三、操作方法 ……………………………………………………………………… 145
　四、注意事项 ……………………………………………………………………… 146

模块四　危重症患者的护理

项目十四 危重症患者各系统功能监护 …………………………………………… 147
任务一 呼吸系统功能监测与护理 ………………………………………………… 147
　一、呼吸功能监测 ………………………………………………………………… 147
　二、人工气道管理 ………………………………………………………………… 148
任务二 循环系统功能监测与护理 ………………………………………………… 149
　一、循环功能监测 ………………………………………………………………… 149
　二、体外膜肺氧合的护理 ………………………………………………………… 151
任务三 神经系统功能监测与护理 ………………………………………………… 153
　一、神经系统功能监测 …………………………………………………………… 153
　二、颅内压增高患者的护理 ……………………………………………………… 153
任务四 消化系统功能监测与护理 ………………………………………………… 154
　一、消化系统功能监测 …………………………………………………………… 154
　二、危重症患者的营养支持 ……………………………………………………… 156
任务五 泌尿系统功能监测与护理 ………………………………………………… 156
　一、泌尿系统功能监测 …………………………………………………………… 156
　二、连续性肾脏替代治疗的护理 ………………………………………………… 158
任务六 血液系统功能监测与护理 ………………………………………………… 159
　一、血液系统功能监测 …………………………………………………………… 159

二、出血倾向患者的护理 ·· 159

项目十五 多器官功能障碍综合征 ··· **161**

任务一 多器官功能障碍综合征概述 ··· 161

一、病理特征 ·· 161

二、病因 ·· 162

三、发病类型 ·· 162

任务二 多器官功能障碍综合征评估与护理 ······························ 162

一、护理评估 ·· 162

二、病情判断 ·· 163

三、救治与护理 ··· 164

参考文献 ·· **166**

模块一 认识急救

项目一 绪 论

PPT

> ### 学习目标
>
> **知识目标**：通过本项目的学习，应能掌握急危重症护理学的工作范畴，急救医疗服务体系的概念；了解急危重症护理学的发展简史和专科护士资质认证要求。
>
> **能力目标**：具备危重症护理人员应有的观察能力和评判性思维能力。
>
> **素质目标**：通过本项目的学习，树立"生命第一、时效为先"的急救理念，认识到全民急救知识普及的重要性及医学生的社会责任感。

急危重症护理学是护理学的重要组成部分，是随着急救医学的建立与发展，而不断成长和发展起来的学科。近年来，急危重症护理学得到了飞速发展并独立出来，成为一门专业性很强的学科，是医学科学技术达到相当高度的时代产物。由于各类急危重症患者往往同时存在多器官、系统的病理生理改变，病情变化快，要求护士掌握各种危重症的治疗和护理，熟悉各种危重症监护的技术操作，娴熟使用各种现代化监测与治疗设备。急危重症护理学既是护理学的重要组成部分，又是急诊医学、危重症医学的组成部分，在挽救患者生命、促进患者康复、减少伤残率、提高生命质量等方面发挥着越来越重要的作用。

任务一 急危重症护理学概述

急危重症护理学（emergency and critical care nursing）是以挽救患者生命、提高抢救成功率、促进患者康复、减少伤残率及提高生命质量为目的，以现代医学科学、护理学专业理论为基础，研究各类急危重症患者的抢救、护理和科学管理的一门综合性应用学科。急危重症护理学作为护理学的重要组成部分，是当代护理学的一门重要新兴学科，具有多学科交叉、相互渗透和综合性强的特点，涵盖了临床各科常见的急危重症的救护理论及常用急救、监测技术。

一、急危重症护理学发展史

（一）国际急危重症护理学的起源与发展

现代急危重症护理学的起源可追溯到 19 世纪中叶南丁格尔（Florence Nightingale）年代。1854—1856 年，英、俄、土耳其爆发了克里米亚战争，前线战伤的英国士兵死亡率高达 42% 以上。南丁格尔率领 38 名护士抵达前线，在战地医院对英国伤病员实施科学的救护和管理，使得当时战伤士兵死亡率下降到 2.2%。在克里米亚战争期间伤员救护过程中，南丁格尔还首次阐述了在医院手术室旁设立术后患者恢复病房的优点。

美国是急救医学的发源地，在 20 世纪初期，美国的一些医院开始设立急诊室，为病危患者提供救治。此时的急诊室并不具备现代意义的急危重症医疗设备和技术，护理工作也是基于经验和公共卫生领域的要求，而非系统化的护理计划和标准。1921 年莫斯科成立了苏联第一个急救站。急危重症护理真正得到发展始于 20 世纪 50 年代。1952 年北欧脊髓灰质炎大流行，许多患者因呼吸肌麻痹不能自主呼吸，当时把抢救器械和这些危重患者集中在一处，持续的手法通气应用及辅以"铁肺"治疗，使病死率由 87% 下降至 40% 以下。治疗效果的改善，使医护人员认识到加强监护和治疗的重要性，并激发了危重病医学的崛起，这是医学发展史上的一个里程碑。随着相关技术的发展，急危重症护理学逐步建立和成熟。1959 年，美国开始建立和完善重症监护病房（ICU）与冠心病监护病房（CCU）。20 世纪 60 年代，由于电子仪器设备的蓬勃发展，如心电示波、电除颤器、人工呼吸机、血液透析机的应用，使急重症护理学的理论与实践得到相应发展，进入了有抢救设备的新阶段。1966 年美国颁布了《公路安全法案》，首次提出了"院外救护"。1970 年日本规定急救车标准。1973 年美国总统颁布了《急诊医疗体系（EMSS）法案》。1975 年在前联邦德国召开国际急诊医学会议，提出了急诊医学国际化、国际互助化和标准化方针，要求急救车装备必要的仪器，国际统一呼救电话及交流急救经验。1979 年世界卫生组织（WHO）将急诊医学正式列为独立的医学学科。1980 年德国运用直升机运送伤病员，称"空中救护车"，是世界空中急救最发达国家。1983 年，美国医学专业委员会确立麻醉、内科、外科和儿科四大医学专科中设立危重症医学专业。此后，急危重症护理迅猛发展起来。

▌知识链接▐

铁肺

在 20 世纪早期，脊髓灰质炎病毒在世界各地流行，导致许多患者全身瘫痪，很多患者因呼吸肌麻痹而失去生命。因此，人们就试图研究机器来维持生命。铁肺，就是在这个历史背景下产生的。菲利普·德林克发明了铁肺。铁肺是一个连接着泵的密闭铁盒子，患者的头部伸在外面。当铁肺中的空气被吸出时，新鲜空气进入患者的肺内；当铁肺中的压力上升高时，肺内的空气被压出去。铁肺拯救了许多人的生命，它是第一个代替人体器官功能的机器。

（二）我国急危重症护理学的起源与发展

我国的急危重症护理学可追寻到远古时期，也经历了从简单到逐步完善并形成学科的发展过程。春秋战国时期的《黄帝内经》是最早记载中医急危重症理论、护理内容的医学巨著；东汉张仲景的《伤寒杂病论》首创人工呼吸法，用于抢救呼吸停止的患者。这些丰富的医学遗产，为我国急危重症医学和急危重症护理学的发展奠定了基础。

▌知识链接▐

中国古代急救技术的应用及历史沿革

"急救"一词在我国已使用约有 1600 年的历史。

1. 远古时期的急救 最早急救活动的雏形可以追溯到远古的原始社会。

2. 先秦时期的急救 《五十二病方》（我国现存最古的先秦方书）中已记载对伤肢进行初步固定与处置的基本急救措施。战国时期，《黄帝内经》里已有关于"急救"的早期理论概述。《素问》中指出"急则治其标，缓则治其本"。这堪称是迄今医学文献所见最早、最简明的"急救原则"，与当今的急救理念完全吻合。

3. 两汉时期的急救 东汉名医张仲景在其所著《金匮要略》（约公元 205 年成书）里有对"开放气道、胸外按压"等急救技术应用在自缢现场复苏中的详尽描述。这是迄今世界上最早的关于胸外心脏按压等复苏急救的详细文字记载。

4. 晋隋时期的急救　公元341年，晋代著名医家葛洪撰著的《肘后备急方》是第一部国内"急救手册"。隋朝医学家巢元方在其《诸病源候论》（公元610年）一书中，首次作了有关急救基本概念的理论阐述。

5. 唐宋时期的急救　唐朝医家孙思邈所撰《备急千金要方》（公元651年）中对急救复苏在认识上的有了进一步提高，在复苏技术上有了不断进步。1278年，宋人所撰写的《永乐大典》，收集了大量民间各类救急验方，是一部济急使用的综合性方书。

6. 明清时期的急救　明代口对口人工呼吸等急救技术已被广泛应用，甚至普及于民间。这不仅比西方记载的首次施行成人口对口人工呼吸要早约150年，而且已达到了民间广泛普及的程度。

我国现代的急危重症护理学起步于20世纪50年代，一些大城市开始建立急救站，但其功能只是简单的初级救护和单纯转运患者。20世纪70年代末期，心脏手术的开展推动了心脏术后监护病房（CCU）的建立，之后相继成立了各专科或综合监护病房。1980年10月，原卫生部颁发了《关于加强城市急救工作的意见》。此后，急救工作加快发展，北京建立了我国最早的现代化医疗急救中心。1981年，《中国急救医学》杂志创刊。1984年6月原卫生部又颁发了《关于发布医院急诊科（室）建设方案（试行）的通知》，推动了我国大中城市急诊医疗体系及综合医院急诊科（室）的建立和发展。1986年，通过了《中华人民共和国急救医疗法》；成立中华医学会"急救医学专科学会"；设立统一急救呼叫号码为"120"，重庆正式成立急救中心。1995年4月，原卫生部发布了《灾难事故医疗救援工作管理办法》。1988年9月在重庆举行第一次全国急救医学学术会。1999年成立了"中心民航机构管理委员会现代医学航空救援专业组"，使航空急救做到"应急、就近、方便"。2002年，启动了ICU专业护士培训工作；2003年，我国传染性非典型肺炎（SARS）流行，许多重症患者的成功救治大大推动了我国急救医疗服务体系和重症医学的发展。

💡**想一想**

学习了我国急救医疗服务体系和中国古代急救技术的应用及历史沿革，你有何感想？

二、急危重症护理学范畴

随着急救医学的发展，急危重症护理学的研究范畴日益扩大，内容更加丰富。主要包括：院前急救、急诊科救护、重症监护、灾难救护、急救医疗服务体系、急危重症护理人才培养和科研工作等内容。

1. 院前急救　是指急、危、重症伤病员进入医院之前的医疗救护，包括呼救、现场救护、运送和途中监护等环节。及时有效的院前急救，对于维持患者的生命、防止再损伤、减轻患者痛苦、为进一步诊治创造条件、提高抢救成功率及减少伤残率，具有极其重要的意义，其具有紧急、体力强度大、急救环境和条件差、具有一定危险性等特点。院前急救是一项服务于广大人民群众的公益事业，需要得到政府和社会各界的重视、支持和帮助。

2. 急诊科救护　是指急诊科医护工作人员对急危重症患者实行集中抢救、监护、留院观察。医院急诊科是急危重症患者最集中、病种最多的科室，是院内急救的重要场所，除具备急诊独立分区和专业的仪器设备外，急诊科需要有充足、固定编制的高素质医护人员，以提高急诊抢救水平及应急应变能力。其任务除院前急救和急诊科救治工作外，同时担任灾害事故的急救工作，是院前急救的延续，是急救医疗服务体系的第二个重要环节。

3. 重症监护　是指受过专门培训的医护人员，在重症监护病房，对收治的各类危重病伤病员，运用各种先进的医疗技术、现代化的监护和抢救设备，进行集中、全面地加强治疗和监护。

4. 灾难救护 指对突发自然灾害（如地震、洪水、台风、海啸、火灾等）和人为灾害（如交通事故、化学中毒、战争、放射性污染等）时，对众多受灾的伤病员采取迅速有效地救治及减灾免难的急救措施。大型灾害事故的医疗救护及战地救护，需要动员社会各界的力量，有领导、有组织地协调行动，以最小的人力、物力、财力，在最短的时间内争取最大的抢救效果。

5. 急救医疗服务体系 研究如何建立高质量、高效率的急救医疗服务体系，大力建设和完善城市及乡村紧急呼救通讯设施，已经建立者则应不断研究如何充实和完善。这一体系包括院前急救中心站、医院急诊科和加强监护病室或专科病房，它们既有独立的职责和任务，又相互紧密联系，是一个有严密组织和统一指挥的急救网络。

6. 急危重症护理人才培养和科研工作 急危重症护理人员业务培训工作是发展急危重症护理事业的一个重要方面。为了适应急诊医学发展和社会需要，要加强现有护理人员的技术业务培训，提高专业技术水平。有条件的城市和地区应有计划地组织急诊医学讲座、急救技术培训等急救专业学术活动，加大急危重症专科护士的培养力度，进一步提高急危重症护理人员的专业技术水平。加强急诊急救护理工作管理、科学研究及情报交流，使急危重症护理学教学－科研－实践紧密结合，促进人才培养，提高学术水平。

任务二　急救医疗服务体系

一、急救医疗服务体系概念

急救医疗服务体系（emergeney medical services system，EMSS）是集院外急救、院内急诊科救护、重症监护病房救护和各专科的"生命绿色通道"为一体的急救网络。即院前急救负责现场急救和途中救护，急诊科和 ICU 负责院内救护，它既适合于平时的急诊医疗工作，也适合于大型灾害或意外事故的急救。其包括：发现、报告、反应、现场抢救、途中监护、转至院内救治等六大功能。建立一个组织机构严密，行动迅速，并能实施有效救治的医疗组织来提供快速的、合理的、及时的处理，将患者安全地转送到医院，使其在医院内得到更有效的救治，成为急救医疗服务体系的主要目标。EMSS为抢救生命和改善预后，争取了时间，极大程度地保证了患者的生命安全。

急救医疗服务体系在概念上强调急救的即刻性、连续性、层次性和系统性。一个完整的 EMSS 包括完善的通讯指挥系统、现场救护、有监测和急救装置的运输工具、高水平的医院急救服务机构和重症监护病房。通讯、车辆和医疗构成院前急救的三大要素。急救网络的装备有硬装备和软装备之分，硬装备指通讯、车辆、医疗设备；软装备指的则是急救人员的素质。

二、急救医疗服务体系管理

1. 完善的急救医疗通讯网络 建立健全灵敏的通讯网络是提高急救应急能力的基础。救护站、救护车及医院急诊科应配备无线通讯，对重点单位、重点部门和医疗机构设立专线电话，以确保在紧急呼救时畅通无阻，提高反应时效。

2. 有监测和急救装置的运输工具 急救用的运输工具既是运送病员的载体，又是现场及途中实施抢救、监护的场所。救护站应配备一定数量车况良好、具有必要监测和急救装置的运输工具，可实施气管插管、输液、心脏除颤等抢救措施和心电监护等监测。各级卫生行政管理部门，应制定完善的急救运输工具使用管理制度，保证其功能正常良好。

3. 急救专业人员培训　应对从事急救的人员加强理论知识和操作技能的培训，建立院前急救人员准入制度，确保急救人员都经过专业培训并具备相应的业务水平。建立急救专业人员复训和考试制度，促进急救专业人员的业务水平不断提高。急救医疗服务体系的管理人员应具有医学资格，并接受管理培训。

4. 急救知识普及　政府和各级各类医疗卫生机构应广泛宣传培训，对社会公民，特别是涉及急救工作的人群（如警察、消防人员、驾驶员、体育教师人员等）普及急救知识（如徒手心肺复苏、止血、包扎、固定、搬运、自动体外除颤仪的使用等）。灾害事故发生时，在专业人员尚未到达前，现场人员能够自救和互救，第一目击者在现场急救中发挥重要的作用。

5. 组建区域急救网络　由于我国幅员广阔，东西部发展差异大，应根据实际情况设立若干个EMSS点，组建布局合理的区域急救网络，以缩短救援半径和救援时间，保证伤病员能就近获得迅速、有效的救治，避免长途运送而耽误时机，也避免急诊患者过分集中于少数医院，造成该院急诊患者聚集而耽误抢救时机。我国EMSS工作起步晚，与发达国家相比存在一定的差距，但我国通过建立统一的管理机构，优化急救网络，合理利用急救资源，探索了一条符合我国国情的EMSS发展道路，促进急救医疗服务体系更加完善，实现城市救援网络的一体化、标准化、规范化。目前，我国二级以上的医院均设有急诊科，地市级城市均有急救中心或急救站，我国二级以上的医院均设有急诊科及重症监护病房，地市级城市均有急救中心或急救站，配备了一定的专业队伍，已建立起以"院前急救—医院急诊—重症监护"的"生命绿色通道"为一体的EMSS急诊服务体系，形成了中心—站—（所）—科（室）相结合的急救医疗网络。

任务三　急救护理人员的素质要求及专科护士资质认证

一、急救护理人员的素质要求

急危重症患者的病情严重而复杂，病情变化快，需要紧急抢救。从事急危重症护理工作的护理人员是急救医疗的重要力量，是抢救、护理急症患者和危重患者的主要成员。其素养和技术水平的高低直接关系到急救工作的质量。为使急诊工作得到持续、稳定、健康的发展，其关键在于急诊科医护人员的素养，因此急救护理人员还必须具备以下素质要求。

1. 高度的责任心和同情心　从事急危重症护理工作的人员必须具有高度的责任心和同情心，以患者为中心，以爱心诚信与尊重为先导，坚守岗位，严格遵守各项操作规程，认真执行查对制度，以换位思考的理念，时刻了解患者的苦痛，加强与患者之间的沟通，工作中的任何疏忽都可能带来生命的代价。

2. 扎实的急救知识和精湛的救护技术　危重症医学专业性强，知识面广，这一学科特点决定了急救护理人员不仅要具备娴熟的操作技术和过硬的基本功，如掌握各种急危重症疾病的症状、体征及抢救流程，及时了解急救医学的新业务、新技术、新设备，还要有丰富的急救理论知识，熟悉社会心理学、伦理学、人文学等与之有关的边缘知识等，体现出护士在抢救危重病患者时具有的快速应急反应能力和临床思维能力。

3. 良好的心理素质和身体素质　患者病情复杂多变，急救场所是一个充满焦虑、变化和沟通障碍的场所，要求急危重症护理工作者必须具备良好的心理素质，处变不惊、镇定自如、反应灵敏、操作熟练、忙而不乱、争分夺秒地配合医生进行及时、准确、有效的抢救。超负荷的工作强度要求危重症护理工作者还应有健康的体魄。

4. 具有法律意识 随着社会的发展及国家法律法规的健全，患者的法律观念日益增强，对医疗服务质量、护理安全要求不断提高，高风险的工作性质要求危重症护理工作者应严格遵循各项操作常规，增强法律、法规意识，依法执业，对待患者不能分贵贱、贫富要一视同仁，急患者之所急，想患者之所想，尽量满足患者及家属的要求，耐心细致地解释，认真仔细地观察患者病情，观察病情时不放过任何一个细节，做到及时发现、及时上报、及时处理。在认真履职好工作的前提下，语言要有专业性、逻辑性，符合职业道德要求，具有双向法律防护意识，既要保护患者的利益，又要有自我保护意识，以免引起不必要的医疗纠纷。

5. 较强的团队合作精神 通常在急危重症护理工作中，需要与科室人员或其他有关部门的团结协作。因此，抢救的过程也就是合作的过程，只有通过群体通力合作，才能取得良好的效果。

💡 **想一想**

为什么急救护士需要具有团队合作精神？

二、我国急危重症专科护士的资质认证要求

1. 我国急危重症护士培训 专科护士是在护理专业化进程中形成和发展起来的高级临床护理工作者。20 世纪 50 年代，专科护理在美国起源。1995 年我国香港开始发展专科护士，2002 年起，中华护理学会与香港危重症护士协会合作，每年举办全国 ICU 专科护士培训班。《中国护理事业发展规划纲要（2011—2015 年）》指出：各省（自治区、直辖市）按照国家要求，大力开展重症监护、急诊急救等领域的专科护士规范化培训，护士队伍专业技术水平不断提高。随后，全国各地开展了不同层次的急危重症护士的培训探索，形成了岗前培训、规范化护士培训和专科胜任力培训等模式。国内对急危重症专科护士的培训主要以在职教育为主，安排急诊科和危重症抢救临床经验丰富的教师授课，培训内容包括理论教学和临床实践。在培训中注重对急救能力的培养。近年来，随着专业型研究生在我国的设立和发展，研究生教育形式也成为急危重症专科护士培训的另一种重要形式。

2. 我国急危重症护士资质认证要求 2007 年 5 月，原卫生部研究制定了《专科护理领域护士培训大纲》，对重症监护（ICU）护士、急诊护士等 5 类专科护士的培训及各专科护理流程做了详细的阐述，以指导各地规范开展专科护理领域的培训工作。我国现阶段急危重症专科护士培训主要采取以中华护理学会、省级卫生行政部门和省级护理学会为主导，以有资质的教学医院为培训基地的模式。培训结束通过考核，成绩合格者授予由本省卫生健康委员会授权、本地区专科护士资格认证委员会认证的急诊或 ICU 专科护士资格证书，不同省份不同层级的专科护士准入标准和培养周期具有一定差异性，我国的急危重症专科护士尚没有统一的资格认定标准。

（邓 辉）

书网融合……

重点小结　　　　习题

项目二　院前急救

学习目标

知识目标：通过本项目的学习，应能掌握院前急救的工作程序；熟悉院前急救的原则；了解院前急救的概念、特点和任务。

能力目标：具备能够快速评估伤病员病情做出评估并分类的能力；能应用急救护理技术为患者实施院前救护。

素质目标：通过本项目的学习，树立从事院前救护所需要的社会责任感和职业认同，以及时间就是生命的急救意识和团队协作的职业素养。

院前医疗救护简称院前急救（prehospital emergency care），又称院外急救（out - of - hospital emergency care），有广义与狭义之分。广义的院前急救是指伤病员在发病或受伤时，由医护人员或目击者对其进行必要的急救，以维持基本生命体征、减轻痛苦的医疗活动和行为的总称。狭义的院前急救则专指从事急诊急救的医务工作者在患者到达医院前实施现场救治和途中监护的医疗活动，即从患者发病或受伤开始到医院就医之前这一阶段的救护，包括患者发生伤患现场的紧急呼救、现场救护、转运和途中监护等，是急救医疗服务体系的第一个重要环节。院前急救水平是衡量一个国家、地区及城市经济发展水平、应急防御功能、精神文明建设以及医疗服务综合能力的重要指标，也是社会保障体系的重要组成部分。它对维持患者生命、防止再损伤、减轻患者痛苦、提高抢救成功率及降低伤残率和死亡率有极其重要的意义。

情境导入

情境：周末，张先生带着儿子开车出去玩耍，后面一辆快速行驶的小车突然追尾撞上了张先生的车，张先生左前臂开放性骨折，血流不止，张先生儿子肘部擦伤，有少量渗血。追尾的司机呼吸、心跳停止。路人小王被撞，腹部有一开放性伤口，小段肠管外溢。

思考：1. 如果你在现场，该如何快速评估这些伤病员？

2. "120"到达现场后应该先救谁？怎么救？

任务一　概　述

一、院前医疗急救的特点

院前急救比院内救治情况更为特殊、环境更为复杂、条件更为艰苦，不同的时间、地点、环境，患者对医疗服务的要求也不尽相同。院前急救有其自身的特殊性，明确院前救护的特点在急救工作的组织及急救效率的提高方面具有重要意义。

1. 社会性强　急救服务超越了纯粹的医学领域，早已融入人们的日常生活，涉及社会各个方面。

2. 随机性大　伤病员呼救没有时间限制，何时、何地发生，无法预测，有可能发生在平日白天室外，也可能发生在周末夜晚家里。病情种类多样化，重大事故或灾害的发生时间及地点往往未知。

3. 时间紧迫 院前急救工作必须充分体现"时间就是生命"的理念。接到急救电话，1分钟内调派车辆，3分钟内必须出车，迅速赶赴现场，及时抢救患者，刻不容缓。

4. 能力要求高 急救病种复杂多样且瞬息万变，急救人员必须综合运用医学知识、急救技术在短时间内做出初步的筛查、正确的判断和有效的处理。这就要求救护人员掌握全科知识和技能，有效应对各种患者。

5. 体力强度大 随车的救护人员在运送途中可能要经历路途颠簸等带来的劳累，同时，院前救护现场可能处于高楼或高坡上，也可能是位于车辆无法到达的偏僻地方，甚至可能是布满荆棘的野外，医护人员同时需要随身携带急救箱，既要救治伤病员，又要指导和帮助搬运伤病员，运送途中还需密切观察其病情变化。因此，在急救过程中，体力强度较大，这就要求救护人员具备良好的身体素质。

6. 条件受限 任何场所都有可能发生意外事故，急救人员、设备仪器受限制。院前急救的环境具有不确定性，如抢救场所狭窄、光线暗淡、人群拥挤嘈杂、险情未排除、交通路况恶劣等；伤病员病史不详，缺乏客观资料；运送时救护车的震动、路途颠簸等常给一些必要的检查、治疗带来困难。

7. 对症为主 院前急救常常没有足够的时间和良好的条件让救护人员进行准确诊断，医护人员主要任务是对症处理，即做好针对危及生命的问题尤其是心、肺、脑功能衰竭进行救治，以及对外伤患者进行止血、包扎、固定和搬运等初步救治。

二、院前急救的主要任务

院前急救作为社会保障体系的重要组成部分，是基本医疗服务和公共卫生服务的提供者，其主要工作任务如下。

1. 呼救患者的院前急救 这是院前急救的主要任务，也是日常性事务，根据患者病情轻重缓急给予针对性的现场处置及安全转运。

2. 突发公共卫生事件、灾害事故或战争中的院前急救 在突发公共卫生事件、灾害事故中，与消防、公安密切配合参与救灾，做好现场伤员分类、救护、分流。

3. 特殊任务时的救护值班 做好大型集会、重要会议、重要赛事等特殊任务情况下的医疗保障工作，及时应对可能的意外事件。

4. 通讯网络中的枢纽任务 在市民、医院、卫生健康行政部门、救灾防灾联动部门之间建立起通畅的急救网络通讯枢纽，确保急救协调联动机制高效运行。

5. 急救知识普及教育 通过进校园、进社区、进企业、进机关、进农村、进家庭等方式，向民众普及应急救护知识，提高重点场所应急救护设施设备的配置率，弘扬"人人学急救、急救为人人"的良好社会风尚；针对急救医护人员进行急救技能培训和间隔时间不超过2年的急救技能再培训。有条件的急救中心可承担一定的科研教学任务，推动急救医学发展。

知识链接

急救半径与呼叫反应时间

急救半径是指急救单元所执行院前急救服务区域的半径，城市≤5km，郊区县10～15km。呼叫反应时间是指从接到呼救电话开始至救护车到达现场的时间间隔，市区要求15分钟以内，条件好的区域要求在10分钟内，郊区要求30分钟以内，是反映急救速度的主要客观指标。

三、院前急救的原则

院前救护工作以人为本、以生命为中心，通过对急危重症患者采取及时有效的急救措施，最大限度地挽救患者生命，减少伤病员的疾苦、稳定患者病情，为进一步救治打好基础。院前救护总的原则是"先救命后治病，先重伤后轻伤"。

1. 先排险后施救　救护人员到达现场，应先进行环境评估，排险后再实施救援，同时做好自我防护。如因触电导致的意外事故现场，应先切断电源再进行救护；如为有害气体造成的中毒现场，救护人员要与多部门协作，应先将患者脱离险区再进行救护，确保施救者与伤病员的安全。

2. 先重伤后轻伤　若同时有生命垂危和伤情较轻的患者，应优先抢救危重者，后抢救较轻者。当大批伤员出现时，在有限的时间、人力、物力情况下，救护人员应迅速进行分拣伤员，分清轻重缓急，优先抢救急、危、重病员，遵循"先急后缓、先重后轻、先近后远"原则。

3. 先救治后运送　在现场应先争取时间挽救伤病员的生命，待病情稍稳定后再进行运送，如解除气道梗阻、活动性大出血止血、心搏骤停者行心肺复苏术等维持呼吸和循环功能。保证患者生命后，再在严密的医疗监护下转往附近有救治能力的医院。

4. 急救与呼救并重　在遇有成批伤病员时，又有多人在现场的情况下，急救和呼救可同时进行，沉着冷静，临危不乱，迅速处理，团结协作，以尽快争取到急救外援。如现场只有一人的情况下应先立即呼叫求援，再判断伤病员病情并进行急救处理。

5. 转运与监护急救相结合　在转运途中动态观察，密切监测伤病员病情变化，不能停止抢救，行驶途中应尽可能减少颠簸，注意保暖，确保伤病员平安抵达目的地。

6. 紧密衔接、前后一致　整个救治过程要迅速、果断、有序，环环相扣，防止遗漏、重复及其他差错，正确填写并妥善保管医疗文书，同时做好院前急救与院内救治的交接工作。

任务二　院前急救的设置与工作模式

院前医疗急救是由政府主办的、非营利性的公益性事业，是卫生健康事业的重要组成部分，是基本医疗服务和公共卫生服务的提供者，由急救通信、急救运输和急救医疗三要素组成。在医疗急救、重大活动保障、突发公共事件紧急救援等方面发挥了重要作用。我国目前已初步建立起覆盖城乡的急救网络系统，各地积极配置先进的指挥调度系统、全球卫星定位系统、地理信息系统等现代通讯手段，以期建成与我国社会经济发展水平相适应的政府主导、覆盖城乡、运行高效、服务优质的省、地市、县三级院前医疗急救服务体系，提高急救服务效率，挽救更多患者的生命。

一、院前急救的设置

1. 院前急救系统设置　院前急救应与当地社会、经济发展和医疗服务需求相适应。院前急救以急救中心（站）为主体，与急救网络医院组成院前医疗急救网络共同实施。县级以上地方卫生健康行政部门将院前医疗急救网络纳入当地医疗机构设置规划，按照就近、安全、迅速、有效的原则设立，统一规划、统一设置、统一管理。急救中心（站）负责院前医疗急救工作的指挥和调度，按照院前医疗急救需求配备通讯系统、救护车和医务人员，开展现场抢救和转运途中救治、监护。急救网络医院按照急救中心（站）指挥和调度开展院前医疗急救工作。

2. 院前急救电话设置　"120"急救电话是全国统一院前急救的服务呼救号码，是院前急救机构受理医疗救援呼救、代表卫生健康行政管理部门协调、指挥医疗资源、应对灾害事故和突发公共卫生事件的重要工具。其他单位和个人不得设置"120"呼叫号码或者其他任何形式的院前医疗急救呼叫电话。急救中心（站）、急救网络医院救护车以及院前医疗急救人员的着装应当统一院前急救标识，统一标注急救中心（站）名称和院前医疗急救呼叫号码。

3. 院前急救人员配备与管理　我国院前急救人员包括调度员、急救医师、急救护士、医疗救护员、驾驶员、担架员、管理人员、工勤人员、其他人员。急救中心（站）应当配备专人每天 24 小时受理"120"院前医疗急救呼叫，"120"院前急救呼叫受理人员应当经市级急救中心培训合格。医师和护士应当按照有关法律法规规定取得相应执业资格证书。医疗救护员应当按照国家有关规定经培训考试合格取得国家职业资格证书，上岗前应当经设区的市级急救中心培训考核合格，并定期举行在岗培训。救护车驾驶员必须取得相应驾驶证照，遵守《中华人民共和国道路交通安全法》及有关交通安全管理的规章规则，安全驾车。

急救中心（站）应当在接到"120"呼叫后，根据院前急救需要迅速派出或者从急救网络医院派出救护车和院前急救专业人员。不得因指挥调度原因拒绝、推诿或者延误院前急救服务。急救中心（站）和急救网络医院应当按照就近、就急、满足专业需要、兼顾患者意愿的原则，将患者转运至医疗机构救治。急救中心（站）和急救网络医院应当做好"120"院前急救呼叫受理、指挥调度等记录及保管工作，并按照医疗机构病历管理相关规定，做好现场抢救、监护运送、途中救治和医院接收等记录及保管工作。急救中心（站）和急救网络医院按照国家有关规定收取院前急救服务费用，不得因费用问题拒绝或延误院前急救服务。

二、院前急救的基本设备

1. 通讯设备　急救中心（站）通讯系统应当具备系统集成、救护车定位追踪、呼叫号码和位置显示、计算机辅助指挥、移动数据传输、无线集群语音通讯等功能。急救中心（站）应配置与其功能和建设规模相适应的通讯系统。实现调度指挥中心与呼救者、调度指挥中心与医院、急救车辆之间的实时通讯、指令收发，通过音视频数据采集和远程会诊，提前抢救时间，使院前急救更加快捷、高效。

2. 运输工具　在急救中起着重要作用的现代救护车、飞机等已不仅仅是运输患者的工具，也是抢救患者的"流动急诊室"。我国目前最常用的运输工具是救护车，县级以上地方卫生健康行政部门根据区域服务人口、服务半径、地理环境、交通状况等因素，按照每 5 万人口一辆救护车配备院前急救车辆。救护车应当符合救护车卫生行业标准，标志图案、标志灯具和警报器应当符合国家、行业标准和有关规定。每车急救单元设医生 1 名、护士 1 名、驾驶员 1 名，有条件可配担架员 1~2 名。急救中心（站）和急救网络医院不得将救护车用于非院前医疗急救服务。急救车辆定期检查和维修，保持车况良好，确保车辆正常行驶。

3. 急救物品　为保证伤病员的急救顺利进行，应制定院前急救物品准备和保养的质量标准，对急救物品每天清查、班班交接，出诊完毕及时补充物品，保证足够数量；发现问题，及时反馈。急救仪器使用前应进行培训，熟悉仪器性能、使用方法、保养要求，建立完整器械维修、保养、检查程序，急救物品应急备用状态完好率达 100%。

（1）器械　简易呼吸器、人工呼吸机、吸痰机、除颤仪、心电图机、心电监护仪、血糖仪、血压计、氧气瓶、氧气袋、自动上车担架、楼梯担架、铲形担架、输液加压器、气囊止血带、开口器、压舌板、舌钳、清创缝合包、异物钳等。

（2）物品　听诊器、体温表、深静脉穿刺包、胸穿包、产包、导尿包、气管插管包、气管切开包、环甲膜穿刺包、充气夹板（各型号）、三角巾、颈托、气管插管箱 1 个、外科出诊箱 1 个、妇科出诊箱 1 个、五官科出诊箱 1 个、烧伤床单、吸痰管、注射器（各型号）、各式的针头、输液管、砂轮、胶布、止血带、消毒用物一套、电源线 1 个、救生衣、救生带、安全帽、腕带、紧急信号、剪刀、纸张（病历、收费单、死亡证等）。

（3）药品　盐酸肾上腺素、异丙肾上腺素、去甲肾上腺素、多巴胺、间羟胺、洛贝林、尼可刹米、毛花苷 C、呋塞米、氨茶碱、地塞米松、硝酸甘油、阿托品、罗痛定、甲氧氯普胺、山莨菪碱、苯巴比妥、苯海拉明、维丁胶性钙、葡萄糖酸钙、安乃近、复方氨林巴比妥、胞磷胆碱、维生素 B_6、缩宫素、异丙嗪、卡巴克络、苏诺、普罗帕酮、维拉帕米、利多卡因、哌替啶、吗啡、50% 葡萄糖注射液、0.9% 氯化钠注射液、硝苯地平、地西泮、亚硝酸异戊酯以及林格液、20% 甘露醇、5% 碳酸氢钠、血浆代用品等。

三、我国城市院前急救工作模式

由于经济水平、城市规模、急救需求、急救资源等多方面因素，体系无统一标准，各地区在原有医疗体系的基础上，形成了各具特色的院前急救运转模式，我国院前急救的主要模式可归纳为独立型、依托型、附属消防型、指挥型和院前型等模式（表 2-1）。

表 2-1　我国院前急救的主要模式（按调度中心依托形式分类）

类型	组织形式	特点	城市和地区	代表城市
独立型	具备院前急救部、门急诊及病房，可对患者实施院前和院内治疗	有独立的急救中心，实行院前－急诊科－ICU 急救"一条龙"的急救医疗服务	中心大城市	沈阳
依托型	依托于一家综合医院完成急救任务	各急救中心主要附属于一家综合医院，并拥有现代化的急救仪器设备和救护车，经院前处理后可送到附近医院或收入自己的附属医院	大部分中小城市和绝大多数市县级城市	重庆、海口
附属消防型	附属于消防机构，共同使用一个报警电话号码，总部下设有多个救护站。急救人员训练有素，设备精良，反应迅速	香港地区的院前急救采用与消防、司警统一的通信网络，报警电话为"999"，消防署从就近的救护站派出急救人员赶赴现场，将患者送往医管局所管辖的医院或患者指定的医院	香港地区	香港
指挥型	由急救指挥中心负责全市急救工作的总调度，以若干医院急诊科为区域，按医院专科性质分科负责急救的模式	急救中心为单独的医疗机构，既有院前急救总调度权，又有患者资源分配权	广东省为主的南方城市	广州、深圳、珠海、汕头、成都
院前型	不设病房，专门从事院前急救，设有急救分站	急救中心是院前急救总调度，分设多个急救站点，分区域负责，统一指挥	中心大城市和部分经济较好的中等城市	北京、上海、天津、杭州

任务三　院前急救护理

院前救护是一个环环相扣、无缝对接、高效运行的生命急救通道，急救人员到达急救现场，无论面对何种疾病和伤情，应立即保证患者脱离险情，先救命后治伤，保护患者的生命安全，防止伤情恶化或再次受伤。具体包括急救准备、呼救受理、快速出诊、现场评估与处置、安全转运、病情交接、返站待命等环节。

一、急救准备

急救人员按照相关流程和工作制度做好检查，保证急救设备、药品、物品等处于充足、完好、备用状态，随时待命。急救通信网络保持畅通，各种应急预案齐全，做好调度、出车、出诊前的一切准备工作。

二、呼救受理

当发生意外或急症时，患者或第一目击者拨打急救电话，急救人员迅速接通电话，了解伤病员的人数、事发地址、病情及存在的危险等情况，下达出诊指令。如遇重大、突发事件应及时向上级汇报，立即启动相关应急预案。

知识链接

如何拨打"120"求救电话

1. 准确说明患者情况

（1）说清楚病情　包括伤病员姓名、性别、年龄、目前最危重的情况。突发事件时，需说明伤害性质、严重程度、受伤人数，现场所采取的救护措施。

（2）说清楚地点　告诉调度员伤病员所在的准确地点。如果不清楚身处位置，不要惊慌，急救指挥调度中心可以通过地球卫星定位系统追踪其正确位置。

2. 电话保持畅通　拨打完"120"后，不要先放下话筒，要等急救机构调度人员先挂电话。挂断电话后尽量别去拨打其他电话，确保电话畅通。

3. 留人引导救护车　派人到电话里所提到的明显标志处的社区、住宅门口或交叉路口等待救护车。与救护车会合后，引导救护人员准确找到事发地，减少找寻患者的时间。

三、快速出诊

急救单元接到出诊指令后，迅速响应，在1～3分钟内根据患者情况携带必要的抢救药品和医疗设备快速出诊，尽快安全到达急救现场。

四、现场评估与处置

（一）现场环境评估

急救人员到达急救现场后迅速评估造成疾病急发或意外发生的原因，是否存在继续伤害患者的危险。如有危险存在，应快速正确去除危及在场人员生命或影响救治的因素，使患者脱离危险，确保伤者和救援人员的安全。

（二）伤病员病情评估分类

对于危重伤病员来说，常常需要病情评估、抢救和处理同时进行。首先要处理可能危及伤病员生命安全的情况。只有在威胁伤病员生命的危险因素去除后，才能进行详细系统地检查及处理其他伤情。首先判断伤病员的气道、呼吸、循环和中枢神经系统情况，然后从头到脚检查身体明确受伤部位，并根据评估情况采取有效的急救措施。

1. 初步评估　检查基本情况，迅速做出判断。

（1）气道 检查患者的气道是否通畅，有无舌根后坠堵塞呼吸道，口腔内有无异物及分泌物等。

（2）呼吸 观察患者的呼吸频率、节律、幅度，有无通气不良、鼻翼扇动，胸廓运动是否对称、呼吸音是否正常。特别要注意有无张力性气胸、开放性气胸及连枷胸的发生。

（3）循环 测量患者脉率及脉律，常规触摸桡动脉，婴儿触摸肱动脉。检查患者的脉搏频率是否规则、有力，心音是否正常，了解血压、末梢循环情况，迅速判断有无大动脉搏动、大出血、休克发生。运用简单测试收缩血压的方法评估血压：能触及颈动脉者，血压≥60mmHg；能触及股动脉者，血压≥70mmHg；能触及桡动脉者，血压≥80mmHg。

（4）神经系统 检查患者的各种反应情况，观察患者的意识状态、瞳孔大小、对光反射、有无偏瘫或截瘫等。

2. 进一步评估 进行全身检查，根据不同病情，检查的侧重点也不同。检查中应随时处理直接危及生命的症状和体征。

3. 分类 在急救现场对急救伤病员进行分类，其目的是分配急救优先权，确定需转送的伤员，决定伤病员的后送顺序、后送工具及目的地。检伤分类是分级救治的基础。按伤员出现的临床症状和体征分为危重伤、中重伤、轻伤、死亡四类，分别用红、黄、绿、黑四色标识（表2-2）。

表2-2 伤情分类

类别	程度	标识	伤情
I	危重伤	红色	伤情非常紧急，危及生命，生命体征不稳定，需立即给予基本生命支持。如窒息，严重头、胸、颈、颌面部伤，严重挤压伤，严重中毒，心室颤动，大出血、内脏出血，昏迷、各种休克，张力性气胸，呼吸道烧伤、全身大面积烧伤（30%以上）等
II	中重伤	黄色	生命体征稳定的严重损伤，有潜在危险，若短时间内得不到及时处理，伤情很快恶化。如胸部伤、开放性骨折、长骨闭合性骨折、小面积烧伤（30%以下）等
III	轻伤	绿色	伤情较轻，患者意识清楚，积极配合检查，反应灵敏，基本生命体征正常，损伤小，不紧急、能行走。如一般挫伤、擦伤等
IV	死亡	黑色	伤病员已死亡或生存希望不大的。如已死亡、生命体征丧失、颈部断离、胸腔及心脏破裂、颈动脉等大动脉严重破裂出血等

（三）现场救护措施

根据病情判断，急救人员应立即对伤病员采取救护措施，维持患者呼吸系统、循环系统和中枢神经系统功能，并进行对症处理。这些救护措施的实施可穿插在评估和体检过程中。

1. 体位 采取正确卧位可使患者舒适，减少再损伤，预防并发症，有利于各种检查和评估。

（1）头颈部外伤者 不要随意搬动和摇动头、颈部，采取头、颈部与身体轴线一致的仰卧位，为患者翻身应采取轴线翻身法。单纯头部外伤取头略微抬高仰卧位，如面色发红取头高足低位，如面色青紫取头低足高位。

（2）呼吸心搏骤停者 取仰卧位，置于平地上或硬板上，松解衣领及裤带，便于进行现场心肺脑复苏术。

（3）意识障碍者 取安全舒适体位，平卧位头偏一侧或屈膝侧卧位，保持呼吸道通畅，防止误吸。

（4）意识清楚者 根据受伤、病变的部位摆放正确的体位。急性哮喘、急性左心力衰竭患者取半坐位或端坐位，有利于改善呼吸困难；咯血患者取患侧卧位，减轻咯血并防止血液流入健侧支气管和肺内；胸部损伤患者取半卧位或伤侧向下的低斜坡卧位，以减轻呼吸困难；腹痛或腹部损伤患者取屈膝仰卧位，膝下垫软枕使腹部肌张力减轻；休克患者取中凹卧位，以利于呼吸及增加回心血量；脚扭伤等下肢外伤患者适当抬高下肢15°~20°以减轻肿胀及出血；毒蛇咬伤时患肢放低以减慢毒素的扩散。

2. 维持呼吸系统的功能 救护措施包括吸氧、清除痰液及口腔分泌物、进行人工呼吸、环甲膜穿刺、协助医生进行气管插管或气管切开术等，保持呼吸道通畅。对张力性气胸患者进行穿刺排气，对开放性气胸患者封闭伤口；对血气胸患者行胸腔闭式引流；对多根多处肋骨骨折伴有反常呼吸者给予固定浮动胸壁；应用呼吸兴奋药和扩张支气管药物等措施维持患者呼吸功能。

3. 维持循环系统功能 救护措施主要包括对高血压、心力衰竭、急性心肌梗死、休克等患者进行心电监护和处理，使用针管直径较大的静脉穿刺针，尽量选用静脉留置针，建立有效静脉通路，必要时进行电除颤及心肺复苏等。

━━━ **知识链接** ━━━━━━━━━━━━━━━━━━━━━━━━━━━━━━━━━━

院前救护的技巧

在现场，为了便于抢救和治疗猝死、严重创伤、烧伤及骨折等患者，需掌握松解或去除患者的衣服、长裤、鞋袜和头盔的护理技巧。

1. 脱上衣 先脱健侧后脱患侧，情况紧急直接剪开。

2. 脱长裤 患者平卧位，将长裤平拉下脱出。

3. 脱鞋袜 托起并固定踝部，解开鞋带，向下再向前顺足型方向脱下。

4. 脱头盔 用力将头盔的边向外侧扳开，再将头盔向后上方托起去除。

━━━

4. 维持中枢神经系统功能 包括对急性脑血管疾病、急性脑水肿及癫痫发作的急救护理。现场急救实施基础生命支持时，注意脑保护，如采取冷敷、冰帽、冰袋降温措施，提高脑细胞对缺氧的耐受性，并遵医嘱用脱水剂降低颅内压。

5. 对症处理 主要包括止血、解痉、止痛、止喘、止吐等救护措施。如处理活动性出血，给予加压包扎，必要时上止血带止血；处理开放性骨折的外露断端，用无菌敷料包扎、棉垫保护创面，减轻疼痛。

五、安全转运

由于现场条件所限，在患者病情允许的情况下，尽快、安全地将患者转送到相关医院，进行进一步诊断和治疗，这对提高患者抢救成功率是非常重要的。切勿随便搬运患者，要注意应先在现场实施相应抢救措施后方可搬运。搬运转送伤病员时，要根据伤病员的具体情况选择合适的搬运方法、搬运工具，遵循轻、稳、快及保证患者安全的原则，实施转运。

1. 体位 根据不同的运输工具和伤情摆好伤病员的体位，查看体位是否合适、舒适。一般患者采取平卧位，恶心、呕吐患者采取侧卧位等。

2. 转运途中的监护 担架在行进途中，注意保持伤员的头部在后、下肢在前，方便在转运途中对伤病员的病情进行密切观察，上坡、下坡时，患者头部应在高处一端，减轻患者不适。若遇脊柱受伤者应保持脊柱轴线稳定，对已确定颈椎创伤的患者最好用颈托保护颈椎，固定完好后再进行搬运。护送人员在运送前要评估地面平整度，救护车尽量保持平稳，在拐弯、上下坡时要防止颠簸，以免患者病情加重，发生坠落等。空运时，注意保暖和湿化呼吸道，一般将患者横放在机舱内；颅脑外伤导致颅内高压者应减压后再空运；脑脊液漏者因空中气压低会增加漏出液，应用多层纱布加以保护，严防逆行感染；腹部外伤有腹胀患者应行胃肠减压术后再空运；气管插管的气囊内注气量要较地面少，以免高空低压使气囊膨胀造成气管黏膜缺血性坏死（因高空低压会使气囊膨胀，压迫气管黏膜）。转运途中要加强生命支持性相关措施，做好伤病员的输液、吸氧、吸痰、气管插管、气管切开等护理，保持各种管道妥善固定、通畅；随时观察患者生命体征的变化情况、意识、面色变化、出血等情况，并给予持续心电监护，途中一旦出现窒息、呼吸停止、抽搐等紧急情况，应停止搬运，立即进行急救处理；转运途中及时做好抢救、观察、监护等有关医疗文件的详细记录。

六、病情交接

到医院后与院内医护人员进行病情交接，尽快将患者交接到院内医护人员，包括病情、诊断、处置情况等，双方签字确认。同时与患者家属办理相关手续，并签字确认。

七、返站待命

与院内医护人员交接结束后，所有人员、设备、药品、救护车等尽快归位，并及时进行清点、消毒、补充、核查，确保急救。

（邓　辉）

书网融合……

重点小结

习题

项目三 医院急诊科救护 📱微课

PPT

学习目标

知识目标：通过本项目的学习，应能掌握急诊科、预检分诊、急救绿色通道等概念；熟悉急诊科的布局与设置，急诊科人员素质要求、急诊科人员工作制度；了解急诊科的任务、工作特点。

能力目标：能运用急诊护理工作程序开展工作；运用分诊方法对急诊患者进行预检分诊。

素质目标：通过本项目的学习，树立急诊科护理人员的应急应变能力和法律意识，以及"生命第一、时效为先"的急救理念。

急诊科是医院急诊患者诊疗的重要场所，也是抢救急、危、重症患者最集中的科室。急诊科的救护作为急救医疗服务体系的基本组成部分，是院内急危重症患者救治的重要环节。急诊科实行 24 小时应诊，承担来院急诊患者的紧急诊疗任务，其医疗工作的质量直接关系到患者的生命安危，也是医院管理、医疗技术水平、服务质量的集中体现。急诊科的医疗护理工作应遵循"生命第一，时效为先"的急救理念，工作人员应具有高度的责任心和熟练的抢救技能，高效、安全地开展急救医疗工作。

情境导入

情境：患者，男，30 岁。骑自行车时不慎发生车祸，被"120"紧急送往附近医院。入院时体格检查：患者昏迷，面色苍白，四肢湿冷，呼吸 35 次/分，脉搏 124 次/分，血压 80/50mmHg，体温 36.7℃，上腹部有明显压痛及反跳痛。腹腔穿刺抽出不凝血液。

思考：如果你是急诊科护士，如何对该患者进行分诊和处理？

任务一 概 述

一、急诊护理工作的特点

1. 急 急诊患者起病急、病情重、病情变化快，甚至危及生命。急诊工作应分秒必争，迅速处理，必须牢固树立"生命第一，时效为先"的急救理念。

2. 忙 急诊是医院急危重症患者最集中、抢救和管理任务最重的科室，是所有急诊患者入院治疗的首诊科室。急诊患者就诊有很大的随机性，尤其是发生意外灾害、传染性疾病流行时，要承担大批伤病员的抢救工作，所以急诊工作十分繁忙，要做到忙而不乱、紧张有序。

3. 多学科性 急诊患者病种复杂，涉及多个学科，常常需要相关专科人员协作会诊，这就要求急诊护理人员不仅应具有全科素质，具备全面的护理知识，还应具有高效的指挥组织和协作能力，树立全局观念，能及时、正确、熟练配合医生对各科急诊患者进行高效抢救。

4. 易感染性 急诊患者病情重，抵抗能力差；急诊科常有隐性的传染患者，易造成交叉感染；涉及较多的侵入性治疗和诊断操作，在挽救患者生命的同时也增加了感染的机会。因此，护理工作要特别注意严格执行无菌操作和消毒隔离制度。

5. 工作环境的特殊性 急诊科是高风险的科室，稍有疏忽，就会造成不可挽回的损失。随着群众健康意识及维权意识的增强，各级医院急诊科应制定相应的安全管理条例，有效防止差错事故的发生。同时急诊科也常常会遇到涉及法律问题的患者，如服毒自杀、车祸、打架斗殴等，护理人员要实行人道主义精神，具有法律意识，提高警惕，及时上报保卫处或上级部门。

6. 社会性强 急救水平高低和服务质量的优劣，反映了一个医院的管理水平和整体救护水平。急诊科是医院的窗口与缩影，能否及时有效地抢救各类急诊患者，将直接影响患者对医院的信赖程度。所以，这就要求急诊护士不仅要具备高超的急救护理技术，还要有全心全意为患者服务的职业道德；同时还要做好当地卫生部门、急救中心、各医院急诊科的协调工作，建立良好的合作关系。

💡**想一想** --

面对急诊科的这些特点，护士在工作中应该如何应对？

二、急诊护理工作的任务

1. 急诊 这是急诊科的基本任务。急诊科 24 小时随时应诊，负责急诊就诊和院外转送到急诊科的急、危、重症的患者进行抢救和治疗。急诊护士负责接收、分诊、参与治疗和护理各种常见急诊就诊患者。

2. 急救 根据卫生行政管理部门赋予的任务，承担一定区域内呼救患者的现场抢救和运送途中的救治或根据急救中心的指挥，临时担负辖区内的紧急出诊或参加意外事故、突发性灾害的现场急救工作。

3. 灾害事故的紧急医疗救护 在自然灾害、事故灾难或突发公共卫生事件、社会安全事件等重大灾害事件救援中，急诊医护人员应遵从上级领导安排，前往第一现场参加有组织的救治活动。

4. 教学培训 积极开展急诊医学的教学和培训，培养急诊医学专业护士；同时承担向基层卫生组织和公民宣传普及急救知识的工作，为社会培训大批的二线救护人员，更好地发挥急救医疗服务体系作用。

5. 科研 急诊科可以获得急危重症患者病情变化的第一手资料，应重视急诊的管理和科研，认真进行护理方面的科学研究、探索、总结救护工作经验和规律，不断提高急诊护理质量，促进急诊医学专业的快速发展。

三、急诊科的设置与布局

急诊科的布局要从应急出发，合理设置就诊区域，配备完善的急诊硬件，建立科学的管理制度，不断提高急诊工作效率和抢救成功率。

1. 总体布局 急诊区域面积应达到医院总面积的 3% 及以上，保证急诊急救工作及时有效开展。国家和地方政府指定承担突发公共事件救援任务的三级医院和作为区域医疗中心的二级综合性医院急诊科，还应有足够的应急扩展空间。合理布局有利于最大限度地利用急诊医疗资源，方便急诊患者就诊，缩短急诊就诊时间。

（1）急诊科的标志 急诊科要设置白天和夜间都醒目，且各功能部门醒目的标识。通往抢救室的方向，可采用方向指示，如沿墙或地面涂上色标，悬挂醒目指示牌，建立急救绿色通道等。在急诊大厅设有急诊科各楼层的平面图，相关的重要部门如 CT 室、手术室、住院部等应设立明显指示标识。

（2）急诊科的平面布局　急诊科应设在医院内便于患者迅速到达的区域，并邻近大型影像检查等急诊医疗依赖较强的部门。急诊科设有独立的出、入通道，方便轮椅、平车出入。急诊科各功能部门的布局应以减少交叉穿行、减少院内感染和节省时间为原则，选择最佳方案。医院急诊科应设有预检分诊台、候诊室、各专科急诊诊室、抢救室、急诊重症监护病房（emergency intensive care unit，EICU）、清创室、检验室、X线检查室、心电图室、药房以及挂号收费室等，以一楼平面展开为宜；在规模较大的急诊科，可将输液室、留观室、隔离室、急诊病房、EICU、手术室以及功能检查等其他部门设置在最邻近的楼层。与预检分诊台、抢救室同层应设有宽敞的急诊大厅，方便患者与家属等候。

2. 区域布局

（1）医疗区　包括预检分诊台、抢救室、诊室、创伤处置室、急诊手术室、治疗室和处置室、留观室、隔离室、EICU、急诊病房等。

1）预检分诊台　设在急诊科入口最醒目的位置，光线充足便于对患者预检分诊，有保护患者隐私的设施。预检分诊护士根据患者临床表现和病情轻重缓急进行分级、登记，引导分区救治和联系诊室医师，就诊记录可实行计算机信息化管理。分诊台应有足够的使用面积，备有电话、血压计、听诊器、手电筒、体温计、压舌板、就诊登记本和候诊椅等常备物品，有条件可配置对讲机、信号灯、呼叫器等；另外，为方便患者还应放置平车、轮椅、饮水设施及公用电话等，并配备导诊员。

2）抢救室　急诊科抢救室应邻近预检分诊台，房间宽敞明亮，门口宽度合适，以便抢救患者转运。并根据需要设置相应数量的抢救床，最少不低于 2 张，每张床位使用面积 ≥12m^2，安装隔离床帘，具有必要时行紧急外科处置的功能。抢救室内的设置需遵循以下原则：①应有足够的空间；②配有基本的急救和检查器械，如呼吸机、心电图机、除颤器、输液泵、洗胃机、气管插管和气管切开用物等；③各种抢救药品、物品要实行"六定"，即定点放置、定人保管、定时保养和维修、定时检查、定量供应、定期消毒，处于备用状态；④有足够的照明设施，采用旋转式无影灯，可调方向、高度和亮度；⑤有足够的电源，避免抢救设备电源反复拔插，避免电线交错及多次连接；⑥设置抢救床，床旁设有中心吸氧装置、负压吸引系统、心电监护仪和轨道式输液架；⑦抢救室墙壁上有心肺复苏、休克、创伤、中毒等重点病种的抢救流程。

3）诊室　一般综合性医院急诊科应设立内科、外科、儿科、妇产科等分科急诊诊室，外科诊室应设在所有诊察室中最靠近大门处，以减少血迹污染；传染病和肠道急诊均应有隔离区。有条件的医院还可增设神经内科、创伤骨科、脑外科等专科诊室。全部患者由急诊医师首诊，先给予必要的诊治处理，再分流。部分疑难、危重患者采用专科会诊或多学科诊疗模式（multi - disciplinary team，MDT）。

4）清创室　应紧靠外科诊室或与诊室成套间，配备开展外伤清创缝合及急诊小手术的器械及物品。

5）急诊手术室　通常紧靠外科诊室，与抢救室之间有快速转运通道。其规模应视急诊科与医院手术室的距离、手术室人员编制等因素而定。室内应设置手术床，配备完善的洗手设施和相应的手术包、手术器械及必要的麻醉、消毒、抢救设备，能适应急诊应急的各种手术或清创。

6）治疗室和处置室　急诊科应有独立的治疗室和处置室。治疗室应设在各诊室中央，便于患者治疗，应备无菌物品柜、配液台、治疗桌及消毒用品，用于各项治疗前以及输液前的准备。处置室是用于存放和中转病区污染物品的主要场所，承担灾害救援的医疗机构急诊科，还应设立化学或其他毒物污染患者的处置间。

7）留观室　急诊科应根据急诊患者流量和专业特点设置观察床，收住需要在急诊临时观察的患者，根据医院承担的医疗任务和急诊量确定观察床数量。床单元应配备中心供氧及负压吸引装置、轨道式输液架、呼叫系统等设施。

8）急诊重症监护病房　为严重创伤、中毒、休克、心力衰竭、急性呼吸衰竭等各种急危重症患者提供监护和强化治疗。室内配备监护仪、除颤起搏器、呼吸机、心电图机、供氧装置和负压吸引装置等设备，随时监测患者生命体征的变化。

9）急诊病房　根据医院情况及急诊科的规模设立急诊病房，以缓解急诊患者入院难的矛盾，弥补医院某些专科设置的缺失，促进急诊患者分流。急诊病房设施配备按住院病房的标准，并纳入医院编制床位数。

（2）支持区　包括急诊医技部门、辅助及支持部门等，候诊区面积≥40m²，可设立公共卫生间。

1）急诊医技部门　应设置药房、检验室、X线检查室、心电图室、超声室等，有条件的医院可设置心肺功能检查室、胃镜检查室等部门。

2）辅助支持部门　包括挂号处、收费处、保安、后勤等部门。目前，已有部分医院对急诊后勤实行了社会化管理，卫生工作、患者的运送以及物品的传递等杂务，由经过培训的非医务工作者来完成。

任务二　急诊科的管理

一、急救绿色通道

急救绿色通道指医院为急危重症患者提供快捷高效的服务系统，包括在分诊、诊疗、检查、治疗、手术及住院等环节上，实施快速、有序、安全、有效的急救服务。其收治范围是各种急危重症需紧急处理的患者，包括：①创伤、休克、感染等引起多系统器官功能衰竭者；②心肺脑复苏术后需对其功能进行较长时间支持者；③严重的多发性、复合伤者；④物理、化学因素导致危急病症，如中毒、溺水、触电、虫蛇咬伤和中暑者；⑤有严重并发症的心肌梗死、严重的心律失常、急性心力衰竭、不稳定型心绞痛患者；⑥各种术后重症者或者年龄较大，术后有可能发生意外的高危患者；⑦严重水、电解质、渗透压和酸碱失衡患者；⑧严重的代谢障碍性疾病，如甲状腺、肾上腺和垂体等内分泌危象患者；⑨各种原因的大出血、昏迷、抽搐及各系统器官功能不全患者；⑩脏器移植术后患者。科学规范地管理急救绿色通道极其重要。

（1）标识醒目，抢救优先　急诊科各部门都应有醒目的标志，收费处、化验室、药房等部门设急救绿色通道患者专用窗口，其他急救绿色通道部门旁张贴急救患者优先的告示。医院条件允许时，应在信息化支持下，实现"急救绿色通道"标记，自动识别优先处置。

（2）合理配置，规范培训　合理配置急诊人力资源，各环节需要24小时有值班人员，且有3~4名护理人员协助。开展急救技术操作规程的全员培训，实行合格上岗制度。配置急救设备和药品，满足急救工作的需要。

（3）正确分诊，有效分流　加强急诊分诊，及时救治急危重症患者，有效分流非急危重症患者。

（4）首诊负责，无缝衔接　首诊负责制包括医院、科室、医师三级。首诊负责制指第一位接诊医师（首诊医师）对其接诊患者，特别是急危重患者的检查、诊断、治疗、会诊、转诊、转科、转院等工作负责到底的制度，如需院内会诊，被邀科室有会诊资质的值班医师应于10分钟内到达会诊科室。同时，建立院前急救、院内急诊与住院或转诊的连贯性医疗服务流程，并定期进行评价和持续改进。

（5）分区救治，优化流程　急诊分区救治、建立住院和手术的"急救绿色通道"，以及创伤、急性心肌梗死、脑卒中、急性呼吸衰竭等重点病种的急诊服务流程与规范，需紧急抢救的危重患者可先抢救后付费，保障患者获得连贯医疗服务。

（6）定期评价，持续改进　定期评价急诊体系对紧急事件处理的反应性、急诊高危患者在"急救绿色通道"平均停留时间，定期评价并持续质量改进。

（7）规范运行，有效救治　急救绿色通道的运作程序包括：①接诊医师根据患者的病情或符合急救绿色通道范围的患者，决定启动急救绿色通道服务；②可在其处方、检查申请单、治疗单、手术通知单、入院通知单等医学文件的右上角标明"急救绿色通道"，有条件可实行信息化识别，执行先抢救后付费的原则；③急诊服务流程体系中每一个责任部门（包括急诊科、各专业科室、各医技检查部门、药剂科、挂号收费等）各司其职，确保患者能够获得连贯、及时、有效的救治。

二、人员管理

1. 急诊科人员资质　急诊科医护人员应接受专业训练，掌握医学基本理论、基础知识和基本技能，具备独立工作的能力。急诊医师应当具备独立处理常见急症的能力，熟练掌握心肺复苏、气管插管、深静脉穿刺、动脉穿刺、心电复律、呼吸机、血液净化及创伤急救等基本技能。急诊护理人员应经规范化培训合格。掌握急诊危重症患者的急救护理技术、常见急救操作技术的配合及急诊护理工作内涵与流程。同时还需具备高度的责任心、同情心，具有良好的团队协作精神和沟通协调能力，全心全意为患者服务。

2. 急诊科人员编制　医师、护理人员的编制一般根据医院急诊科规模、急诊量、观察床位数、日平均抢救人数以及急诊科教学任务等，按一定比例配备。急诊科应有固定的急诊医师，且不少于在岗急诊医师的75%（包括在急诊住院医师培训基地的急诊住院医师），医师梯队结构合理，以保证一定的医疗质量。急诊科的护理人员要有固定的、单独的编制，且不少于在岗急诊护理人员的80%，护理人员梯队结构合理，有3年以上临床护理工作经验，且经规范化培训合格。定期接受急救技能的再培训，间隔时间原则上不超过2年。

三、急诊护理工作质量要求

急诊护理质量是急诊科护理管理的核心，是取得良好医疗效果的重要保障，也是衡量医院水平的重要标志。

1. 相对稳定的急诊护理队伍　急诊科护理人员应相对固定，年龄结构、学历结构、职称机构合理，掌握护理专业知识和技能，有丰富的临床抢救经验，熟练掌握各种抢救仪器和设备的使用。

2. 建立健全各项基本制度　如急诊科护理工作制度、首诊负责制度、预检分诊制度、急诊科护理值班制度、急诊科护理查房制度、急诊科护理交接班制度、急诊科消毒隔离制度等，从而使急诊科各个岗位上的护理人员明确自己的职责，有利于更好地开展工作，有效防范、控制医疗护理风险，及时发现安全隐患，是急诊科工作质量保障。

▎知识链接

留观制度

1. 留观对象　①各科急症在转入病房前仍须继续治疗者；②尚未确定诊断而病情不允许院外观察、门诊随诊者；③诊室处置后病情未有好转者；④病情暂时稳定而48小时内可能发生变化者（如头部外伤者）；⑤抢救室患者未能分流到相应科室而需继续治疗者。

2. 凡收入急诊观察室的患者，必须先办理留观手续后方可转入观察室。床位由急诊科医师及护士统一调配。观察室留观时间一般不超过 72 小时。

3. 恶性肿瘤晚期患者原则不收入观察室，应建议转临终关怀医院或社区医院。传染病患者一经确诊，须转入传染病科或专科医院，不应在急诊科留观；未诊断前可就地隔离，并做好隔离和消毒工作。精神疾病患者原则不收入观察室。

4. 严格执行交接班制度，对危重患者须在床前交接班。凡留观患者需建立急诊留观病历。当班医师交班之前须按规定认真完成病历并开好医嘱，危重患者须随时记录病情变化及处置情况，并随时向上级医师汇报，上级医师查房意见须做详细记录。

3. 明确的质量控制指标 急诊科质量控制指标的完善，使质量控制有目标可依。如预检分诊正确率要在 95% 以上；危重病例抢救成功率不低于 80%；危重患者护理合格率≥90%；抢救仪器设备完好备用率达到 100% 等。

4. 完善的物质保障 急诊科应配备与其任务、功能、规模相适应的急诊医疗设备和药品。所有急诊抢救物品要保持性能良好、数量规格齐全、固定地点放置、专人负责管理，严格执行交接班制度。

5. 具有法律效力的医护记录 各种抢救记录、表格、病历等书写必须客观、真实、及时、完整、清楚。抢救记录应当在抢救结束后 6 小时内据实补齐，并加以记录。

任务三　急诊科护理工作

急诊科护理工作是急诊科高效运行的重要保障，主要分为接诊、分诊、处理、记录 4 个环节，这些环节紧密衔接，构成了急诊护理工作的基本流程。护理程序贯穿整个流程，包括评估、诊断、计划、实施和评价五个方面。科学、高效的急诊护理工作流程，可以使患者尽快获得确定性的专科治疗，系统的护理程序可以保证抢救的计划性、连续性和前瞻性，能够最大限度地降低患者伤残率和病死率。

一、接诊

接诊指医护人员以最短的时间、最熟练的医学技巧，对到达医院急诊科患者的病情有一个较明确的判断。预检分诊护理人员对到达急诊科的患者要热情接待，将患者快速接诊到位。当危重症患者就诊时，分诊护士需要到门口或救护车前接诊。一般急诊患者可以坐着候诊，对危重症者应根据病情合理安置体位。

二、分诊

分诊指患者达到急诊科后，由分诊护理人员快速、准确地评估其病情严重程度，判别分诊级别，根据不同等级安排就诊先后顺序及就诊区域，科学合理地分配急诊医疗资源的过程。分诊人员一般要求有 3 年急诊工作经验或接受过专业培训，且有丰富的临床知识和良好的服务意识，要求在 2~5 分钟完成分诊。

1. 分诊技巧

（1）SOAP 公式 ①S（subjective）即主观感受：收集患者的主观感受资料，包括主诉及伴随的症状。②O（objective）即客观现象：收集患者的客观资料，包括体征及异常征象。③A（asses）即估计：将收集的资料进行综合分析，得出初步判断。④P（plan）即计划：根据判断结果，进行专科分诊，按轻、重、缓、急有计划地安排就诊。

（2）PQRST 记忆公式　一般用于有疼痛的患者。①P（provoke）即诱因：疼痛的诱因及缓解或加重的因素。②Q（quality）即性质：疼痛的性质。③R（radiate）即放射：疼痛有无放射、放射部位、性质。④S（severity）即程度：疼痛的程度如何，可应用评估工具（如 0 ~ 10 数字评分法）。⑤T（time）即时间：疼痛开始时间、持续、终止时间。

2. 病情分级　我国认可度较高的急诊标准依据危急征象指标、单项指标、综合指标（MEWS 评分）将患者的病情严重程度分为四级（Ⅰ级、Ⅱ级、Ⅲ级、Ⅳ级）（表 3 – 1）。

表 3 – 1　急诊患者病情分级（2018 版）

分诊级别	病情严重程度	病情描述	响应程序	标识颜色
Ⅰ级	急危症	指正在或即将发生生命威胁或病情恶化，需要立即进行积极干预	立即进行评估和救治，安排患者进入复苏区	红
Ⅱ级	急重症	指病情危重或迅速恶化，如不能进行即刻治疗则危及生命或造成严重的器官功能衰竭，或短时间内进行治疗可对预后产生重大影响	立即监护生命体征，10 分钟内得到救治，安排患者进入抢救区	橙
Ⅲ级	急症	患者存在潜在的生命威胁，如短时间内不进行干预，病情可能进展至威胁生命或产生十分不利的结局，需要在短时间内得到救治	优先诊治，安排患者在优先诊疗区候诊，30 分钟内接诊；若候诊时间大于 30 分钟，需再次评估	黄
Ⅳ级	亚急症	患者存在潜在的严重性，此级别患者到达急诊一段时间内如未给予治疗，患者情况可能会恶化或出现不利的结局，或症状加重及持续时间延长	顺序就诊，60 分钟内得到接诊；若候诊时间大于 60 分钟，需再次评估	绿
	非急症	患者具有慢性或非常轻微的症状，即便等待较长时间再进行治疗也不会对结局产生大的影响	顺序就诊，除非病情变化，否则候诊时间较长（2 ~ 4 小时）；若候诊时间大于 4 小时，可再次评估	绿

三、急诊处理

患者分诊后由分诊护理人员根据其病种和分诊级别引导至相应科室就诊，病情复杂难以确定科室时按首诊负责制处理。急诊处理过程中每 10 ~ 15 分钟评估一次，根据患者病情变化调整分级分区、就诊顺序及转出等。

1. 一般患者处理　先由专科急诊处理，根据病情收治不同的专科病房、急诊留观或带药离院。离院患者要做好患者及家属的宣教工作，重点为用药注意事项和不适随诊。

2. 危重症患者处理　由分诊护士送至抢救室，根据情况启动急救绿色通道。在医师未到达之前，护理人员根据患者的病情采取适当的抢救措施，如吸氧、建立静脉通路、心肺复苏、吸痰、止血等。抢救过程中严格执行口头医嘱管理制度，动态评估患者的病情变化并调整相应的护理计划。

3. 传染患者处理　对于传染性、疑似传染性疾病患者安置于隔离区，未确诊前按照标准预防隔离及处理，确诊后及时转入相应病区或科室，严格执行传染病报告制度并做好消毒隔离措施，患者转出后的病区严格终末消毒处理。

4. 成批伤（病）员处理　对于成批伤（病）员，护理人员积极参加抢救并组织协调各部门配合，启动相应的应急预案，及时报告上级部门。及时对患者进行检伤分类分区，病情危急患者安置于 A 区抢救手术室（红区）；病情较重者安置于 B 区（黄色）；病情稳定者安置于 C 区（绿色）；死亡患者安置于黑区。所有患者要动态评价分诊级别，病情变化及时调整，避免遗漏病情危重患者。

5. 涉及法律问题患者处理　对于涉及法律问题的患者，在分诊时即要通知急诊科主任、护士长、医务处及保卫科，无论患者涉及何种法律问题，均应以人道主义精神积极抢救，保护好其他患者并做好自我保护，提高警惕。服毒患者需要及时做毒物鉴定；昏迷患者需清点患者财物，并在第三者见证下如数交还患者家属，无家属患者交保卫处代为保管，并附有双人签字的财物核对清单。

6. 患者转运　需要检查、急诊住院、急诊手术的患者，需由医护人员陪同监护。转运前需要根据患者的病情判断转运级别，提前制订转运计划，规划最佳的转运路线，必要时在转运前提前联系需要使用的交通工具或使电梯处于备用状态。转运团队中至少有1名具有相应资质及转运经验的护士。转运护士全程密切监测患者一般情况、生命体征、神志等，有管道的患者做好转运途中的管道护理；当遇到突发事件时能够快速启动相应的护理应急预案，并调整转运计划。

7. 清洁、消毒　按规定要求做好用物、场地、空间清洁消毒以及排泄物的处理。

8. 做好分诊记录　所有的患者均有分诊记录，分诊记录要求清晰简单，能够凸显患者病情严重程度，内容包括：患者到达急诊的日期和时间、分诊时间、患者年龄和性别、主诉、生命体征、病情严重程度分级等（传染病疫情期间，需记录患者流行病史）。凡是抢救的患者都应该有详细的病历和抢救记录，包括患者进入抢救室的时间、抢救开始时间、抢救结束时间、患者生命体征、用药等处理以及抢救病情评估。

（刘春梅）

书网融合……

| 重点小结 | 微课 | 习题 |

项目四 重症监护 📱 微课

PPT

学习目标

知识目标： 通过本项目的学习，应能掌握 ICU 概念、分类、收治范围；熟悉 ICU 设置、组织领导、管理制度、分级监护和质量指标管理；了解 ICU 感染的病因和防控措施。

能力目标： 具备一定的监护病房管理能力，能对重症患者开展护理工作。

素质目标： 通过本项目的学习，树立危重症患者感染防护意识，体现以患者为中心的服务意识，具有从事重症监护护士所需的慎独修养、高度的责任心和爱心。

任务一 概 述

重症监护室（intensive care unit，ICU）是重症医生和护士等专业医护人员对因各种原因导致一个或多个器官与系统功能障碍，危及生命或具有潜在高危因素的患者，及时应用系统、连续、高质量的医学监护和诊疗技术进行综合救治的场所。它是重症医学和重症护理学的临床实践基地，是医院集中监护和救治重症患者、开展重大突发公共卫生事件重症救治的专业科室。

情境导入

情境： 患者，男，68 岁。5 年前诊断为肺癌，进行了手术、化疗等治疗，目前患者出现全身转移，疼痛难忍，呼吸困难，不能平卧，消瘦明显，全身状况差，出现了多个脏器功能的衰竭。

思考： 该患者是否需要转入 ICU？为什么？

一、ICU 的模式

根据 ICU 的功能和收治对象特点，可以把 ICU 分为专科 ICU、综合 ICU 和部分综合 ICU。

1. 专科 ICU 是为收治某个专科的危重患者而设立的 ICU，如心内科 ICU、呼吸内科 ICU、神经外科 ICU 等，大多归属于相应专科进行管理。

2. 综合 ICU 是在专科 ICU 基础上逐渐发展起来的跨科室的全院性 ICU，以处理多学科危重患者为主要工作内容，是医院的一个独立科室。

3. 部分综合 ICU 介于专科 ICU 与综合 ICU 之间，主要收治各专科或手术后危重患者，如外科 ICU、内科 ICU 等。

二、ICU 的收治范围

1. 收治范围 重症患者必须由 ICU 医生会诊后方可转入 ICU，一般遵循以下原则：①急性、可逆，已经危及生命的器官或者系统功能衰竭，经过严密监护和加强治疗短期内可能得到恢复的患者；②存在各种高危因素，具有潜在生命危险，经过严密的监护和有效治疗可能减少死亡风险的患者；③在慢性器官或者系统功能不全的基础上，出现急性加重且危及生命，经过严密监护和治疗可能恢复到原来或接近原来状态的患者。而慢性消耗性疾病及肿瘤的终末状态、不可逆性疾病和不能从加强监测治疗中获得益处的患者，一般不是 ICU 的收治范围。其收治对象主要包括：①创伤、休克、感染等引起多器官功能障碍综合征（multiple organ dysfunction syndrome，MODS）者；②心肺脑复苏术后需对其功能进行较长时间支持者；③严重的多发伤、复合伤患者；④物理、化学因素导致急危重症，如中毒、淹溺、触电、虫蛇咬伤和中暑患者；⑤有严重并发症的心肌梗死、严重的心律失常、急性心力衰竭、不稳定型心绞痛患者；⑥各种术后重症患者或者年龄较大、术后有可能发生意外的高危患者；⑦严重水、电解质、渗透压和酸碱失衡患者；⑧严重的代谢障碍性疾病，如甲状腺、肾上腺和垂体等内分泌危象患者；⑨各种原因导致大出血、昏迷、抽搐、呼吸衰竭等各系统器官功能障碍需要支持者；⑩脏器移植术后及其他需要加强护理者。

2. 转出指征 ①原发疾病得到控制，稳定好转；②病情无需 ICU 连续监护或 ICU 治疗；③生命体征稳定，无需依赖人工支持、呼吸循环功能支持；④患者病情无可能进展或恶性的因素存在；⑤患者或其代理人拒绝继续在 ICU 进行监护及抢救。

任务二 重症监护室的设置

一、整体设置

ICU 应位于方便患者转运、检查和治疗的区域，接近主要服务对象的病区、手术室、影像学科、化验室和血库等。有条件者，建议设置洁净物品供应通道，设置或预留自动化物流传输通道。在进行 ICU 整体布局时，应划分医疗区、办公区、污物处理区和生活辅助区等功能区域，各区域相对独立，以减少干扰并有利于感染控制。各功能区面积可根据 ICU 病床规模、工作人员数量等因素确定。各区域在建筑装饰时应遵循不产尘、不积尘、耐腐蚀、防潮防霉、防静电、容易清洁和符合消防要求的原则。功能用房面积与病房面积之比一般应达到 1.5∶1 以上。

二、区域设置

1. 医疗区 以病室为主，还包括中央工作站、治疗室、库房、仪器室、实验室、营养准备室、被服室、家属接待室、通道等。

（1）病室 以中央工作站为中心布置，呈环形、T 形或扇形分布；有条件的 ICU 设正、负压病室至少各 1 个，负压病室的设计应符合收治传染性疾病重症患者的要求。

（2）中央工作站 设置在医疗区的中央位置，便于医护人员进行治疗和护理。

（3）治疗室 有条件的 ICU 至少设置 2 个。一个用于需要无菌技术操作的治疗和护理，进入前需戴好口罩和帽子；另一个用于只需要达到清洁要求的治疗和护理。

（4）库房 ICU 医疗护理活动中所使用的物资种类多、用量大，需设置专门的空间用于存放各种物资，保证临床工作顺利进行。

（5）仪器室 由于 ICU 使用仪器设备较多，有条件的 ICU 最好设置专门仪器室，供仪器设备放置和维护使用。

（6）实验室 有条件的 ICU 可在医疗区设置小型实验室，用于开展床旁快速检验。

（7）营养准备室 有条件的 ICU 可在医疗区设置营养准备室，用于患者肠内营养制剂的保存、配制等，可避免床旁保存和配制营养制剂带来的污染问题。

（8）被服室 用于存放清洁病员服和床单、被套等病床上用品。

（9）家属接待室　一般设在患者通道入口附近，供医务人员与家属谈话使用。

（10）通道　人员流动通道和物流通道分开，以减少各种干扰和交叉感染。工作人员通道和患者通道分开，提供家属探视通道。

2. 办公区　包括医师办公室、护理办公室、主任办公室、护士长办公室、示教室等。

3. 污物处理区　包括内镜清洁消毒室、清洗室、污废物处理室等，设置在医疗区域的一端，避免污染医疗区域。

4. 生活辅助区　包括工作人员休息室、更衣室、值班室、盥洗室、进餐室等，与医疗区域相对隔开，避免交叉感染。

三、设备设置

1. 设备带　每个ICU床单位应配备完善的功能设备带或功能架，提供电、氧气、压缩空气和负压吸引等功能支持。每个床单位装配电源插座12个以上，氧气接口2个以上，压缩空气接口2个和负压吸引接口2个以上。医疗用电和生活照明用电线路分开，每个床单位的电源应该是独立的反馈电路供应。ICU应有备用的不间断电力系统（UPS）和漏电保护装置，每个电路插座都应在主面板上有独立的电路短路器。

2. 监护系统　每床配备床旁监护系统，进行心电、血压、脉搏血氧饱和度、有创压力监测等基本生命体征监护。每个ICU至少配备1台便携式心电监护仪。

3. 呼吸机　三级综合医院的ICU原则上每床配备1台呼吸机，二级综合医院的ICU可根据实际需要配备适当数量的呼吸机。每床配备简易呼吸器，每个ICU至少应有1台便携式呼吸机。根据需要配置适当数量的高流量氧疗仪和无创呼吸机。

4. 注射泵　每床均应配备输液泵和微量注射泵，其中微量注射泵原则上每床4台以上。另配备一定数量的肠内营养输注泵。

5. 其他必配设备　包括心电图机、血气分析仪、除颤器、心肺复苏抢救装备车、纤维支气管镜、升降温设备等。三级医院必须配置血液净化装置、血流动力学与氧代谢监测设备。

6. 信息管理系统　ICU应配备完善的通信系统、网络与临床信息管理系统。

7. 辅助检查设备　医院或ICU必须有足够的设备，随时为ICU提供床旁超声、X线、生化和细菌学等检查。

四、病室设置

1. 床位数　ICU的床位数量应符合医疗机构的功能任务和实际收治重症患者的需要，并兼顾开展重大突发公共卫生事件重症救治的应急功能。国内三级综合医院ICU床位数一般为医院病床总数的2%~8%，建议不低于5%。ICU的床位使用率以75%为宜。全年床位使用率平均超过85%时，应该适度扩大规模。尽量每天至少保留一张空床以备应急使用。

2. 床单位　每个床单位使用面积不少于9.5m²，建议15~18m²，床间距大于1m。单间病室使用面积不少于18m²，建议18~25m²。每个床单位均应按"生命岛"模式设置。每个床单位的电、气通路应有独立的控制开关，医疗用电与生活照明用电线路应当分开。

3. 手卫生设施　安装足够的洗手设施，单间每个床单位1套，开放式病床至少每2个床单位1套，每套设施至少包括非手接触式洗手池、洗手液和擦手纸。每个床单位床旁放置快速手部消毒装置1套。

4. 通风与采光设施　具备良好的通风、采光条件，病室空气调节系统能独立控制，室温控制在24℃±1.5℃，湿度控制在55%~65%。有条件的ICU最好装配气流方向从上到下的空气净化系统。

5. 噪声控制设施　在不影响正常工作的情况下，各种声音应减小到最低的水平，白天的噪声最好不超过45dB，傍晚不超过40dB，夜晚不超过20dB。地面覆盖物、墙壁和天花板应该尽量采用高吸音的建筑材料。

6. 音视频系统　建议ICU病床配备能变换角度和焦距的高清视频和音频系统，尽量满足日常查看、远程查房、家属探视等功能需要。

7. 信息系统　能够收集ICU床旁各种诊疗和护理信息，并连接医院信息系统。

五、人员设置

ICU是集中收治各类危重症患者的科室，治疗、护理繁多，操作技术复杂，工作量大，需要配备足够的医护人员。ICU床位数与护士人数之比应为1∶(2.5~3)，在国家卫生健康委印发的《关于加强重症医学医疗服务能力建设的意见》中强调，到2025年末，相关医疗机构综合ICU床医比达到1∶0.8，床护比达1∶3。ICU护士不仅要具备扎实的理论知识，熟悉解剖、生理、病理、药理等相关基础知识和内、外、妇、儿等专业知识，还应掌握重症监护的专业技术，具备敏锐的观察力和快速反应的能力，有严谨的慎独精神，能够胜任ICU的护理工作。

任务三　重症监护室管理

一、组织领导

ICU实行院长领导下的科主任负责制，科主任负责科内全面工作。ICU实行独立与开放相结合的原则，即ICU应有自己独立的队伍，同时应更多地听取专科医生的意见，把更多的原发病处理如外伤换药留给专科医生解决。医生的配备采取固定与轮转相结合的形式。护士长负责ICU的护理管理工作。

二、管理制度

制度化管理是ICU医疗护理质量得以保证的关键，为了保证工作质量、提高工作效率，除执行各级政府和各级卫生管理部门的各种法律法规、医疗核心制度外，还需建立健全以下各项规章制度：医疗、护理质量控制制度；各种危重疾病监护常规；临床诊疗及医疗、护理操作常规；患者转入、转出ICU制度；抗生素使用制度；血液与血液制品使用制度；抢救设备操作、管理制度；基数药品、毒麻药品和贵重特殊药品等管理制度；院内感染预防和控制制度；医疗、护理不良事件防范与报告制度；医患沟通制度；突发事件的应急预案和人员紧急召集制度；医护人员教学、培训和考核制度；探视制度；临床医疗、护理科研开展与管理制度等。

三、监护分级

根据患者全身器官的功能状况及对监测水平的需求不同，ICU患者监护级别由重到轻可分为Ⅰ~Ⅲ级监护。治疗过程中根据患者病情变化进行动态调整。

1. Ⅰ级监护　适用于病情危重、出现多器官功能障碍，器官功能监测和支持个数在2个以上的患者。

（1）呼吸系统　建立人工气道、实施机械通气支持或行体外膜肺氧合（ECMO）支持；人工气道维持和氧疗管理；每日进行床边胸部 X 线影像学检查一次；每 4~6 小时进行动脉血气分析检测一次；每 4~6 小时监测记录潮气量、呼吸频率、吸入氧浓度一次；每 12 小时监测记录肺分流率、肺泡－动脉氧分压差一次。

（2）循环系统　实施脉搏指示连续心输出量（pulse-indicated continuous cardiac output，PICCO）或漂浮导管（Swan-Ganz 导管）护理；持续血流动力学监测，每 4 小时监测记录全套指标一次；持续动脉压监测，每 15~30 分钟记录一次。

（3）肾功能　记录每小时、每 12 小时和每 24 小时尿量；每日检测尿常规、尿生化、血肌酐、血尿素一次；每 12 小时检查尿渗透压一次；需要时进行尿比重检测；每 12 小时检测尿肌酐清除率、自由水清除率、钠排出率一次。

（4）水、电解质平衡　每 8~24 小时计算水、电解质出入平衡一次；每 8~12 小时检测血电解质一次；每 12 小时检测血浆渗透压一次；每日测量体重一次。

（5）血液系统　每日检测血常规一次；每日检测出（凝）血功能一次。

（6）代谢系统　每 12~24 小时计算能量代谢及氮平衡；每 8~12 小时检测血糖一次。

（7）中枢神经系统　每小时观察并记录意识、瞳孔大小及对光反射一次，必要时行颅内压力监测。

（8）肝功能　每日观察有无黄疸；每 1~3 天检测血谷丙转氨酶、黄疸指数、白蛋白、球蛋白、白蛋白/球蛋白比值一次。

2. Ⅱ级监护　适用于病情重，有 1~2 个器官功能障碍需要监测和支持的患者。

（1）呼吸系统　实施人工气道及氧疗管理；每日进行床边胸部 X 线影像学检查一次；每 12 小时进行动脉血气分析检测一次；每 8~12 小时监测记录潮气量、呼吸频率、吸入氧浓度一次；每天监测记录肺分流率、肺泡－动脉氧分压差一次。

（2）循环系统　实施脉搏连续心输出量、Swan-Ganz 导管监测或中心静脉导管护理；持续血流动力学监测，每 4~6 小时监测记录全套指标一次；每小时监测记录心率、心律和血压一次。

（3）肾功能　记录每小时及 24 小时尿量；每日检测尿常规、尿生化、血肌酐、血尿素一次；每日检测尿渗透压和尿比重一次。

（4）水、电解质平衡　每 8~24 小时计算水、电解质出入平衡一次；每日检测血电解质、血浆渗透压一次；每日测量体重一次。

（5）血液系统　每日检测血常规一次；必要时进行凝血功能检测。

（6）代谢系统　每日计算能量代谢及氮平衡；每 12~24 小时检测血糖一次。

（7）中枢神经系统　每 3 小时观察并记录意识、瞳孔大小及对光反射一次。

（8）肝功能　观察有无黄疸；每 3 天检测血谷丙转氨酶、黄疸指数、白蛋白、球蛋白、白蛋白/球蛋白比值一次。

3. Ⅲ级监护　适用于病情重、保留无创监测，仍需在 ICU 观察治疗的患者。

（1）呼吸系统　每小时监测、记录呼吸频率；每 12~24 小时进行动脉血气分析检测一次。

（2）循环系统　持续床旁监护仪监测心电图，每小时记录心率和心律一次；每小时监测、记录无创血压一次，并观察外周循环。

（3）肾功能　记录 24 小时尿量，必要时记录小时尿量；每日检测尿常规、尿电解质一次。

（4）水、电解质平衡　每日计算水、电解质出入平衡一次。

（5）血液系统　每日检测血常规一次；必要时进行凝血功能检测。

（6）代谢系统　每日计算能量代谢及氮平衡；每日检测血糖一次。

（7）中枢神经系统　每 8 小时观察并记录意识、瞳孔大小及对光反射一次。

（8）肝功能　观察有无黄疸；每 3 天检测血谷丙转氨酶、黄疸指数、白蛋白、球蛋白、白蛋白/球蛋白比值一次。

四、重症监护室质量指标管理

质量是 ICU 生存和发展的基础。ICU 质量指标是在一定的时间和条件下，能科学动态地反映 ICU 医疗、护理质量的结构、过程和结果应达到的指数、规格或标准。ICU 质量指标管理是 ICU 质量管理的常见形式。

1. ICU 医疗质量控制指标　目前，重症监护病房的医疗质量控制指标主要包括：ICU 患者收治率、ICU 患者收治床日率、急性生理与慢性健康状况评估（APACHE Ⅱ 评分）≥15 分患者收治率（入 ICU 24 小时内）、感染性休克 3 小时集束化治疗（bundle）完成率、感染性休克 6 小时集束化治疗完成率、ICU 抗菌药物治疗前病原学送检率、ICU 深静脉血栓（DVT）预防率、ICU 患者预计病死率、ICU 患者标化病死指数（standardized mortality ratio）、ICU 非计划性气管插管拔管率、ICU 气管插管拔管后 48 小时内再插管率、非计划性转入 ICU 率，转出 ICU 后 48 小时内重返率、ICU 呼吸机相关性肺炎（VAP）发病率、ICU 血管内导管相关血流感染（CRBSI）发病率、ICU 导管相关泌尿系感染（CAUTI）发病率等。

2. ICU 护理质量控制指标　2020 年，国家卫生健康委员会印发《三级医院评审标准》，把床护比、护患比、每住院患者 24 小时平均护理时数、不同级别护士配置占比、护士离职率、住院患者身体约束率、住院患者跌倒发生率、住院患者 2 期及以上院内压力性损伤发生率、置管患者非计划性拔管率、导管相关感染发生率、呼吸机相关性肺炎（VAP）发生率、护理级别占比作为护理专业医疗质量控制指标，其中所涉及的呼吸机相关性肺炎发生率、导管相关血流感染发生率、导管相关泌尿系感染发生率、压力性损伤发生率、气管插管非计划性拔管率、身体约束率近年来已作为 ICU 护理质量敏感指标进行管理。

五、感染的管理

ICU 院内感染发生率高、病死率高，是 ICU 管理的重点。一旦发生院内感染，不仅增加患者的痛苦，延长疾病周期；还将增加大量额外的医疗费用，加重患者的经济负担。因此预防危重症患者的感染既是保证医疗安全的关键内容，也是避免医疗资源浪费的重要措施。

1. 感染的原因

（1）患者因素　危重患者基础疾病多，病情复杂，器官功能、营养状况较差，导致患者自身抵抗力弱。气管切开、静脉置管、留置导尿等侵入性操作破坏了患者的解剖屏障和生理屏障，在机体内定植的正常菌群可成为条件致病菌造成感染。如重大基础疾病、慢性基础疾病、多发伤、复合伤、老年患者、住院时间长、长期接受皮质类固醇治疗等会增加感染的风险。

（2）病原微生物因素　危重患者的感染多属于院内感染，即入院 48 小时后发生的感染。多由致病力强、对抗生素耐药的内源性菌群引起。病原微生物来自患者本身，是患者体内的正常菌群或条件致病菌，当机体抵抗力下降及机体防御机制受损时发病。病原微生物 90% 以上为细菌，其中以革兰阴性细菌最为多见，包括大肠埃希菌、肺炎克雷伯菌、铜绿假单胞菌和不动杆菌属等。随着广谱抗生素的大量应用，耐药菌感染逐渐增加，占院内感染的 70%。常见的多重耐药菌有耐甲氧西林金黄色葡萄球菌（MRSA）、耐万古霉素肠球菌（VRE）、多重耐药铜绿假单胞菌（MDR - Pa）等。

（3）医源性因素

1）侵入性治疗　如留置各种导管、机械通气、血液净化、内镜检查等，破坏了机体的天然屏障，为病原微生物入侵创造了条件。

2）外置管道　如导尿管、血管导管、伤口引流管、气管内导管等，很有可能成为外源性感染的通道，也可导致机体正常定植菌群易位，引起内源性感染。

3）人员因素　无菌观念不强、无菌操作不规范、手卫生不严格都会增加危重患者院内感染的风险。人员流动大、人力配置不足也是院内感染的危险因素。

4）环境因素　ICU空间拥挤、布局不当、洁污不分、通风不佳，患者未分区安置，环境清洁消毒不到位，都会增加交叉感染的风险。

5）管理因素　缺乏院内感染主动监测机制，缺乏感染预防与控制的常规培训，缺乏探视管理制度等。

2. 重症监护室的感染控制措施

（1）环境管理　根据《重症监护病房医院感染预防与控制规范》（WS/T509—2016），ICU整体布局洁污分开，医疗区域、医疗辅助用房区域、污物处理区域相对独立。具备良好的通风、采光条件，安装具备空气净化消毒装置的空气调节系统，且空气调节系统能独立控制，有条件的ICU最好装配气流方向从上到下的空气净化系统。地面湿式清扫，拖把分开使用，用后集中清洁、干燥保存。定期对仪器、设备、病床、台面、桌面用1000mg/L有效氯消毒液擦拭消毒。多重耐药环境表面使用2000mg/L有效氯消毒液，每日清洁与消毒4次，诊疗器械和医疗设备应专人专用。

（2）医务人员管理　医务人员团队应相对固定，尽量减少进出ICU的工作人员。进入ICU要更换专用工作服、换鞋、戴口罩、洗手，因事外出必须更衣或穿外出衣。配备足量方便取用的个人防护用品，如医用口罩、帽子、手套、护目镜、防护面罩、隔离衣等。医务人员采用标准预防，包括手卫生、戴手套、戴口罩或眼罩、穿隔离衣、医疗物品的处理、利器的使用和处理。接触特殊患者，如多重耐药菌感染或携带者，或处置患者可能有血液、体液、分泌物、排泄物喷溅时，应穿隔离衣或防护围裙。接触疑似为高传染性的感染，如人感染高致病性禽流感、SARS、新型冠状病毒肺炎等患者，应戴N95口罩。医务人员患有呼吸道感染、腹泻等感染性疾病时，应避免直接接触患者。每年接受培训，掌握医院感染预防与控制的知识和技能。

（3）患者管理　将感染、疑似感染与非感染患者分区安置。如无单独病室，同类感染患者可相对集中安置。在标准预防的基础上，根据感染的传播途径（接触传播、飞沫传播、空气传播），采取相应的隔离与预防措施。接受器官移植等免疫功能明显受损患者，应安置于正压病房。医务人员不可同时照顾正、负压隔离室内的患者。

（4）治疗管理　各项医疗、护理操作严格执行无菌技术原则，各种引流应保持密闭性和通畅性。每日评估深静脉置管、导尿管、气管导管等，尽早拔管。根据细菌培养与药物敏感试验结果，合理应用抗生素。做好呼吸机相关性肺炎、导管相关血流感染、导管相关泌尿系感染、多重耐药菌感染的预防和管理。医疗废物分类放置，患者排泄物规范处理，防止体液接触暴露和锐器伤。

（5）探视管理　控制访视时间，减少不必要的探视。探视者如疑似或证实有呼吸道感染症状或其他传染性疾病时，禁止进入ICU探视。探视者进入ICU前应穿隔离衣，戴口罩和穿鞋套；进入ICU前后应洗手或用快速手消毒液消毒双手，探视期间尽量避免触摸患者及周围物体表面，探视时间不超过1小时。

（6）感染监测　常规监测ICU患者医院感染发生率、感染部位构成比、病原微生物种类等，并做好相关记录。积极开展目标性监测，包括呼吸机相关性肺炎、导管相关血流感染、导管相关泌尿系感染、多重耐药菌感染监测，对疑似感染患者，采集标本做微生物检验和药物敏感试验。

每季度对物体表面、医务人员手和空气进行消毒效果监测，早期识别院内感染暴发，以便实施有效的干预措施。

（刘春梅）

书网融合……

重点小结

微课

习题

项目五　灾难救护

PPT

学习目标

知识目标：通过本项目的学习，应能掌握灾难救护的基本原则、急救程序以及常见灾难的救护措施；熟悉灾难护理的定义、灾难救援的特点、灾难护理的范畴与任务、护士在灾难救援中的作用、灾难伤员的心理危机护理干预；了解灾难的分类、灾难心理危机的表现。

能力目标：具有对常见灾难患者进行救护的能力。

素质目标：通过本项目的学习，树立关心灾难患者心理的态度和行为；具备珍惜生命、爱护生命的职业素养和"生命第一，时效为先"的急救意识。

灾难医学起源于 20 世纪下半叶。2011 年 12 月 7 日中华医学会灾难医学分会成立，是我国灾难医学发展史上的重要里程碑。灾难发生后如何使伤病员得到及时救助和治疗，减少伤死率和伤残率的发生，是医学救援工作的核心问题。护士作为灾难医学救援队伍中的重要力量，熟练掌握灾难医学救援的知识和技术，对减少灾难所致人员伤亡将起到重要作用。

情境导入

情境：一天深夜，某小区楼栋发生大火，因火灾受伤人员较多，当地医院第一时间紧急组织急救队奔赴现场开展救援。

思考：如果你是其中一名参与救援的护士，应如何在火灾现场实施救护？

任务一　概　述

一、灾难、灾难医学、灾难护理的定义

灾难（disaster）是指任何能够引起设施破坏、经济严重损失、人员伤亡、人的健康及社会卫生服务条件恶化的事件，当其破坏力超过发生地区所能承受的限度，不得不向该地区以外的地区求援时，称为灾难。灾难要同时满足两个条件：①灾难必须是自然或人为的破坏性事件，大多数具有突发性的特点；②其破坏的严重性超出受灾社区应用自身资源所能应对的限度，需要外部援助以应对。灾害和灾难是同义词，但灾害通常指局部，程度较灾难轻，当灾害造成的损害超出当时当地社区的承受能力时则变成灾难。

灾难医学（disaster medicine）是一门研究在各种灾难情况下实施紧急医学救治、疾病预防和卫生保障的学科，涉及急救医学、创伤外科学、危重病医学、卫生学、流行病学、社会学、心理学、地震学等多门学科，是一门独立的多学科相互交叉渗透的新兴边缘学科。灾难医学的主要任务是：①研究

各种灾难对人体损害的规律，制定合理的医疗卫生应急与保障方案；②动员必要的医疗卫生力量并将其组成严密的医疗救援网络体系；③充分发挥医学科学技术，进行灾区医疗紧急救治；④控制灾后疫情的发生和流行；⑤对灾区人群创伤后应激障碍的研究和防治；⑥保护灾区居民健康；⑦向公众进行灾难与急救知识的普及教育和宣传。

灾难护理（disaster nursing）是指系统、灵活地应用有关灾害护理独特的知识和技能，同时与其他领域开展合作，为减轻灾害对人类的生命健康构成的危害所开展的救护活动。

二、灾难的分类

（一）按发生顺序分类

1. 原生灾难　灾难链中最早发生的灾难，如地震、海啸、火山等。

2. 次生灾难　由原生灾难所诱导出来的灾难，如地震后建筑物工程设施破坏引起的火灾、有毒气体泄漏等。

3. 衍生灾难　灾难发生之后，破坏人类生存的和谐条件，由此诱导出一系列其他灾难，地震后发生的停产、通信交通破坏、社会恐慌等。

（二）按发生方式分类

1. 突发灾难　突然发生、难以预测，造成巨大危害的灾难，如地震、火山爆发等。

2. 渐变灾难　发生缓慢，在致灾因素长期发展的情况下，逐渐显现成灾难，如土地沙漠化水土流失等。

（三）按发生原因分类

1. 自然灾难　含地震、火山活动、滑坡、泥石流、海啸、热带风暴、洪水、火灾、干旱、沙尘暴等。

2. 人为灾难　含建筑火灾、爆炸、交通事故等所致灾难，卫生灾难，矿山难，科技事故灾难以及战争及恐怖袭击所致灾难等。

三、灾难救援

灾难救援是专门研究处理现今社会条件下，在医院以外的环境中所发生的各种急危重症、意外灾害事故。因灾难造成的破坏性大，需要多方面参与救助，医学救援是其中非常重要的一个环节。医学救援是指灾害发生后，依靠政府、社会团体等各界力量，特别是广大民众、医护人员的参与，以减轻人员伤亡和财产损失为目标的救援行动。灾害医学救援应根据各类灾难的不同特点，采取针对性的救护措施。

（一）灾难救援的特点

1. 综合性　灾难救援需要医疗卫生、运输、公安、消防、通讯等多个部门协作配合，同时还离不开各级政府部门的参与和领导。

2. 突发性、紧迫性　灾害事故的突发性决定了救援的紧迫性，灾难一旦发生，医疗救援应争分夺秒，应迅速采取有效的抢救措施投入抢救。

3. 复杂性、艰巨性　不同灾难所致伤害的种类、程度与灾难的种类、程度、性质和环境条件等相关。不同灾害变化多端，常难以预测。灾难常造成大批重伤伤员，加上现场往往缺乏相关的医疗设备和必要的条件（如水、电等遭破坏），导致救援复杂性强，难度增加，救援任务艰巨。

（二）灾难救援的基本原则

1. 制定救援预案　因灾难造成的后果无法预料，为了提高救援效果，必须建立应急救援预案。医疗单位灾难应急预案的制定应注意：①明确本单位灾害事故应急处置组织机构、体系及职责；②救援人员应在发生灾害事故时第一时间到达现场；③应急预案重点内容为人员的疏散、转移和应急救治；④及时对灾难中伤员及转移出的患者进行检伤分类；⑤制定伤病员转送至其他医疗机构的细则；⑥定期对救援人员进行灾害事故知识、技能培训及演练。

2. 灾情评估　是实施救援的前提，通过灾情评估可做出救援决策，针对遇到的困难提出解决办法。

3. 现场救援　灾难现场的特点有现场混乱、条件艰苦、伤员众多、伤情复杂、交通不便等。灾害发生后政府部门应有效组织各种救援力量，统一指挥，相互协作。现场救护应坚持的原则：①紧急呼救；②先救命后治伤，先重伤后轻伤；③先抢后救，抢中有救，尽快脱离事故现场；④先分类再后送；⑤医护人员以救为主，其他人员以抢为主；⑥消除伤员的精神创伤；⑦给予必要的创伤救护；⑧注意自身防护；⑨尽力保护好事故现场。

4. 卫生防疫　"大灾之后有大疫"，应做好灾民食物、饮水、心理和卫生等方面的工作，做好疫情监测和报告，预防灾后传染病的暴发流行。

（三）灾难急救程序

1. 统一指挥　所有参与救援的医疗人员到达现场后应立即向灾难事故现场医疗救援应急指挥中心报到，接受统一的指挥和派遣，以提高抢救的成功率。

2. 排除险情　灾难现场有很多不确定的危险因素，所以应首先排除险情或将伤员转移到安全的地方，同时注意转移伤员时预防二次伤害的发生。

3. 检伤分类　在重大灾难事故时，通过检伤分类将众多的伤员分为不同救治等级，按伤势的轻重缓急有条不紊地展开现场医疗急救和梯队顺序后送，可提高灾难救援效率。通常采用四色分检标签，将标签置于伤员醒目部位固定，根据伤情轻重，分为轻伤、中度伤、重伤和死亡四类。①红色标识：代表重伤，优先救治组，表明伤员病情危重，有生命危险，需要紧急救治和转运，如休克、大出血等。②黄色标识：代表中度伤，延迟救治组，表明病情严重，但暂无生命危险，允许一定时间内进行处理，如不伴有休克的腹部、下肢等部位的创伤。③绿色标识：代表轻伤，等待救治组，表明病情较轻，不需要紧急处理，如组织擦伤。④黑色标识：代表死亡或无救治希望者。

（1）分类的目的　①充分使用现有的有限医务人员和医疗资源；②对最有可能救治的伤员进行优先救治；③尽可能处理最大量的伤员，尽可能挽救更多人的生命。

（2）分类的要求　①准确性，分类不足会丢失应该得到治疗的患者，分类过度会降低医疗能力的有关效果，增加混乱；②速度，必须快速分类大量的伤员；③普遍性，必须被所有人了解和接受。

（3）分类的原则　①优先救治病情危重但有存活希望的伤病员；②分类时不要在单个伤病员身上停留过多的时间；③分类时只做简单可稳定伤情但不过多消耗人力的急救处理；④对没有存活希望的伤员放弃治疗；⑤有明显感染征象的伤员要及时隔离；⑥在转运过程中需对伤员动态评估和再次分类。

💡 **想一想**

四色分检标签的四色分别代表什么含义？

（四）分级救治

分级救治是分阶段、分层次救治伤员的组织形式和工作制度，其目的是充分利用有限的救援资源。一般根据受灾情况，采用三级救援模式。①一级救治：又叫现场急救，主要是紧急处理危及生命的损伤和预防严重并发症的发生，常用的急救技术包括心肺复苏、止血、包扎、固定、搬运等。②二级救治：又称灾区附近医院早期救治，主要是处理危及伤员生命的损伤，常用的急救技术包括剖腹探查止血术、张力性气胸行胸腔闭式引流术等。③三级救治：又叫后方医院的专科治疗，主要是进行专科治疗和确定性手术，对伤后并发症综合治疗，开展康复治疗。

四、灾难护理的周期与任务

（一）灾难护理的周期

灾难发生的周期可分为始动期、灾难中期、灾难远期和准备期4个时期。在灾难的不同时期，护理人员均发挥着作用。

1. 始动期　即灾难发生后所进行的紧急救护和救命的时期。

（1）现场救护　医疗救护人员以救为主，其他人员以抢为主，各司其职、相互配合，以免延误抢救时机。如护士迅速给伤病员清理呼吸道，保持呼吸道通畅，吸氧、止血、包扎、固定、建立静脉通道，执行医嘱，做好需手术者的术前准备，做好轻中度受伤患者的病情观察、诊疗和护理工作。

（2）创伤处理和预防疫情　灾难现场部分伤员多合并开放性损伤，伤口直接暴露。护理人员应对伤口进行彻底清创消毒，严密观察伤口情况，对可疑坏疽的患者应隔离治疗；加强对灾区恶劣环境的整治，集中处理医疗垃圾，协助卫生防疫部门做好疫情防治。

2. 灾难中期　开展持续的护理活动，注重伤病员的康复和灾后生活重建，防止受灾人群陷入孤立无援的状态。

3. 灾难远期　加强心理干预，建立共同的心理目标，提供帮助、关怀受灾者恢复健康生活的援助等内容。

4. 准备期　通过进行防灾活动，将可能受灾人群的健康问题减少到最小范围。

（二）灾难护理的任务

1. 研究各类灾难致伤的规律　各类灾难造成的伤害不同，要深入研究各类灾难造成伤害的规律，才能为制定灾难应急预案和预防继发性伤害的方案奠定基础，并做好急救技术培训、演练和基本物资准备。

2. 制定各类灾难事故应急预案　应急预案要全面、可操作性强，相关人员及急救器材要充分落实，常备不懈。参与并组织院前、院内灾难救护的演练，密切配合，不断提高应急反应能力。

3. 研究灾难事故现场抢救指挥　研究如何根据所辖区的卫生资源，各类不同性质、不同规模灾难的致伤特点和规律，合理调度卫生资源及有效指挥现场急救；学习如何与交通、公安、武警、消防等有关部门密切配合，建立灾难急救高速网络，完善急救医疗服务体系。

4. 急救护理的网络建设　含院前急救和院内急救系统的建设，如现代通信设施、交通工具、急救器材、专业急救护理人员等，目的在于提高灾难急救护理反应能力。

5. 灾区现场抢救　灾难发生后数分钟至数小时或1~2天内，本地医护人员和开始进入灾区的少数急救人员对伤病员实施初级生命支持；此后，大批外来医学救援人员进入灾区，开始有组织地对伤病员进行高级生命支持。此时由专业人员对重伤病员进行胸腔引流、通气、供氧、止痛、除颤等抢救措施。受灾的重伤病员经抢救，病情稳定后，及时送至医疗机构。

五、护士在灾难救援中的作用

1. 准备期　含个人准备、技能准备、团队准备和制订计划等工作，完善的准备能够在灾难发生后积极地应对。

2. 反应期　含联系通讯、建立接收点、分流、分类、安全保障、合理分配等工作，当灾害发生后积极地寻找和救援，清除灾害的废墟和垃圾等，为灾民提供临时帐篷和食物等援助。

3. 恢复期　含转送、设施重建、计划评价、心理干预、填写报告等工作，帮助灾区尽快恢复正常生活。

任务二　常见灾难的救护

一、火灾救护

火灾是指在时间和空间上失去控制的燃烧所导致的灾害。在各类自然灾害中，火灾是一种不受时间、空间限制，发生频率最高的灾害。火灾多因闪电、雷击、风干物燥等气候原因导致森林火灾或建筑物失火，也可因生产生活中不慎或故意纵火等原因引起，家庭使用的电器、煤气、电线等都会引起火灾。烟雾中毒窒息是火灾致死的主要原因，浓烟致人死亡的主要原因是一氧化碳中毒。火灾救护人员应掌握火场烟雾特点、烟雾中毒表现、扑火措施、如何报警及救护要点，以便及时、有效、科学地施救。

（一）火灾特点

1. 火焰、烟气迅速蔓延　火灾发生后，在热传导、对流和辐射作用下，火势极易蔓延扩大，造成大量的高温热烟，给逃生和灭火带来极大的威胁和困难。

2. 空气污染、通气不畅、视线不良　火灾现场由于烟雾、水汽的综合作用，人的视线受到很大影响，污染的空气夹带着有毒物质，对逃生和救援带来极大的影响。

3. 人员疏散困难　火灾发生突然，人们在惊慌之下，现场容易混乱拥挤，造成人为踩踏损伤的概率较高，给人员疏散带来很大困难。

4. 人员伤亡和经济损失惨重　火灾常发生于人员密集的场所，因消防设施不健全、缺乏自我逃生训练，常造成较大的人员伤亡和财产损失。

（二）现场自救

1. 火灾报警　如果火灾处于初起阶段，燃烧面积很小，自己有把握将火扑灭，就立即采用最迅速有效的方法将火扑灭，因为这时如果不去灭火而去报警，就会由于耽误时间使小火变成难以扑救的大火灾。如果发现火灾时，火势已很大，自己难以扑救，应当立即报警，接通电话后要沉着冷静，向接警中心讲清火灾地址、火势大小以及着火的范围，同时还要注意听清对方提出的问题，以便正确回答；并把自己的电话号码和姓名告诉对方便于联系。

2. 迅速逃离火灾现场

（1）发生火灾以后不要为穿衣、找钱财而耽误宝贵的逃生时间，衣服被烧着时不要惊慌失措，应迅速在地上翻滚使火熄灭。迅速选择与火源相反的通道逃离火灾现场。逃离火场时若遇浓烟，应尽量降低身体或是爬行，直立行走会导致吸入浓烟而窒息。

（2）楼梯起火但火势不猛烈时，可披上用水浸湿的被单由楼上快速冲下。如楼梯火势相当猛烈，可准备绳子或把床单撕成条状连接起来，一端系在牢固的门窗或其他重物上，然后顺着绳子或布条滑下。逃离火场时不要乘电梯，防止因电路等被火烧坏而被困在电梯内。

（3）当各种逃生之路均被切断时，应退居室内，采取防烟堵火措施，关闭门窗，向门窗上浇水，以延缓火势的蔓延。用多层湿毛巾捂住口鼻，做好个人防护，同时向室外扔小东西，发出求救信号。如果烟火威胁严重，有生命危险且在低层，可考虑跳楼逃生。被迫跳楼时，可先向地面抛下一些棉被等软性物品，然后用手扶住窗台向下滑，尽量减小跳落高度并保证双脚先落地，以减少颅脑损伤以及对内脏的损害。总之，发生火灾时，要积极行动，不能坐以待毙，确保人身安全。

💡**想一想** --

逃离火场时能否乘电梯？为什么？

（三）救护措施

火灾救援包括救人和救火两个方面，"救人第一"是火灾救援的总原则。救援人员首先应进行现场环境评估，注意自身安全防护。

1. 脱离火源　协助伤员迅速脱离火区，扑灭着火的外衣，移至安全区域。

2. 伤情评估　首先判断可能危及生命的伤情，如心跳呼吸骤停、窒息、严重中毒等，立即展开抢救。

3. 保持呼吸道通畅　及时清理呼吸道分泌物，保持呼吸道通畅。进行性的黏膜水肿可严重危及气道通畅，在小儿中更是如此。所以，在初期评估时，应首先评估有无气管插管的指征，并根据严重程度选择直接喉镜插管或是纤维喉镜引导下的插管，必要时可采取环甲膜切开术。

4. 烧伤处理　烧伤后急救的原则是迅速移除致伤源，终止烧伤，脱离热源，置于通风良好的区域，清除口鼻分泌物和碳粒，小面积烧伤立即用清水连续冲洗或浸泡，然后再给予适当的处理。对于创面可用干净敷料或布类保护。

5. 创伤评估　烧伤者常合并其他损伤，所以伤员必须按照多发伤进行评估和处理。

6. 防治休克　大面积烧伤可引起低血容量性休克表现，应建立有效的静脉通路，对于严重烧伤者通常需要建立中心静脉通路补液，以维持重要脏器及末梢循环的灌注。

7. 镇静止痛　烧伤患者常伴有不同程度的疼痛和烦躁，应稳定患者情绪，酌情使用地西泮、哌替啶等镇静镇痛药。

8. 转运　应掌握转运时机，做好各项转运准备工作，如交通工具、急救药品、护送人员、伤员等，做到快速安全地转运。

（四）注意事项

（1）进入人员密集的场所或入住酒店时注意安全通道的位置。

（2）发生火灾时不要拥挤逃生以防踩踏事故，不可乘坐电梯，不可轻易跳楼。

（3）避免在火场大声呼喊，以防有毒或高温气体进入呼吸道。

（4）消防人员营救时主要是沿墙壁摸索行进，故当失去自救能力时，做到尽量靠墙或通道躲避。

（5）不可因贪恋钱财而耽误逃生时机。

（6）家中应备有灭火器、逃生绳、简易防烟面具，并掌握使用方法，做到有备无患。

二、地震救护

地震是指地壳在能量释放过程中发生的急剧破裂而产生的震波，在一定范围内引起地面震动的自然现象。面对突如其来的灾难，目睹死亡和毁灭，会给经历者造成焦虑、紧张、恐惧等急性心理创伤甚至心理疾病。

（一）地震灾害特点

1. 发生突然，防御难度大　由于地震灾害突然发生，人们毫无思想准备和防护措施，造成的人员伤亡较惨重。

2. 破坏力强，伤亡惨重　地震的发生突然，再加上建筑物抗震性能差，一次地震持续时间往往只有几十秒，却足以摧毁整座城市。地震可造成建筑物破坏以及山崩、滑坡、泥石流、地裂、地陷等地表的破坏和海啸等。

3. 次生灾害多且复杂　指强烈地震发生后，自然以及社会原有的状态被破坏，造成的山体滑坡、泥石流、海啸、水灾、瘟疫、火灾、爆炸、毒气泄漏、放射性物质扩散等一系列的因地震引起的灾害，统称为地震次生灾害。

4. 地域性分布和周期性　地震的发生呈一定的地域性分布和周期性。

5. 地震预报困难　目前人们对地震灾害还停留在监测阶段，还不能准确地预报地震的发生。

（二）急救原则

地震引发的伤情多为机械性损伤，其次还有坠落伤、挤压伤等。在急救过程中要考虑救治环境、伤员病情的复杂性，在组织抢险救灾的过程中，应遵循以下原则和步骤。

1. 启动灾难事件指挥系统　一般由医疗救援队队长担任救护指挥官，主要担负承上启下的任务，向上级汇报现场情况，向下部署，并根据现场情况，随时请求支援。

2. 组建医疗救援分队　地震过后会导致大批量的伤员，需要大量的医疗人员组成若干医疗救援队奔赴现场。

3. 现场救护　迅速排除险情，遵循先近后远，先易后难，先挖后救，先救命后治伤，先救活人后处置遗体的原则。由经验丰富的医护人员快速进行检伤分类；保持呼吸道通畅；对骨折的伤员就地取材进行固定；对出血的部位进行止血包扎；对挤压伤的伤员严密观察伤员的血压、尿量和受压部位等情况。

4. 分流和转送　由于地震造成大批量的伤员，灾区的医疗设施破坏严重，为使伤员得到最好的治疗，在完成初步的救治和维持生命的必须处理后，应将伤员尽早转送到医院进行确定性救治。根据伤员的情况选择合适的转运方式，并加强途中监护。

（三）救护措施

1. 搜寻与营救　最早的营救一般由现场人员进行，紧接着介入的便是急救医疗部门。灾难救护中医护人员须有自我保护意识。

2. 检伤与最初稳定　医护人员在灾难现场通常需要面对人数众多的伤员，所以必须首先区分伤情的轻重缓急，及时合理分检伤员，最大化利用有限的医疗资源。检伤通常采用 START 法则，即简单（simple）的分类（triage）和（and）快速（rapid）的治疗（treatment），时长尽可能在 1 分钟之内。评估顺序为呼吸→循环→意识。然后根据伤员的伤情，救护人员按照轻、中、重、死亡分类，并为每类患者系带颜色不同的伤情识别标签以有效地检伤和转运。

3. 医疗救护　根据灾难的原因和强度大小不同，医疗救护措施也相应做出改变。

（1）基础生命支持

1）现场维持、恢复生命体征　对心跳呼吸骤停者立即实施心肺复苏。

2）通气　地震引起的建筑物倒塌、山体滑坡等机械性伤害可造成伤员头面胸部严重创伤或短时间内吸入大量粉尘，从而导致窒息或呼吸道不畅。保持呼吸道通畅是首要环节。现场措施主要是清理呼吸道内异物，开放气道，必要者紧急建立人工气道，但要注意对颈椎损伤者的脊髓保护。

3）静脉输液　由于创伤失血、脱水等原因，伤员几乎都存在低血容量表现，应迅速建立静脉通路，输入晶、胶体溶液以维持有效循环血量。

（2）创伤救护

1）止血包扎 对于那些有活动性出血的伤员，要迅速采取紧急止血措施。开放性骨折者，需要使用无菌物品包扎以减少继发感染。胸部损伤疑为开放性气胸者应立即对胸部创口封闭包扎。

2）固定与搬运 骨折在地震伤员中是最常见的，要特别注意颈椎骨折伤员的合理搬运，以避免造成或加重瘫痪，可采取多人轴向搬运的方法。

3）防治挤压综合征 挤压综合征是指肌肉丰富部位遭受长时间的挤压，在挤压解除后，出现以肢体肿胀、肌红蛋白尿、高钾血症为特点的急性肾功能衰竭、休克，甚至心脏停搏等表现的临床综合征，又称创伤性横纹肌溶解症，是一种缺血再灌注损伤。挤压综合征是地震伤害中广泛性组织损伤者迟发性死亡的首要原因。在救护过程中要注意：①力争尽早解除伤员身上的重物，预防挤压综合征的发生；②伤员的伤肢可稍加固定限制活动，以减少组织分解、毒素吸收及减轻疼痛；③禁止按摩与热敷伤肢，可将伤肢用凉水降温或暴露在凉爽的空气中；④不抬高伤肢，若有开放性伤口或活动性出血应及时止血包扎。对疑发生挤压综合征者，应当早期输液，包括等渗盐水与低渗碱性液体，同时密切监测救治后的液体摄取量和尿量。注意纠正以高钾血症为主的电解质紊乱。对于病情严重者，可考虑有条件情况下尽早转运至后方医院行血液净化治疗。

4）休克伤员取中凹卧位或平卧位，对伴颅脑、胸腹外伤者，要迅速转至医疗单位。

5）对严重的开放性污染创面，要除去泥土秽物，用干净物或无菌敷料覆盖。

4. 转运 对伤员的转运后送是完成分级救治的重要手段。当震区医院的基础结构可能遭到破坏时，将没有生命危险但仍需继续治疗的伤员后送到其它可利用的医疗机构去，一是为了减轻前方的压力，让等待治疗的伤员得到更好的治疗，二是为前方医院腾出更多的床位，使其能处理更多的伤员。对伤员的转运尽可能做好院前急救与院内救治无缝衔接工作。

5. 心理干预 伤员在灾后容易出现创伤性应激障碍，及早的心理干预，可以舒缓其恐惧、悲痛、焦虑等不良情绪，减轻应激损害，减少转运途中并发症的发生。心理救助应该成为救灾工作的一部分。

（四）注意事项

（1）挖掘被埋压人员时应保护支撑物，以防进一步倒塌伤人。

（2）对被埋的幸存者，建立通风孔道，使伤者先暴露头部，清除其口鼻内异物，保持呼吸畅通，如有窒息，立即进行人工呼吸。

（3）被压者不能自行爬出时，不能生拉硬扯，以免造成进一步受伤。

（4）在救助过程中注意将伤员脊柱保持中立位；疑有脊椎损伤者，搬运时应使用门板或硬板担架。

（5）伤员被挖出后立即评估伤情并给予相应处理。

（6）当发现一时无法救出的存活者，应立下标记，以待救援。

（五）震后自救

（1）要树立生存信念，先注意保护好自己。

（2）判断所处位置，改善周围环境，扩大生存空间，寻找和开辟脱险通道。

（3）保持呼吸道通畅。

（4）尽量保存体力，不大喊大叫。听到动静时，用物体敲击发出求救信号。

（5）尽量寻找和节约食物、饮用水，设法延长生命，等待救援。

（6）如有外伤出血，用衣服进行包扎，疑有骨折，就地取材进行固定。

💡**想一想**

什么是挤压综合征？如何预防挤压综合征的发生？

三、交通事故救护

交通事故伤（traffic crash injury）是指交通事故时因各种致伤因素作用于机体所造成的组织结构破坏和功能障碍。交通事故伤可造成车内外人员多种损伤类型，如：撞击伤、碾压伤、切割伤、撕裂伤、骨折等，以头面部及四肢损伤发生率最高，其次为胸腹部和脊柱损伤。

（一）交通事故危害特点

1. 死亡率和致残率高 据世界卫生组织统计每年死于交通事故的人约125万，致残约500万人。

2. 引发因素较多 有驾驶员因素，如疲劳驾驶、超速、酒后驾驶、违规驾驶等；车辆因素，如机械故障和设计缺陷；道路环境因素，如道路施工缺陷和恶劣天气的影响等。

3. 致伤因素多，损伤机制复杂 交通事故过程中同一伤员可同时发生多种损伤，同一类损伤也可出现在身体多个部位。

4. 伤情严重、死亡率高 交通事故损伤往往可以造成多发性创伤、复合伤，伤情复杂、休克死亡率高。

5. 诊治难度大 交通事故伤可同时存在开放性和闭合性损伤，也可能是多部位、多系统损伤，容易漏诊和误诊，确定救治的顺序困难。

（二）现场救护

1. 检伤分类 救援人员到达现场后应快速评估现场环境，确保伤员和施救者安全；现场环境评估后，需评估伤员人数和严重程度，判断是否需要增援，以及危重伤员的紧急处理和转送。

2. 伤情救护

（1）头面部伤 检查有无大动脉损伤，对出血者迅速加压包扎止血，有窒息者，将伤员平卧，清除口鼻腔分泌物及血凝块等，保持呼吸道通畅，必要时安置口咽通气管、环甲膜穿刺或做气管切开；检查有无颅内出血及颅骨骨折；检查颈椎有无骨折，怀疑颈椎损伤者应立刻使用颈托，按脊柱骨折进行搬运和转送。

（2）胸腹部伤 检查胸部有无肋骨骨折，气胸、血气胸等，有开放性气胸者迅速封闭伤口，变开放性气胸为闭合性气胸；有张力性气胸者立即穿刺减压；腹部脏器脱出时给予干净敷料覆盖、固定，不可将已脱出脏器送回腹腔。

（3）骨折 四肢骨折、关节伤应在现场加以固定，脊柱损伤者应3~4人搬运至硬担架，防止继发性损伤。

（4）肢体离断 对离断肢体的残端进行包扎止血，残肢用洁净敷料包裹并低温干燥保存，随伤员一起转送到医院。

3. 分流转送 交通事故造成的大批量伤员，应根据周围的医疗资源进行分流转送，以确保伤员都能得到最好的救治。

四、突发公共卫生事件救护

突发公共卫生事件是指突然发生，对社会公众健康造成或可能造成严重损害的重大传染病疫情、群体不明原因疾病、重大食物和职业中毒以及其他严重危害公众健康的事件。

（一）突发公共卫生事件的特点

1. 突发性　突发公共卫生事件常突然发生、突如其来。一般来讲，突发公共卫生事件的发生是不易预测的，但突发公共卫生事件的发生与转归也具有一定的规律性。如传染病的发病率与季节、地域、人群的分布差异等有关。

2. 公共属性　突发公共卫生事件所危及的对象，不是特定的人，而是不特定的社会群体。所有事件发生时在事件影响范围内的人都有可能受到伤害。

3. 危害的严重性　突发公共卫生事件可对公众健康和生命安全、社会经济发展、生态环境等造成不同程度的危害，这种危害既可以是对社会造成的即时性严重损害，也可以是从发展趋势预测的对社会可能造成的严重影响。危害表现为直接危害和间接危害两类。直接危害一般为事件直接导致的即时性损害。间接危害一般为事件的继发性损害或危害，例如，事件引发公众恐惧、焦虑情绪等，对社会、政治、经济产生影响。

4. 成因多样性、种类多样化　许多公共卫生事件与自然灾害有关，如地震、水灾、火灾等。与事故灾害也密切相关，如环境污染、生态破坏、交通事故等。另外，还有动物疫情、致病微生物、危险药品、食物中毒、职业危害等。

5. 传播的广泛性　传染病一旦具备了传染源、传播途径和易感人群三个基本流通环节，就可能在毫无国界的情况下广泛传播。

6. 治理的综合性　突发公共卫生事件涉及社会诸多方面，是一个社会问题。应急处理必须由政府统一指挥、综合协调，需要各个方面乃至全社会通力协作、共同努力，甚至与国际合作，才能妥善处理，将危害降到最低程度。

（二）现场救护原则

1. 遵循客观规律　认真执行相关法律法规，遵循突发公共卫生事件发生发展的客观规律，按照相关法律法规及技术方案、操作规程现场处理。要服从统一指挥，不应强调应急救护任务而违规操作，避免造成不良影响和事件扩大。

2. 坚持现场救护和疾病防控相结合　结合实际情况和疾病预防控制工作需求，采取边抢救、边调查、边核实的方式，全面了解事件原因、性质，有针对性地开展现场救护。对相关疫情采取隔离治疗，避免交叉感染。视情况设置污染区、半污染区、清洁区，安排合理的人流、物流走向，控制事态蔓延。

3. 坚持控制优先和流行病学调查相结合　当突发公共卫生事件有效控制后，应及时配合相关部门对患者进行流行病学调查，查找传染源和传播途径，通过分析和判断，采取控制措施，防止疫情扩散。

4. 坚持分级救治与合理转运相结合　现场救援应首先进行检伤分类，对伤员进行分级、分区救护和转运，合理利用现场有限的人力物力，尽可能多地救治有生存希望的伤员。

5. 坚持现场预防和疫情报告相结合　开展有针对性的健康指导和特殊保护措施，保护易感人群。做好社会动员，群防群治，提高公众的自我保护意识，提升自我保护能力。按照报告要求、程序和时限及时上报疫情和处理情况，以便政府和卫生行政部门采取针对性措施，以控制事态的蔓延。

任务三　灾难的心理危机与干预

一、灾难心理危机的表现

灾难心理危机（disaster mental crisis）是指人们在面对灾难事件时，个体的稳定状态被打破，凭个人资源和应对机制无法应对，出现认知、情感、行为等方面的功能失调状态。危机的严重程度主要取决于个体对事件的认知评价。

（一）一般表现

1. 情绪反应　①恐惧：指心理危机者企图摆脱已知危险的逃避情绪，可出现恶心呕吐等生理反应。②焦虑：为最常见的心理应激反应，指心理危机者在预期发生危险或不良后果时所表现出的紧张与担心等情绪，常表现为坐立不安、双手震颤、出汗、脉搏增快、呼吸加深、血压升高、腹泻或便秘、尿频尿急等症状。③抑郁：指以情绪低落为特点的情绪体验，可表现为悲观、失望、无助、绝望；自信心下降、自我消极，严重者甚至自杀；睡眠障碍、食欲不振、性欲减退等；活动水平下降，从社交及工作中退缩。④愤怒：是人们在追求某一目标过程中，针对存在的障碍而产生的情绪体验，表现为冲动、易激惹、不服从管理等特征。

2. 认知反应　主要表现为感知混乱、语言混乱、思维迟钝、注意力不集中、健忘、自控力下降、决断力下降等特点。

3. 行为反应　伴随情绪和认知反应，心理危机者常产生明显的行为反应，如出现敌对与攻击、无助与自怜、冷漠、病态固执、逃避、物质滥用等。

（二）急性应激障碍

急性应激障碍（acute stress disorder，ASD）是由急剧、严重的心理刺激、生活事件或在持续困境的作用下出现的心理创伤，多在受到刺激后立即（1小时内）发病，且发病时间、症状表现、病程和预后与心理刺激直接关联，又称急性应激反应、急性心因性反应。突如其来并且超乎寻常的威胁性生活事件和灾难是发病的直接原因，个体易感性和应对能力在急性应激障碍的发生和表现的严重程度方面也有一定作用。主要表现为：因强烈和持续一定时间的心理创伤直接引起精神病性障碍，以妄想和情感症状为主；在强烈的精神刺激作用下，出现情绪低落、抑郁、愤怒、悔恨、沮丧、绝望、自责自罪，严重时有自杀行为，并有失眠、噩梦多、疲乏，难以集中注意力，对生活缺乏兴趣，对未来失去信心，但无精神运动抑制现象。重大灾难后，急性应激障碍发生率较高，如处理不当，20%～50%的人可转为创伤后应激障碍。

（三）创伤后应激障碍

创伤后应激障碍（post traumatic stress disorders，PTSD）指由于异乎寻常的威胁或灾难性应激事件所致延迟出现（创伤后数日至数月出现）或长期出现（病程可长达数年，甚至持续多年不愈）的心理障碍，又称延迟性心因性反应。经历创伤性应激事件是发病最直接的原因。PTSD主要表现为反复重现创伤体验、控制不住地反复回想创伤经历或持续性回避对以往创伤经历的回忆，持续性的过度觉醒或警觉、失眠易惊醒，社会功能下降。症状标准：遭受对每个人来说都是异乎寻常的创伤性事件或处境，反复出现创伤性体验，并至少有下列1项：①不由自主地回想受打击的经历；②反复出现有创伤性内容的恶梦；③反复发生错觉、幻觉；④反复发生触景生情的精神痛苦。

二、灾难伤员的心理危机护理干预

（一）灾难救援中伤员的心理危机评估

1. 急性期　指灾难后约 1 个月。此期幸存者虽然完成生命救助，生活安全得到基本保证，但心理处于混乱、孤立绝望、产生各种应激反应的时期。急性期评估主要是针对幸存者当前需求和担忧，收集信息、识别风险因素、筛查识别心理危机高危人群。

2. 恢复期　评估在灾难后 3 个月、6 个月、1 年、2 年的时间点进行。这个时期的心理评估主要是评估受灾人群整体心理健康状况，对 PTSD、适应障碍、抑郁等心理障碍进行评估诊断，并在不同时间点上进行阶段性随访评估，评估心理干预的效果，及时调整干预措施，促进早期心理康复。

（二）灾难救援中伤病员的心理危机干预

1. 一般干预　目的是帮助身处灾难性事件中的各类人员，特别是灾难幸存者，减轻因灾难所造成的痛苦，增强其适应性和应对技能，主要如下。①接触与介入：通过首次接触建立咨询关系。②确保安全感：确保干预场所的安全性。③稳定情绪：安抚和引导情绪崩溃的幸存者，帮助求助对象理解自己的反应，指导一些基本应对技巧。④收集信息：需要收集的信息主要包括灾难经历的性质和严重程度，家庭成员或朋友的死亡情况，原有的身心疾病及救治情况，社会支持系统，有无负性情绪和物质、药物滥用情况等。⑤实际帮助：从最紧迫的需求着手为求助对象提供帮助，首先满足对物质和身体的需求。⑥联系社会支持系统：帮助求助对象尽可能利用即时可用的社会支持资源。⑦提供信息支持：包括目前灾难的性质与现状、救助行动的情况、可以获得的服务、灾后常见的应激反应、自助和照顾家人的应对方法等。

2. ASD 干预的原则　①正常化原则：强调在应激干预活动中的任何想法和情感都是正常的，尽管它们可能是痛苦的。②协同化原则：强调干预者和心理危机者双方的积极参与和协同。③个性化原则：强调心理干预应个性化，常用的干预方法有认知干预、社会支持及药物治疗。

3. PTSD 干预的原则　帮助患者提高应对技巧和能力，发现和认识其应对资源，尽快摆脱应激状态，恢复心理和生理健康，避免不恰当的应对造成更大损害。其干预焦点是帮助危机中的个体认识和矫正因创伤性事件引发的暂时认知、情绪和行为扭曲。干预重点是预防疾病和缓解症状，以心理环境干预为主，药物治疗为辅。常用的心理干预技术有认知技术、创伤稳定技术、认知暴露技术、应激接种训练、自我对话训练等，通常由专业心理咨询师实施。

（余小柱）

书网融合……

重点小结　　　习题

项目六 创伤患者的救护

PPT

学习目标

知识目标：通过本项目的学习，应能掌握多发伤、复合伤的救治与护理措施；熟悉创伤的概念、分类、多发伤和复合伤的临床特点；了解创伤后的病理生理变化、创伤评分系统及多发伤、复合伤的概念。

能力目标：具有对多发伤、复合伤患者进行救护的能力。

素质目标：通过本项目的学习，树立珍惜生命、爱护生命的职业素养和"生命第一，时效为先"的急救意识、责任意识；具有爱伤观念。

在中国，创伤已成为第五位死因，是 35 岁以下居民的第一位死因。创伤的死亡有 3 个高峰：第一个死亡高峰为伤后数分钟内，死亡原因主要为脑、脑干、高位脊髓的严重创伤或心脏主动脉等大血管撕裂，往往来不及抢救；第二个死亡高峰为伤后 6 ~ 8 小时内，死亡原因主要为脑内、硬膜下及硬膜外的血肿、血气胸、肝脾破裂、骨盆及股骨骨折及多发伤大出血，如迅速及时，抢救措施得当，大部分伤员可免于死亡，这类伤员是抢救的主要对象；第三个死亡高峰为伤后数天至数周，主要死因为严重感染和多器官功能不全，无论在院前或院内抢救创伤患者时，都必须注意预防第三个死亡高峰。提高院前急救水平和规范院内救治流程是降低创伤死亡率的关键。

情境导入

情境：某日，一辆大巴车在公路发生侧翻，车上载有乘客 30 人，司机 1 人。车祸后 15 分钟"120"急救车到达现场。

思考：如果你是其中一名救援人员，应如何实施现场救援？

任务一 概 述

创伤（trauma）分广义和狭义两种。广义的创伤也称损伤（injury），指人体受到外界致伤因素作用后所出现的组织结构的破坏和功能障碍。狭义的创伤专指机械性致伤因素作用于机体，造成的组织结构完整性破坏和功能障碍。创伤护理是指在创伤急救中全面配合医生对院前、院内和创伤中心的伤员进行护理评估、计划、提出护理问题、实施干预措施和评价。

一、创伤分类

（一）按致伤原因分类

创伤按致伤原因可分为挫伤、刺伤、擦伤、冷武（兵）器伤、火器伤、烧（烫）伤、冻伤、挤压伤、化学伤、放射性损伤及多种因素所致的复合伤等。

（二）按损伤部位分类

创伤按损伤部位可分为颅脑伤、颌面颈部伤、胸部伤、腹部伤、骨盆部伤、脊柱脊髓伤、肢体伤等。

（三）按损伤类型分类

创伤按损伤后皮肤或黏膜是否有伤口分为开放性损伤和闭合性损伤。

1. 开放性创伤 指皮肤或黏膜表面有伤口，伤口与外界相通。常见如擦伤、切伤、砍伤、刺伤、撕裂伤、贯通伤、盲管伤、火器伤、开放性骨折等。

2. 闭合性创伤 指皮肤或黏膜表面完整，无伤口。常见如挫伤、扭伤、挤压伤、震荡伤、关节脱位或半脱位、闭合性骨折、闭合性内脏伤等。

💡**想一想** --

开放性损伤与闭合性损伤的主要区别是什么？

（四）按受伤组织与器官的多少分类

创伤按受伤组织与器官的多少可分为单发伤和多发伤。

（五）按伤情的轻重分类

1. 轻伤 指一般轻微的撕裂伤和扭伤，不影响生命，无需住院治疗。

2. 重伤 是指伤员暂时无生命危险，生命体征基本稳定者。应严密观察，力争在伤后 12 小时内处理。如胸外伤未发生呼吸衰竭、胸腹贯通伤而无大出血、深部或广泛软组织损伤未发生休克、颌面颈部伤未发生窒息等。

3. 危重伤 是指伤员有生命危险，需行紧急救命手术或治疗，以及治愈后有严重残疾者。分类核查表（triage checklist）列出的危及生命的伤情包括：①收缩压 <90mmHg、脉搏 >120 次/分和呼吸次数 >30 次/分或 <12 次/分；②头、颈、胸、腹或腹股沟部穿透伤；③意识丧失或意识不清；④腕或踝以上创伤性断肢；⑤连枷胸；⑥两处或两处以上长骨骨折；⑦3m 以上高空坠落伤。符合以上一项者即为危重伤。

二、病理生理

（一）局部反应

主要表现为局部创伤性炎症。创伤性炎症是创伤的病理基础，是机体的一种保护性反应，有利于创伤修复。如渗入伤口内的血浆纤维蛋白原在酶的作用下转化为纤维蛋白，能填充伤口裂隙并构成细胞增生所需的网架。在致伤因素的刺激下，伤后数小时内就会出现炎症反应，即局部红、肿、热、痛。

（二）全身反应

创伤后可引起一系列的反应，轻者仅有局部损害，严重者可引起全身反应，其严重程度与致伤因素部位、伤者年龄、性别、全身健康状况以及救治早晚、正确与否有关。

1. 应激反应 是创伤后机体对有害刺激所做出的维护机体内环境稳定的综合反应，其诱发因素包括精神刺激、组织损伤、血液重新分布、器官功能不全、创伤并发症等。这种反应通过下丘脑－垂体－肾上腺皮质轴和交感神经－肾上腺髓质轴来完成。应激反应对维持心、脑、肺等血液灌流和血容量起重要作用，通过应激反应产生的激素可调节体内代谢的变化。

2. 代谢变化 大量分解激素分泌致机体能量消耗增加；糖异生增加，糖原分解加快，胰岛素分泌抑制及胰岛素抵抗，导致高血糖症；脂肪分解加速成为创伤患者的主要能量来源之一；此外，蛋白质分解显著增强，合成代谢受抑制，即使摄入大量蛋白质，仍会发生负氮平衡，约 10 天左右进入蛋白质合成期。通过上述代谢变化提高机体应急能力，满足创伤组织修复。同时，血球蛋白、纤维蛋白并不降低，反而有所升高，有利于抗感染与凝血。

3. 免疫功能改变 严重创伤可引起机体免疫功能紊乱，导致感染脓毒症或全身炎症反应综合征（SIRS）。最后诱发患者出现多器官功能障碍综合征（MODS）而死亡。

三、创伤评分系统

创伤严重程度评分（trauma scaling）是将患者的生理指标、解剖指标和诊断名称等作为参数并予以量化和权重处理，再计算出分值以显示患者伤情严重程度及预后的多种方案的总称。目前已建立的创伤评分系统，按其适用范围和目的可分为院前评分和院内评分两大类。

（一）院前评分

院前评分是指在现场或在到达医院但尚未明确诊断以前，定量评估伤者伤情严重程度的方法。适用于事故现场或急诊科评分，方法简便、实用、易掌握，适合急救。

1. 修正创伤评分（revised trauma score，RTS） 是目前较常采用又简便的创伤严重评分。只采用了经权重处理的收缩压、呼吸频率和意识状态（GCS）三项指标作为评分参数，每项记 0～4 分。3 项值相加为 RTS 值，RTS 评分越低伤情越重。分值范围为 0～12，RTS >11 分诊断为轻伤；RTS <11 分诊断为重伤（表 6-1）。

表 6-1 修正创伤评分表（RTS）

呼吸次数（次/分）	收缩压（mmHg）	意识状态（GCS 分值）	分值
10～29	>89	13～15	4
>29	76～89	9～12	3
6～9	50～75	6～8	2
1～5	1～49	4～5	1
0	0	3	0

2. CRAMS 评分 主要评定范围包括循环（circulation，C）、呼吸（respiration，R）、腹部（abdomen，A）、活动（motor，M）和语言（speech，S）五个方面。CRAMS 评分法按轻、中、重度异常分别赋值 2、1、0 分，其总分值为五个项目相加的总和。后经 Clemmer TP 等对其进行了修正，使其准确度得到了提高。CRAMS 分值越低，死亡率越高。分值≥7 分属轻伤，≤6 分为重伤（表 6-2）。

表 6-2 修正后的 CRAMS 评分

项目	评分		
	2	1	0
循环	毛细血管充盈正常和 SBP≥100mmHg	毛细血管充盈迟缓或 SBP≤100mmHg	无毛细血管充盈或 SBP≤85mmHg
呼吸	正常	费力、浅或 RR >35 次/分	无自主呼吸
腹部	均无腹痛	胸或腹有压痛	连枷、板状腹或深的胸腹穿透伤
运动	正常（遵指令动作）	只对疼痛刺激有反应	无反应
语言	正常（对答切题）	言语错乱、语无伦次	发音听不懂或不能发音

（二）院内评分

1. 简明创伤评分（abbreviated injury scale，AIS） 以解剖学为基础，依据损伤程度，并按身体区域对每一损伤进行 6 个等级划分，是对单发伤编码定级的方法，可作为多发性损伤评定级别的基础。AIS 编码可以在 AIS - 90 辞典中检索。在 AIS 编码中，每一个伤员的伤情都可用一个七位数字表示。如"××××××．×"小数点左侧第一位数代表身体区域，第二位数代表解剖类型，第三、四位数代表受伤器官代码，第五、六位数代表具体的损伤类型、性质或程度。小数点右侧的第一位数为伤情评分，即 1 为轻度，2 为中度，3 为较严重，4 为严重，5 为危重，6 为致死性。

2. 损伤严重程度评分法（injury severity score，ISS）　适用于多部位、多发伤和复合伤的伤情评估。ISS 将全身分为 6 个区域进行编码，选择其中损伤最严重的 3 个区域，计算其最高 AIS 值的平方和。ISS 评分法：将人体分为 6 个解剖学区域，即体表、头颈部、面部、胸部、腹部及盆腔、四肢及骨盆。损伤程度分为 5 个等级：0 级为无损伤；1 级为轻度损伤，记 1 分；2 级为中度损伤，记 2 分；3 级为重度损伤，记 3 分；4 级为重度损伤，且危及生命，记 4 分；5 级为危重损伤，不能肯定存活，记 5 分。在多发伤伤者记取每一部位损伤评分的平方，相加之和即可得出总分。计算总分越高，伤情越重，预后越差，死亡率越高，总分 < 10 分即应入院治疗。

（三）ICU 评分

急性生理和慢性健康状态评价系统（acute physiology and chronic health evaluation，APACHE）是一类评定各类危重病患者尤其是 ICU 患者病情严重程度及预测预后的客观体系。该系统由 Knaus 等建立，目前最常用的是 APACHE Ⅱ。APACHE Ⅱ 由 A 项、B 项及 C 项三部分组成。A 项：急性生理学评分（APS），共 12 项生理参数。B 项：年龄评分，从 44 岁以下到 75 岁以上共分为 5 个阶段，分别评为 0 ~ 6 分。C 项：慢性健康评分，凡有下列器官或系统功能严重障碍或衰竭的慢性疾病，如行急诊手术或未手术治疗者加 5 分，择期手术治疗者加 2 分。APACHE Ⅱ 总分为 0 ~ 71 分，分值越高，伤情越重。

任务二　多发伤

一、概述

多发性创伤（multiple injuries）简称多发伤，是指在同一致伤因素作用下，同时或相继有 2 个以上的解剖部位或器官受到创伤，且其中至少有一处是可危及生命的严重创伤，或并发创伤性休克者。多发伤需要与多处伤相区别，多处伤是指同一解剖部位或脏器发生 2 处或 2 处以上的创伤，如一个肢体有两处骨折，一个脏器有两处以上的裂伤。合并伤指两处以上损伤时，除主要较重的损伤外的其他部位较轻的损伤，如严重颅脑伤合并肋骨骨折，肋骨骨折为合并伤；肝破裂合并脾脏被膜下血肿，脾脏被膜下血肿为合并伤等。

二、临床特点

1. 死亡率高　多发伤涉及多部位、多脏器，每一部位的伤情重，创伤反应强烈持久，生理紊乱严重，因此，患者伤情变化迅速，死亡率高。

2. 休克发生率高　多发伤损伤范围广，失血量大，休克出现早且发生率高，以低血容量性休克最常见，后期以感染性休克最多见。

3. 低氧血症发生率高　严重创伤可直接导致或继发急性肺损伤，甚至急性呼吸窘迫综合征，因此，患者低氧血症发生率高，而低氧血症可加重组织器官损伤和多系统器官功能障碍。

4. 容易漏诊和误诊 多发伤患者常同时存在闭合伤与开放伤，易将注意力集中在开放性外伤或易于察觉的伤情上，而将隐蔽和深在的创伤漏诊；有些因耐受力强、意识障碍或早期症状不明显而被忽视，从而发生漏诊或误诊。

5. 伤后并发症和感染发生率高 多发伤患者应激性溃疡、凝血功能障碍和脂肪栓塞综合征等并发症发生率较高。开放性损伤、消化道破裂或呼吸道等闭合性损伤一般均有污染，如污染严重，处理不及时，加上免疫抑制，极易发生局部感染，严重者迅速扩散为全身感染。

6. 多发伤处理的顺序易混乱 多发伤患者有时两个部位的创伤都很严重，均需要立即处理，就会出现确定救治顺序的困难。

7. 多器官功能障碍发生率高 多发伤时存在大量的坏死组织，可造成机体严重而持续的炎症反应，加之休克、应激、免疫功能紊乱及全身因素的作用，极易引起急性肾衰竭、心力衰竭、多脏器功能衰竭等多种严重并发症。

三、救治与护理

（一）现场救护

多发伤抢救的基本程序：先按初级评估中的首阶段评估气道（airway，A）—呼吸（breathing，B）—循环（circulation，C）—能力丧失（disability，D）—暴露（exposure，E）步骤进行伤情评估与判断，同时或然后按保持呼吸道通畅（ventilation，V）—建立静脉通道（infusion，I）—监测心电和血压（pulsation，P）—控制出血（control bleeding，C）—急诊手术（operation，O）程序进行抢救，再进行次阶段跟进（follow，F）—关怀措施（give comfort，G）—病史（history，H）—检查（inspect，I）步骤评估与判断，决定安全转运方案。对多发伤伤员的抢救应遵循"先救命，后治伤"的原则，必须做到迅速、准确、有效。只有做到尽快准确评估与判断伤情、迅速有效现场救护、安全快速转送与途中急救、正确的急诊室救治、复苏与手术合理安排，才能挽救更多危重伤者的生命。

1. 排除险情 抢救人员到达现场后，应迅速排除险情或将伤员转移到安全环境，排除可以继续造成伤害的原因。

2. 现场心肺复苏 如经判断患者心跳呼吸骤停，应立即实施心肺复苏。

3. 解除呼吸道梗阻 呼吸道梗阻或窒息是伤员死亡的主要原因。

4. 处理活动性出血 控制明显的外出血。

5. 解除气胸等所致的呼吸困难 保持呼吸道通畅，纠正低氧血症，确保有效的氧供。

6. 保存断肢 低温（0~4℃）保存可延缓组织变性和防止细菌繁殖，离断肢体不可与冰水直接接触，应用无菌包或干净布包好，外套塑料袋，周围置冰水混合物，断肢应随伤员送往医院，以备再植手术。

💡**想一想** --

断肢为何要低温保存？
----

7. 处理伤口 伤口用无菌敷料覆盖，外用绷带或布条包扎。

8. 抗休克 现场抗休克的主要措施为迅速临时止血，输液扩容和应用抗休克裤。

9. 现场观察 目的是了解伤因、暴力情况、受伤的详细时间、受伤时体位、神志、出血量等，帮助伤情判断以指导治疗。

（二）转运途中护理

1. 运送条件 力求快速，尽量缩短途中时间，做好转运途中的抢救器材、药品等准备，确保途中抢救工作的连续性。

2. 伤员体位 伤员在转送途中的体位，应根据不同的伤情选择：①一般创伤伤员取仰卧位；②颅脑损伤、颌面部伤应侧卧位或头偏向一侧，以防舌后坠或分泌物阻塞呼吸道；③胸部损伤取半卧位或伤侧向下的低斜坡卧位，使呼吸困难减轻；④休克患者取仰卧中凹位，以增加回心血量。

3. 搬运方式 疑有脊椎损坏的伤员，应采用 3~4 人搬运法，保持头部、躯干成直线位置，置于硬板上平卧，以防造成继发性脊髓损伤，怀疑颈椎损伤者应使用颈托固定。

💡 **想一想**

脊柱损伤患者的正确搬运方法是什么？

4. 转送途中 应注意担架运送时，伤员头部在后，下肢在前。以便观察伤员面色、表情、意识、呼吸等变化。飞机转运时，体位应横放，以防飞机起落时头部缺血。车辆转运时，车速不宜太快，尽量减少颠簸。

5. 观察病情 注意伤员的神志、瞳孔对光反射、生命体征的变化、面色、肢端循环、血压、脉搏，如发现变化应及时处理。

（三）院内救护

伤员送至急诊科后，应快速对伤情做进一步判断，并采取针对性措施进行救治。

1. 继续呼吸支持 保持呼吸道通畅，视病情给予气管插管、机械通气等。

2. 继续循环支持 主要是抗休克，建立并维持静脉通路通畅。补充有效循环血容量，按医嘱给予输液、输血。

3. 控制出血 对较大活动性出血应迅速清创止血，对内脏大出血应立即进行手术处理。

4. 对症支持治疗 对剧烈疼痛者可在不影响病情观察的情况下按医嘱给予镇静止痛药物；遵医嘱使用有效抗生素控制感染，开放性创伤常规加用破伤风抗毒素；维持水、电解质和酸碱平衡；营养支持。

5. 专科处理 对颅脑损伤、泌尿系统损伤、骨折等情况，给予急诊处理后，送专科或监护病房救治。

任务三 复合伤

一、概述

复合伤（combined injury）是指两种及两种以上的致伤因素同时或相继作用于人体所造成的损伤。常见类型有：放射复合伤、烧伤复合伤、化学复合伤。放射复合伤是指人体遭受放射损伤的同时或相继又受到一种或几种非放射性损伤（如烧伤、冲击伤等）。烧伤复合伤是指患者在遭受热能（如热辐射、火焰等）损伤的同时或相继遭受到其他创伤所致的复合损伤，较常见的是烧伤合并冲击伤。化学复合伤是指机体遭受暴力作用的同时，又合并化学毒剂中毒或伤口直接染毒。

💡 **想一想**

复合伤与多发伤、多处伤的区别是什么？

二、临床特点

1. 放射复合伤　以放射损伤为主，病程经过具有放射病特征。一般说来，病程包括初期（休克期）、假愈期（假缓期）、极期和恢复期四个阶段；伤员常有造血功能障碍、感染、出血等特殊病变和临床症状。

2. 烧伤复合伤　以烧伤为主，按伤情可分为轻度复合伤、中度复合伤、重度复合伤、极重度复合伤。伤情特点为：①整体损伤加重。两伤合并后，出现相互加重效应。②重要脏器损伤。如有心肌损害、肺出血等表现。

3. 化学复合伤　非战时见于化学毒剂的意外泄漏或排放时，最多见的是农药、强酸强碱、工业有害气体和溶剂。伤情特点：伤口染毒后，毒物吸收加快，中毒症状明显加重，常有复合效应。化学毒剂可经呼吸道、消化道、皮肤或黏膜等途径进入人体，引起中毒甚至死亡。毒剂种类不同，临床表现各异。常见的毒剂有神经性毒剂、糜烂性毒剂、全身中毒性毒剂、窒息性毒剂、失能性毒剂、刺激剂等。

三、救治与护理

1. 脱离险境　全面、迅速、准确地确定复合伤的类型、程度，仔细观察伤者的伤情，立即移至安全地带，迅速建立静脉通路。

2. 判断伤情　检查可危及伤者生命的伤情，优先处理危及生命的损害。

3. 保持呼吸道通畅　对因吸入性损伤而致呼吸困难、窒息者，立即插入口咽通气导管或气管切开，给予人工呼吸。

4. 严密观察　密切监测伤者的呼吸、心律、心率的变化，严防心力衰竭、急性肺水肿的发生。

5. 特殊救护

（1）放射复合伤者　应早期抗辐射处理。对病情稳定的伤员尽早脱掉衣物和废弃所带来的物品并进行洗消，污物和洗消的污水用深坑掩埋，防止扩散。胃肠道沾染者可催吐、洗胃、导泻等，尽快服用碘化钾 100mg，必要时可采用加速排出措施。加强创面护理，早期、适量、交替使用抗生素，严重感染时可输注新鲜全血，手术应在早期进行（如伤后 24～48 小时），争取创面、伤口在极期前愈合，极期内一般禁止手术。

（2）烧伤复合伤者　应积极补液抗休克，烧伤创面应予以冷疗、包扎处理。烧伤合并开放性损伤易并发感染，应及早行创面清创，早期应用抗生素和破伤风抗毒素预防各种感染。

（3）化学复合伤者　首先处理危及生命的创伤，再处理毒物中毒。应尽快清除毒剂，明确毒物种类后立即应用有效拮抗剂对症处理。

1）若皮肤染毒，可用装备的皮肤消毒剂（或粉）消毒局部。消毒时，应先用纱布、手帕等蘸去可见液滴，避免来回擦拭扩大染毒范围，然后用消毒剂消毒。消毒剂对局部皮肤有一定刺激，消毒 10 分钟后应用清水冲洗局部。无消毒剂时，肥皂水、碱水、清水等都可以应急消毒使用。大面积皮肤染毒局部处理不彻底时，应进行全身清洗消毒。

2）伤口染毒者应立即用消毒液加数倍水或大量清水反复冲洗除去伤口内毒物，四肢伤口上方扎止血带，以减少毒剂吸收，并简单包扎。

3）眼染毒应立即用 2% 碳酸氢钠液、0.5% 氯氨水溶液或清水彻底冲洗。

4）经口中毒者应立即反复催吐，最好用 2% 碳酸氢钠、0.02%～0.05% 高锰酸钾或 0.3%～0.5% 氯氨水溶液，每次 500ml 反复洗胃 10 余次。洗胃后取药用活性炭粉 15～20g 混于一杯水中吞服。洗出的胃液及呕吐物及时予以消毒处理。

5）确诊后立即对症实施抗毒疗法。神经性毒剂可使用抗毒剂阿托品、氯解磷定等；糜烂性毒剂可使用硫代硫酸钠、二巯丙醇、二巯丙磺钠等；全身性毒剂可使用亚硝酸异戊醋、硫代硫酸钠等；窒息性毒剂可使用乌洛托品、氧气雾化吸入氨茶碱、地塞米松、普鲁卡因等合剂；刺激性毒剂可使用抗烟剂（三氯甲烷、乙醇、氨水等合成）吸入、滴眼、外涂二巯基类；失能性毒剂可使用毒扁豆碱、解毕灵等。

6）疑发生肺水肿者，应控制输液的速度和量，并严密监测病情变化。保护重要器官功能，防治并发症。

（余小柱）

书网融合……

重点小结　　　　习题

项目七 外伤常用救护技术

PPT

学习目标

知识目标：通过本项目的学习，应能掌握外伤常用救护技术即止血、固定、包扎、搬运的操作方法和注意事项；了解止血、固定、包扎、搬运的适应证、禁忌证和物品准备。

能力目标：具备正确应用止血、固定、包扎、搬运技术的能力。

素质目标：通过本项目的学习，树立爱伤观念，形成人文关怀意识；培养团队合作能力，做适应型医学人才；培养精湛技术、精益求精的职业精神。

外伤常用的救护技术主要包括止血、包扎、固定和搬运四项基本技术。这些技术在现场急救中起着至关重要的作用。

情境导入

情境：患者，男，45岁，在回家的途中遭遇车祸，导致右小腿开放性骨折伴进行性出血，患者伤后神志清楚，精神差，面色苍白，四肢冰凉，脉速。接到呼救，急救中心护士小王和医生小曾立即赶赴现场。

思考：1. 经快速评估，患者需要首先处理的伤情是什么？

2. 该患者的抢救步骤及注意事项是什么？

任务一　止　血

出血是创伤患者的主要并发症之一。正常成人的血容量占体重的 7%~8%。当失血量不超过 10% 时，可能会出现轻微的头晕和交感神经兴奋症状，或者没有任何反应。当失血量达到约 20% 时，会出现失血性休克的症状，如意识模糊、血压下降、脉搏细速、肢端厥冷等；当失血量达到或超过 30% 时，患者会出现严重的失血性休克，如果不及时救治，可能在短时间内危及生命或导致严重并发症。因此，在确保患者呼吸道通畅的前提下，应及时且准确地进行止血。

一、适应证

所有出血的伤口都需要及时止血。在判断患者是否出血的同时，还应确定出血部位和判定血管性质，以便选择合适且有效的止血方法。

根据血管性质不同可将出血分为动脉出血、静脉出血和毛细血管出血（表 7-1）。

想一想

不同类型血管出血的异同点有哪些？

表 7 - 1　血管出血特点

血管类型	出血性状	颜色	出血点	危害性
动脉	快速大量涌出，呈喷射状	鲜红	易发现	可能会危及生命
静脉	持续缓慢涌出状	暗红	较易发现	危险性小于动脉出血
毛细血管	从创面呈点状或片状渗出	鲜红	不易判明	危险性一般较小

二、用物准备

无菌敷料、三角巾、绷带、纱布垫、止血带等。

三、操作方法

1. 指压止血法　是用于动脉出血的最快速的临时止血法之一。通过用手指、手掌、拳头甚至肘关节在伤口近心端用力将动脉压向深部骨骼，从而阻断血液流动以迅速止血。通常，这种方法适用于头面颈部及四肢的动脉出血急救。指压止血法仅为临时措施，效果有限，应根据实际情况及时准备材料，换用其他止血方法。

💡**想一想** --

指压止血法的常见按压部位有哪些？

常见部位的指压点及方法如下。

（1）头顶部和额部出血　压迫同侧耳屏前方颧弓根部的搏动点（颞浅动脉），将动脉压向颞骨（图 7 - 1）。

（2）颜面部出血　压迫同侧下颌骨下缘、咬肌前缘的搏动点（面动脉），将动脉压向下颌骨（图 7 - 1）。

（3）颈部、面深部出血　压迫同侧气管外侧，胸锁乳突肌前缘中点之间的强搏动点（颈总动脉），将动脉用力压向第 5 颈椎横突处（图 7 - 1）。压迫过程中，注意观察有无晕厥反应。对于疑有脊柱损伤的患者，应保持颈部制动。压迫颈总动脉止血应慎重，绝对禁止同时压迫双侧，以免引起脑组织缺血、缺氧。

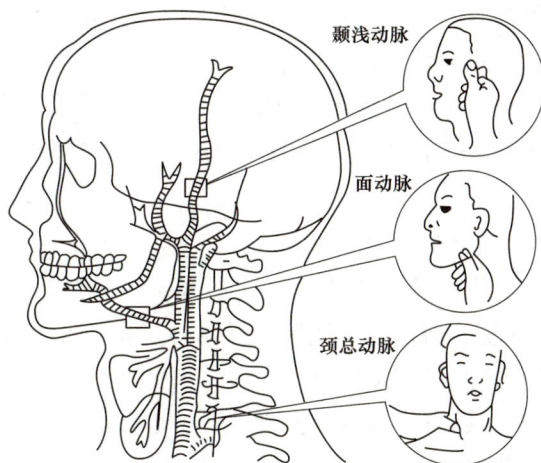

图 7 - 1　头面部出血常见动脉按压止血部位

（4）头后部出血　压迫同侧耳后乳突下稍往后的搏动点（枕动脉），将动脉压向乳突。

（5）肩部、腋部出血　压迫同侧锁骨上窝中部（锁骨下动脉），将动脉压向第1肋骨（图7-2）。

（6）上臂出血　外展上肢90°，在腋窝中点用拇指将腋动脉压向肱骨头（图7-2）。

（7）前臂出血　压迫同侧肱二头肌内侧沟中部的搏动点（肱动脉），将动脉压向肱骨（图7-2）。

（8）手部出血　压迫同侧手腕横纹稍上处的内、外侧搏动点（尺、桡动脉），将动脉压向尺、桡骨（图7-2）。

（9）大腿出血　压迫同侧腹股沟中点稍下部的搏动点（股动脉），将动脉压向耻骨上肢（图7-3）。

（10）小腿出血　在腘窝中部压迫腘动脉（图7-3）。

（11）足部出血　压迫足背中部近脚腕处的搏动点（胫前动脉）和足跟内侧与内踝之间的搏动点（胫后动脉）（图7-3）。

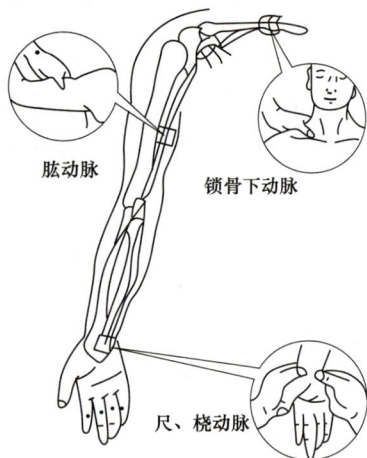

图7-2　上肢出血常见按压部位

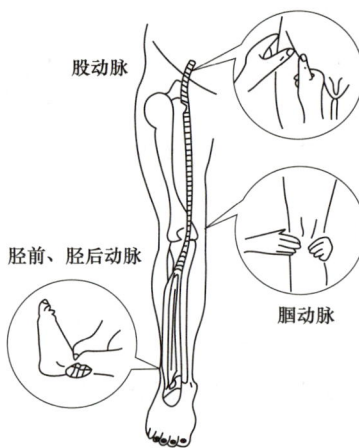

图7-3　下肢出血常用指压部位

2. 加压包扎止血法　当体表或四肢受到创伤导致出血时，多数情况下可以通过加压包扎伤口并抬高受伤肢体来达到临时止血的效果。使用无菌敷料遮盖伤口，再利用绷带或三角巾进行紧密包扎，直至出血停止。在紧急情况下，也可以直接用手按压在无菌敷料上，并同时抬高受伤部位，以减少血液流失。这种方法对于小动脉、静脉以及毛细血管出血的情况尤为适用。但需注意，若伤口内存有异物或碎骨片，应避免使用此方法，以防加重伤势（图7-4）。

3. 填塞止血法　将无菌敷料紧密填入伤口内部，并施加适当压力，之后再用大块敷料进行外部加压包扎，包扎的松紧度应以能有效止血为标准。这种方法的应用范围相对有限，主要在腋窝、肩部或大腿根部等难以通过指压法或常规包扎法止血的情况下使用。此外，它也适用于处理鼻出血，特别是前鼻孔和后鼻孔的填塞止血。

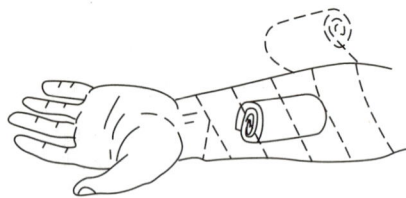

图7-4　加压包扎止血法

4. 屈曲肢体加垫止血法　主要用于肘或膝关节以下部位的出血，在确认没有骨关节损伤的前提下可使用。操作时，在肘窝或腘窝处放置一个绷带卷，随后强屈曲关节，并使用绷带或三角巾紧紧固定（图7-5）。但需注意，此方法可能会给伤员带来较大痛苦，存在压迫神经或血管的风险，同时也不便于搬动伤员，因此并非首选止血方法。对于疑似有骨折或关节损伤的伤员，应严禁使用此方法。

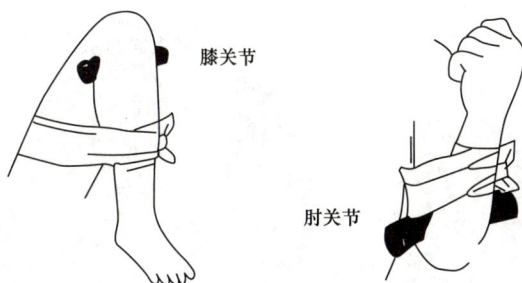

图7-5　屈曲肢体加垫止血法

5. 止血带止血法　一般适用于四肢大动脉出血，或采用加压包扎后不能有效控制的大出血。

（1）勒紧止血法　伤口用敷料或带状布料覆盖，在伤口的近心端扎两圈，第一圈作为衬垫，第二圈压在第一圈上，勒紧止血。

（2）绞紧止血法　先将三角巾或其他现场的布料平整地绕伤口一圈，两端向前拉紧打活结，并在一头留出一小套，以小木棒、笔杆、筷子等做绞棒，插在带圈内，提起绞棒绞紧，再将木棒一头插入活结小套内，并拉紧小套固定（图7-6）。

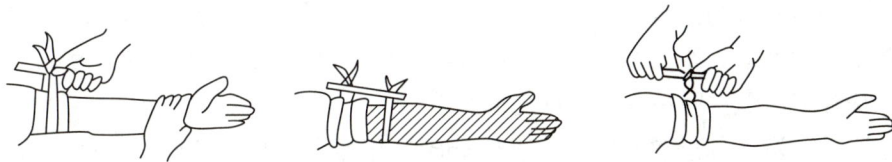

图7-6　绞紧止血法

（3）橡皮止血带止血法　在伤口的近心端，加衬垫后上止血带。操作时，以左手的拇指、示指和中指夹住止血带的头端，将长的尾端环绕肢体一圈，确保尾端压住头端，绕肢体缠绕一圈，用左手的示指和中指夹住尾端，轻轻下拉使其通过，并从另一侧拉出，这样就形成了一个可以灵活调整的活结（图7-7）。此方法是传统常用止血带止血方法之一，近年来其安全性、有效性、舒适性等受到挑战，已不作为首选止血带止血方法。📱微课1

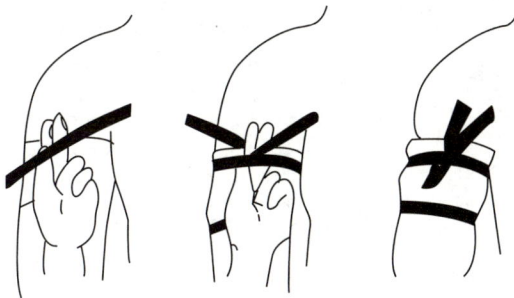

图7-7　橡皮止血带止血法

（4）充气止血带止血法　根据血压计的设计原理，配备有压力表以精确指示压力值，确保施加的压力均匀，同时对受压部位的组织造成的损伤相对较小。此方法适用于四肢较大动脉的止血处理（图7-8）。除了在院外急救中广泛应用于外伤止血外，在医院内部，特别是针对截肢手术后的患者，也需在病床旁配备动脉止血带，以应对可能出现的残端突发大出血情况。在使用时，将袖带绑在伤口的近心端，充气止血。📱微课2

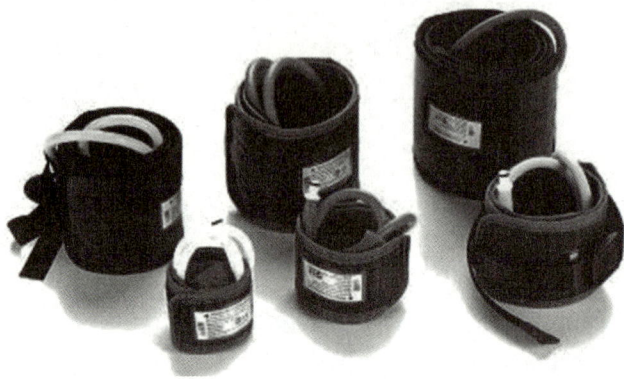

图 7 – 8　充气止血带

（5）止血带使用注意事项　止血带止血是一种有效的应急措施，但若使用不当，可能会导致不良后果。过紧的止血带可能会压迫并损害神经或软组织，而过松则无法起到止血作用，甚至可能加重出血。长时间使用还可能引发肌肉坏死和厌氧菌感染，严重时可能危及生命。因此，只有在必要情况下才选择使用止血带。在使用止血带时，需注意以下事项。

1）部位准确　止血带应扎在伤口的近心端，尽量选择靠近伤口的健康部位进行绑扎。上肢大动脉出血，应扎在上臂的上 1/3 处，以避免损伤桡神经；下肢大动脉出血，则应扎在大腿中部。若需反复使用止血带，应注意避免在同一平面上反复绑扎。

2）压力适当　上肢压力应控制在 250 ~ 300mmHg，下肢压力应在 300 ~ 500mmHg。若无压力表，应以刚好使远端动脉搏动消失为度。

3）衬垫要垫平　为避免损伤局部受压的皮肤，止血带不能直接扎在皮肤上。应先用棉垫、三角巾、毛巾或衣服等平整地垫好。切记不能使用绳索或铁丝直接在皮肤上加压。

4）控制时间　止血带的使用时间不得超过 2 ~ 3 小时（在冬天，这个时间可以适当延长）。应定时放松止血带，通常每 30 分钟至 1 小时放松一次，每次放松时间为 2 ~ 3 分钟。在放松过程中，应采用指压法进行止血。

5）标记明显　对于使用止血带的患者，应做明显的标记，并记录上止血带的时间。

💡 想一想

使用止血带的注意事项有哪些？

任务二　包　扎

包扎的主要功能在于保护伤口，防止外界污染物的侵入，同时固定好敷料、药品以及骨折部位，通过压迫伤口实现止血，并有助于缓解患者的疼痛感。包扎之前要用敷料覆盖创面，包扎松紧适宜，包扎部位准确，使肢体保持功能位，打结时要避开伤口和骨隆突处。

一、适应证

体表各部位的伤口除采用暴露疗法者，一般均需包扎。

二、禁忌证

厌氧菌感染、犬咬伤等需暴露的伤口。

三、物品准备

卷轴绷带、三角巾、纱布、四头带、多头带、丁字带、胶带、别针、夹子，紧急情况下就地取材（如干净手帕、毛巾、衣物、被单等）。

四、操作方法

（一）绷带包扎法

1. 环形包扎法 是最基本且最常用的包扎技巧，它适用于各种包扎操作的起始和结束环节，特别适用于处理粗细相等部位的小伤口。这种方法主要利用绷带进行环形缠绕，在处理颈部、腕部、胸部和腹部等粗细均匀部位的伤口时效果显著。操作步骤：①将绷带做环形的重叠缠绕（不少于2周）；②下周将上周绷带完全遮盖；③将绷带末端毛边反折，用胶布或安全别针固定，或将带尾中间剪开分成两头，避开伤区打结固定（以下包扎固定均按此法）（图7-9）。 微课3

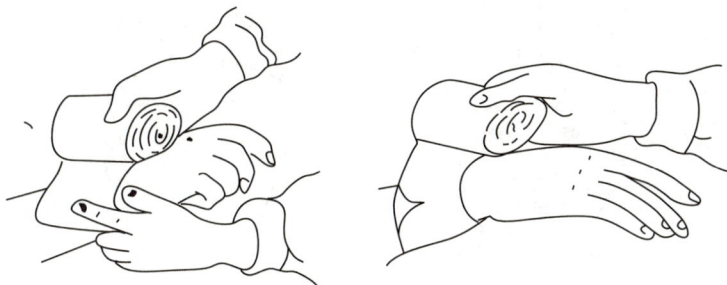

图7-9 环形包扎法

2. 螺旋形包扎法 适用于直径大小基本相同部位如上臂、手指、躯干、大腿等。先环形缠绕两周，然后稍微倾斜螺旋向上缠绕，每周遮盖上一周的1/3~1/2，将绷带再次环形缠绕两圈，固定（图7-10）。 微课4

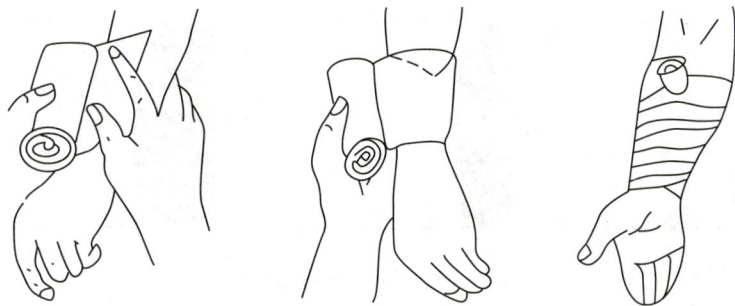

图7-10 螺旋形包扎法

3. 螺旋反折包扎法 适用于直径大小不等部位，如前臂、小腿等。注意不可在伤口上或骨隆突处反折。先用环形缠绕两周，然后稍微倾斜螺旋向上缠绕，每周均将绷带向下反折，并遮盖其上一周的1/3~1/2，反折部位应相同成一直线。将绷带再次环形缠绕两圈，固定（图7-11）。注意不可在

伤口上或骨隆突处反折。微课5

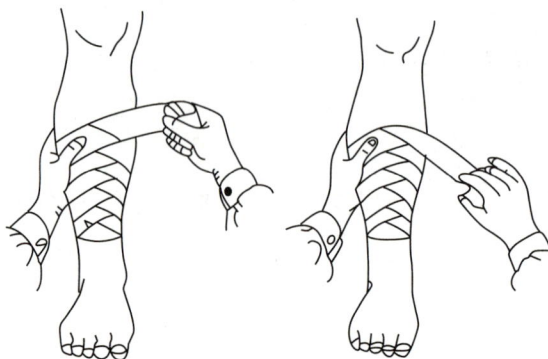

图 7 – 11　螺旋反折包扎法

4. 回返式包扎法　适用于末端的部位，如指端、头顶部或截肢残端。先用绷带以环形法缠绕两圈，由助手在后部将绷带固定，反折后绷带由后部经肢体顶端或截肢残端向前，也可由助手在前部将绷带固定，再反折向后，如此反复包扎，每一来回均覆盖前一次的 1/3 ~ 1/2，直到包住整个伤处顶端，最后将绷带再环绕数圈把反折处压住固定（图 7 – 12）。

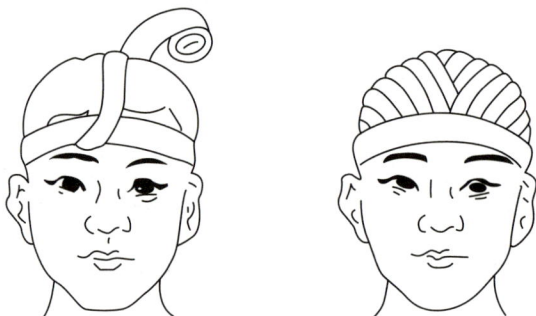

图 7 – 12　回返式包扎法

5. "8" 字形包扎法　适用于屈曲的关节处如肘部、肩部、髋部、膝盖等。在伤处上下，将绷带自下而上，自上而下，做 "8" 字形缠绕，每周遮盖上一周的 1/3 ~ 1/2。屈曲关节后关节远心端环形包扎两圈；右手将绷带从右下越过关节向左上绷扎，绕过后方，再右上越过关节下左下绷扎。最后环形 2 圈固定（图 7 – 13）。微课6

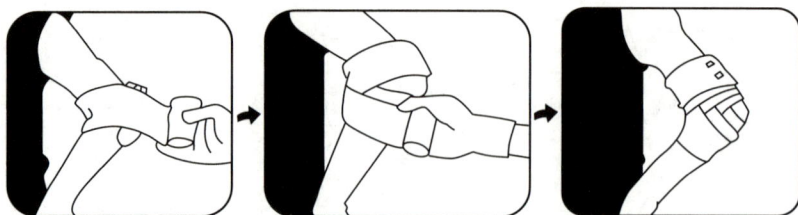

图 7 – 13　"8" 字形包扎法

6. 蛇形包扎法　适用于夹板固定，或需由一处迅速延伸至另一处作简单固定时。先用绷带以环形法缠绕两圈，然后以绷带宽度为间隔，斜行上缠，互不遮盖，最后再次环形缠绕两圈，固定方法如环形包扎法（图 7 – 14）。

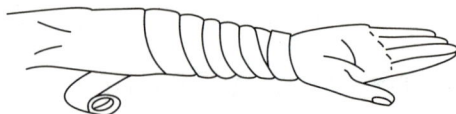

图 7 – 14　蛇形包扎法

（二）三角巾包扎法

1. 头面部包扎法

（1）头顶部包扎法　将三角巾底边反折约3cm，底边的中点放在患者眉间上部，顶角经头顶垂向枕后，再将底边经左右耳上向后拉紧，在枕部交叉，并压住垂下的顶角再交叉绕耳上到额部拉紧打结，最后将顶角向上反折在底边内或用安全针或胶布固定（图7-15）。

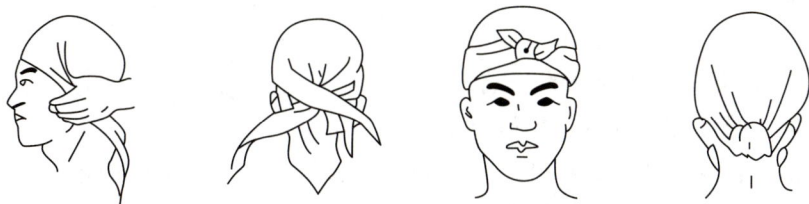

图 7-15　头顶部包扎法

（2）额部包扎法　将三角巾折成3~4指宽的带状，将中段放在覆盖伤口的敷料上，然后环绕头部，打结位置以不影响睡眠和不压住伤口为宜。

（3）下颌包扎法　三角巾折成3~4指宽的宽带巾。留出顶角的带子，置于枕后，两端分别经耳下绕向前，一端托住下颌，至对侧耳前与另一端交叉后再耳前向上绕过头顶，另一端交叉后向下绕过下颌经耳后拉向头顶，然后两端和顶角的带子一起打结（图7-16）。多作为下颌骨骨折的临时固定。

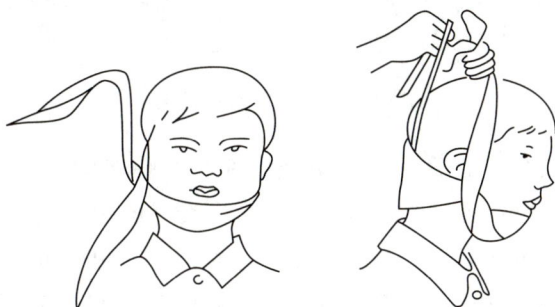

图 7-16　下颌包扎法

（4）风帽式包扎法　在顶角、底边中点各打一结，将顶角结放在额前，底边结置于耳下，然后将两边拉紧向外反折，绕向前面将下颌部包住，最后绕到耳下打结（图7-17）。

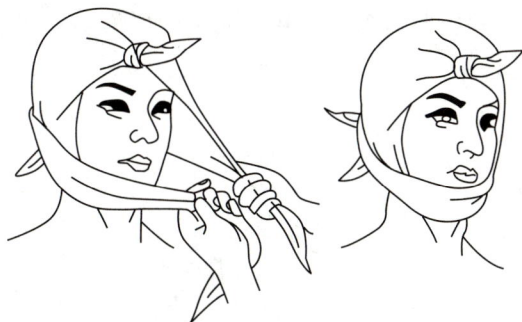

图 7-17　风帽式包扎法

（5）单侧面部包扎法　将三角巾对折双层，一手将顶角压在伤员健侧眉上，另一手将底边的一半经耳上绕到头后，用底角与顶角打结，然后将底边的另一半反折向下包盖面部，并绕额下用底角与顶角在耳上打结。

（6）面具式包扎法　用于广泛的面部损伤或烧伤。方法是将三角巾的顶部打结后套在下颏部，罩住面部及头部拉到枕后，将底边两端交叉拉紧后到额部打结，然后在口、鼻、眼部各剪一小口（图7-18）。

（7）眼部包扎法　①单眼包扎法是将三角巾折成四指宽的带状巾，斜放在眼部，将下侧较长的一端经枕后绕到额前压住上侧较短的一端后，长端继续沿着额部向后绕至健侧颞部，短端反折环绕枕部至健侧颞部与长端打结。②双眼包扎法是将三角巾折成四指宽的带状巾，将中央部盖在一侧伤眼上，下端从耳下绕到枕后，再经对侧耳上至眉间上方压住上端，继续绕过头部到对侧耳前，将上端反折斜向下，盖住另一伤眼，再绕耳下与另一端在对侧耳上或枕后打结，也可用带状巾作交叉法包扎。双眼包扎法还可用三角巾折叠成四指宽的带状巾横向绕头两周，于一侧打结（图7-19）。

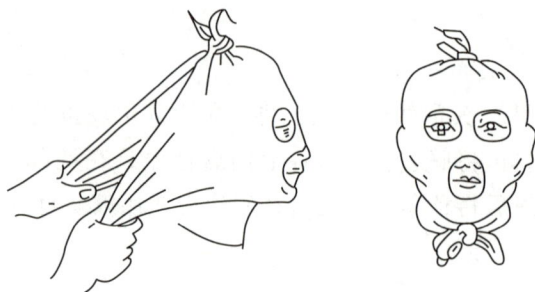

图7-18　面具式包扎法

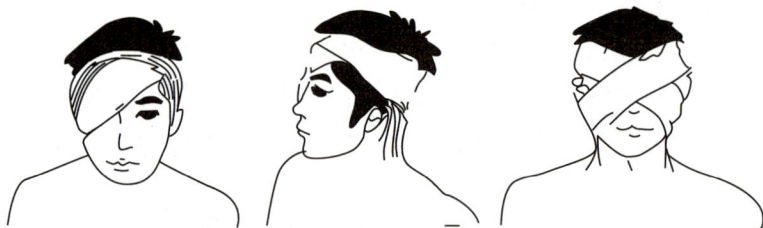

图7-19　眼部包扎方法

（8）耳部包扎法　①单耳包扎，将三角巾折叠成大约5指宽的带状，从枕部开始，带状物斜向前上方绕行，将受伤的耳朵完全包裹住。带状的另一端则经过前额，绕至未受伤的耳朵上方，两端在头部一侧交叉并打结，以确保包扎稳固。②当包扎双耳时，将三角巾折成约5指宽的带状，然后将带状的中部放置在枕部后方，两端分别斜向前上方绕行，同时将两只耳朵都包裹住，在前额两端交叉，然后以相反的方向环绕头部，并最终打结固定。

这样的包扎方法旨在确保受伤的耳朵（或双耳）得到充分的保护，减少外界因素对伤口的影响。

2. 胸背部包扎法

（1）三角巾包扎法　伤在右胸，将三角巾的顶角放在右肩上，然后把左右底角从两腋窝拉过到背后打结。再把顶角拉过肩部与双底角结系在一起。或利用顶角小带与其打结。如果是左胸，就把顶角放在左肩上（图7-20）。

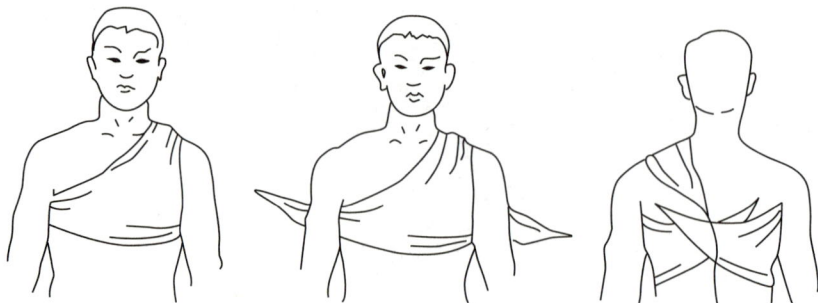

图7-20　三角巾胸部包扎法

（2）燕尾巾包扎法　将三角巾折成鱼尾状，并在底部反折一道边，横放于胸部，两角向上，分放于两肩上并拉至颈后打结，再用顶角带子绕至对侧腋下打结。背部和胸部方法相同，只是位置相反（图7-21）。

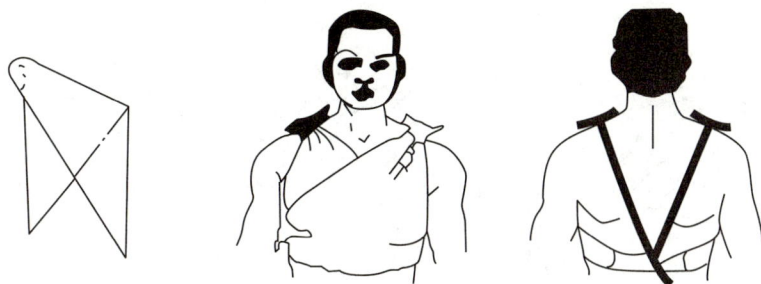

图7-21　燕尾巾胸部包扎法

3. 肩部包扎法

（1）单肩燕尾巾包扎法　将三角巾折成燕尾巾，把夹角朝上放在伤侧肩上，燕尾底边包绕上臂上部打结，两角分别经胸部和背部拉向对侧腋下打结（图7-22）。

（2）双肩燕尾巾包扎法　将三角巾叠成两燕尾角等大的燕尾巾，夹角朝上对准颈部，燕尾披在双肩上，两燕尾角分别经左右肩拉至腋下与燕尾底角打结。

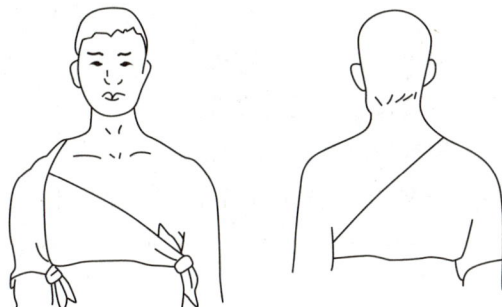

图7-22　肩部包扎法

4. 腹臀部包扎法

（1）腰部包扎　把三角巾横放在腹部，将顶角朝下，底边置于脐部，拉紧底角至围绕到腰后打结，顶角经会阴拉至臀部上方，用底角余头打结。此法也可包扎双臀部。

（2）单侧臀部包扎法　将三角巾置于大腿外侧，中间对着大腿根部，将顶角系带围绕缠扎，然后将下边角翻上拉至健侧骼嵴部与前角打结（图7-23）。

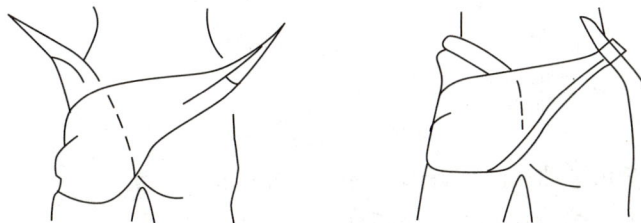

图7-23　单侧臀部包扎法

5. 四肢包扎法

（1）前臂及上臂包扎　是一种专为上肢大面积损伤（如烧伤等）设计的急救措施。在包扎时，取一条三角巾，并将其一个底角打结，随后将这个结套在受伤侧的手上。注意打结时要预留稍长一些的结头以备后用，将三角巾的另一底角沿着受伤手臂的后侧拉到对侧的肩膀上，确保顶角能够完全包裹住受伤的手臂。然后将前臂屈至胸前，并拉紧之前预留的两个底角，进行打结固定。这种包扎方法能够有效覆盖和保护受伤的手臂，有助于减轻伤处的负担（图7-24）。

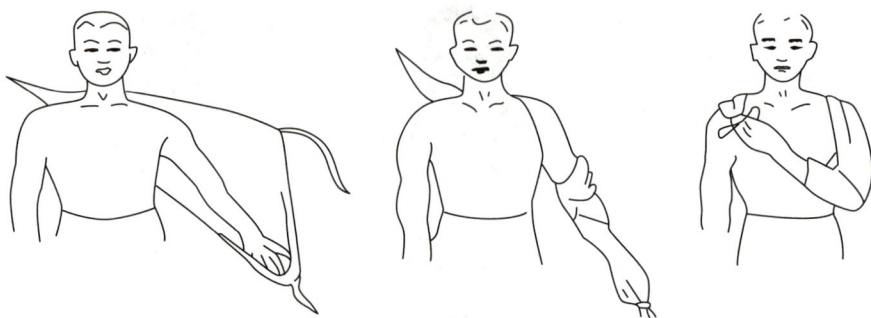

图 7 - 24 前臂及上臂包扎法

（2）手足部包扎法 将伤手（足）平放在三角巾中央，指端向顶角，底边横于腕（踝）部再把顶角折回拉到手（足）背上面，然后把左右两底角在手（足）背交叉地向上拉到手腕（脚踝）的左右两侧缠绕打结（图7-25）。 📱微课9

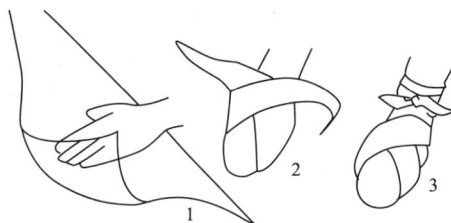

图 7 - 25 手（足）部包扎法

（3）小腿及以下部位包扎法 脚朝向三角巾底边，把脚放近底角底边一侧，提起顶角与较长一侧的底角交叉包裹，在小腿打结，再将另一底角折到足背，绕脚踝与底边打结。

（4）膝部包扎法 根据伤情把三角巾折叠成适当宽度的带状巾，将带的中段斜放在伤部，其两端分别压住上下两边，两端于膝后交叉，一端向上，一端向下，环绕包扎，在膝后打结，呈"8"字形（图7-26）。

图 7 - 26 膝部包扎法

（5）大腿根部包扎法 把三角巾的顶角和底边中部（稍偏于一端）折叠起来，以折叠缘包扎大腿根部，在大腿内侧打结。两底角向上，一前一后，后角比前角要长，分别拉向对侧，在对侧髂骨上缘打结。

6. 三角巾悬臂带

（1）大悬臂带 将三角巾平铺在健侧胸部，确保其底部边缘与身体躯干相平行。三角巾的上端越过肩膀，顶角正对受伤手臂的肘部，将受伤的手臂弯曲成90°，并放置于三角巾的中部，把三角巾的下端绕过受伤的手臂反折，并越过受伤一侧的肩膀，将三角巾的两端在颈部侧方打结，把顶角部分折叠用别针加固定（图7-27）。 📱微课10

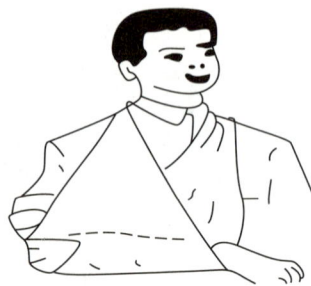

图 7 - 27 三角巾悬臂带

（2）小悬臂带 适用于肩关节损伤、锁骨和肱骨骨折，将三角巾折叠成带状吊起前臂的前部（不要托肘部）。 📱 微课11

7. 腹部内脏脱出的包扎方法 在腹部受到外力撞击或刺伤，导致腹腔内部器官如结肠、小肠等脱出体外的情况下，要避免将这些器官强行压回腹腔，应采取特别的包扎措施。先用大块纱布轻柔地覆盖住暴露在外的内脏器官，以防止进一步感染或损伤。然后用纱布卷制成一个保护圈，环绕在脱出的内脏周围，起到固定和保护的作用。再用三角巾进行包扎，确保伤口得到适当的覆盖和固定。处理过程中，应让伤员保持仰卧或半卧的姿势，下肢稍微弯曲以减轻腹部压力。同时，要尽量避免咳嗽，以减少对伤口的震动和刺激。此外，严格禁止饮水和进食，以降低感染风险（图7-28）。

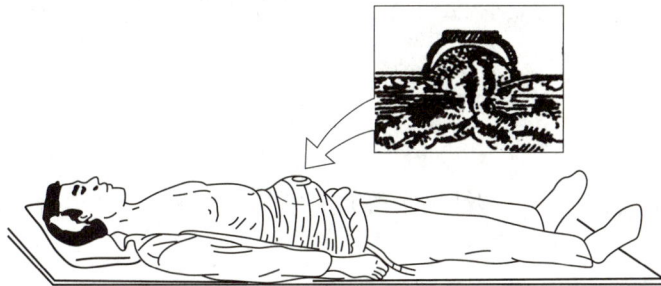

图7-28 腹部内脏脱出的包扎方法

（三）异物刺入体内的包扎方法

异物包括刀子、匕首、钢筋、铁棍以及其他因意外刺入体内的物体。这些异物若刺入胸背部，可能会对心脏、肺或主要血管造成损伤；若刺入腹部，则可能伤及肝脏、脾脏等重要器官；而如果刺入头部，脑组织可能受损。在异物刺入时，绝对禁止拔出异物后再进行包扎，因为这样做可能导致异物触及的关键器官或血管发生严重出血。正确的初步处理措施是在异物显露部分的周围稳固地放置两块棉垫或可用作替代的物品，尽可能减少异物的晃动，然后使用棉垫进行包扎和固定，确保刺入体内的异物不会脱落。还可以制作一个环形垫，专门用于包扎有异物的伤口，这样可以避免对伤口中的异物施加压力。在整个处理过程中，特别是在搬运伤员时需确保不会挤压或撞击到受伤部位。

五、注意事项

（1）包扎伤口前，先简单清创并盖上消毒纱布，然后再行包扎，不能用手和脏物触摸伤口，不能用水冲洗伤口（化学伤除外），不要轻易取出伤口内异物，脱出的内脏不得随意还纳。包扎时动作要轻柔，以免加重疼痛或导致伤口出血或污染。

（2）包扎要牢固，松紧要适宜，过紧会影响局部血液循环，过松易致敷料脱落或移动。打结应在肢体的外侧面，注意避开伤口、骨隆突处或易于受压的部位。

（3）患者的位置保持舒适，皮肤皱褶处与骨隆突处要用纱布或棉垫作衬垫，需要抬高肢体时，应给予适当的扶托物，包扎的肢体必须保持于功能位置。

（4）包扎方向为自下而上、由左向右，从远心端向近心端包扎，以帮助静脉血液的回流。包扎四肢时，应将指（趾）端外露，以便观察肢体血液循环。

（5）解除绷带时，先解开固定结或取下胶布，然后以两手互相传递松解。紧急时或绷带已被伤口分泌物浸透干涸时，可以用剪刀剪开。

任务三 固 定

固定的作用是为了减少受伤部位的活动，避免骨折断端因摩擦而损伤血管乃至重要器官、神经；减少疼痛，防治休克；避免神经、血管、骨骼及软组织再次损伤，同时也有利于患者的搬运。

一、适应证

所有的四肢骨折均应进行固定，脊椎损伤、骨盆骨折及四肢广泛软组织损伤在急救中也应相对固定。

二、用物准备

夹板（木质夹板、金属夹板、可塑性夹板等）、绷带、纱布、三角巾等；也可因地制宜、就地取材（如木棒、竹板等）。

三、操作方法

1. 锁骨骨折固定 用毛巾或敷料垫于两腋前上方，将两条指宽的带状三角巾分别环绕两个肩关节，于肩部打结；再分别将三角巾的底角拉紧，在两肩过度后张的情况下，在背部将底角拉紧打结（图7-29）。也可于背后放T字形夹板，然后在两肩及腰部各用绷带包扎固定。如仅一侧锁骨骨折，用三角巾把患侧手臂悬兜在胸前，限制上肢活动即可。

2. 上臂骨折固定 用长短两块夹板，长夹板放在上臂的后外侧，短夹板置于前内侧，骨折部位上下两端固定，将肘关节屈曲90°，使前臂呈中立位；再用三角巾将上肢悬吊，固定于胸前（图7-30）。如只有一块夹板，夹板置于上臂外侧，若无夹板，可用两块三角巾，一条将上臂呈90°悬吊于胸前，另一条将伤肢上臂与胸部固定在一起。

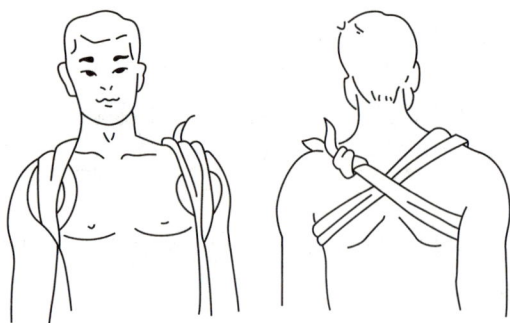

图7-29 锁骨骨折固定

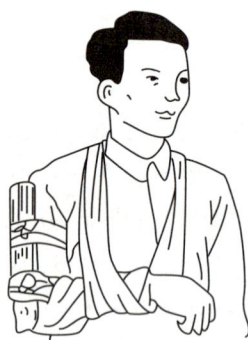

图7-30 上臂骨折固定

3. 前臂骨折固定 协助伤员屈肘90°，拇指在上。取两块合适夹板，其长度超过肘关节至腕关节的长度，分别置于前臂内、外侧，用绷带或带状三角巾分段固定，再用三角巾将前臂悬吊于胸前，置于功能位（图7-31）。

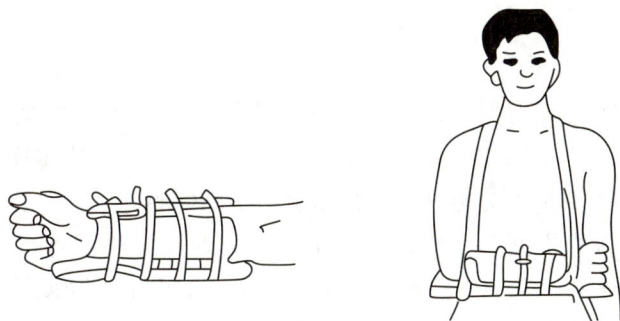

图 7 - 31　前臂骨折固定

4. 小腿骨折固定　准备两块长度相等的夹板，其长度应从足跟延伸至大腿，然后将它们分别放置于受伤腿部的内侧和外侧。接着，使用绷带或折叠成带状的三角巾，分段对夹板进行固定。若在紧急情况下缺乏夹板，可将伤者的两腿并拢，双脚对齐，之后使用绷带将健康肢体与受伤肢体分段固定在一起。在此过程中，应特别注意在关节和小腿间的空隙中加入棉垫，以防止包扎完成后骨折部位发生弯曲（图 7 - 32）。

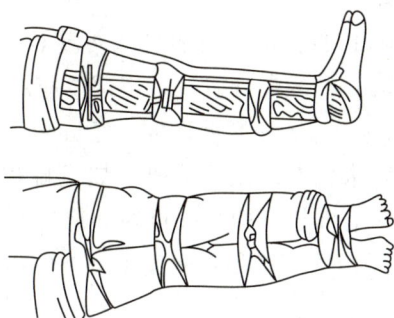

图 7 - 32　小腿骨折固定

5. 大腿骨折固定　将一根长夹板或其他适当的替代品（长度应与腋下到足跟的距离相等）放置在受伤肢体的外侧。同时，再取一根短夹板（长度从足跟延伸至大腿根部）配合使用。在关节和夹板间的空隙中加入棉垫以增加舒适度并防止摩擦伤害。之后，使用绷带、折叠成带状的三角巾或腰带等工具，对夹板进行分段固定，确保稳定性。在此过程中，应特别注意保持脚部与小腿呈90°（图 7 - 33）。

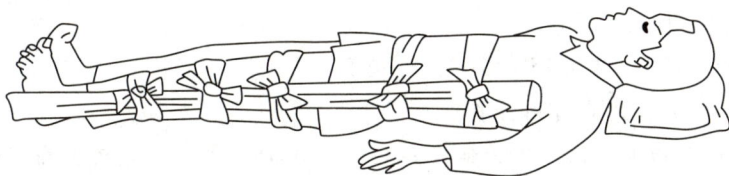

图 7 - 33　大腿骨折固定

6. 脊柱骨折固定　立即使伤员俯卧于硬板上，不可移动，必要时可用绷带固定伤员，胸部与腹部需垫上软垫，减轻局部组织受压程度（图 7 - 34）。

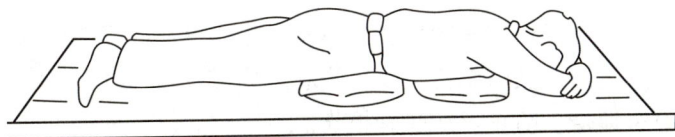

图 7 - 34　脊柱骨折固定

7. 骨盆骨折固定　先将骨盆用三角巾或大块包扎材料做环形包扎后，让伤员仰卧于门板或硬质担架上，膝微屈，膝下加垫。

四、注意事项

（1）对于各部位的骨折，其周围软组织、血管、神经可能有不同程度的损伤，或有体内器官的损伤，应先行止血、包扎，然后再固定骨折部位；若有休克，应先行抗休克处理。

（2）肢体固定时，患肢要保持功能位，上肢屈肘，下肢伸直。

（3）固定的目的是防止骨折断端移位，而不是复位。处理开放性骨折时，注意不可把暴露的骨折端送回伤口，以免发生感染。对于伤员看到受伤部位畸形，也不可随便矫正拉直。

（4）上夹板固定时，其宽度要与骨折的肢体相适应，长度必须超过骨折上、下两个关节；固定时除骨折部位上、下两端外，还要固定上、下两个关节。四肢骨折固定，先固定骨折上端，后固定骨折下端，若固定顺序颠倒，可导致断端移位。

（5）骨折部位要加垫。夹板不可与皮肤直接接触，其间应用棉垫或其他软织物衬垫，尤其是夹板两端、骨隆突处以及悬空部位应加厚衬垫，防止局部组织受压或固定不稳。

（6）固定松紧要适度，牢固可靠，但不影响血液循环。肢体骨折固定时，将指端露出，以便随时观察末梢血液循环情况，如发现指端苍白、发冷、麻木、疼痛、水肿或青紫时，说明血液循环不良，应立即松开检查并重新固定。

（7）固定中尽量避免不必要的搬动。

知识链接

功能位

功能位是指能使肢体发挥最大功能的位置，是依据该部位功能的需要而综合考虑得出的一种位置，骨折后一般需固定在功能位置。人体各大关节的主要功能位（中立位为0°）一般如下。

肩关节：外展45°，前屈30°，外旋15°。

肘关节：屈曲90°左右。

腕关节：背屈20°～30°。

髋关节：外展10°～20°，前屈15°～20°，外旋5°～10°。

膝关节：屈曲5°～10°，儿童可用伸直位。

踝关节：功能位即它的中立位，不背伸或跖屈，不外翻或内翻，足底平面不向任何方向偏斜。

任务四　搬　运

搬运患者前需评估现场环境根据伤病者伤势、体重、运送路程、急救人员体力、可能遇到困难等决定搬运的方法与工具。搬运前，做简单检查及适当和必要的初步救护。搬运的基本原则是及时、安全、迅速地将伤员搬至安全地带，防止再次受到损伤。

一、适应证

适用于转移活动受限的患者。

二、用物准备

各式担架（板式担架、铲式担架、帆布担架、吊装担架、四轮担架、自制担架），无担架时徒手。

三、操作方法

（一）一般患者搬运的方法

1. 担架搬运法　针对病情严重或需要长途运送的患者，担架是不可或缺的搬运工具。担架种类繁多，应根据实际的环境条件和患者的具体伤情来选择合适的担架。在担架搬运过程中，通常需要 2~4 人组成一个团队进行操作。平稳地将患者移至担架上，确保头部朝向担架的后方，脚部朝向前方。搬运时，抬担架的人员必须保持步伐和行动的一致性，以确保平稳前进（图 7-35）。在将担架抬向低处（例如下楼）时，前面的人需将担架抬高，而

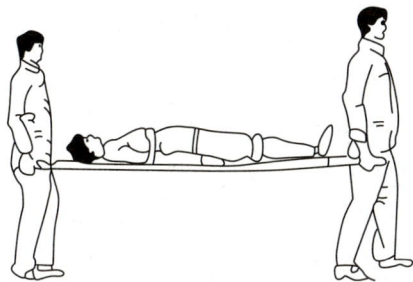

图 7-35　担架搬运法

后面的人则需放低，以保持患者的身体处于水平状态。上台阶时操作相反。同时，位于担架后方的人员需随时观察患者的病情变化。

2. 徒手搬运法　病情轻、路途近又找不到担架，可用扶持、抱持、背负等方法搬运。

（1）扶持法　适用于病情较轻、清醒、无骨折，能步行伤者。救护者站在伤者一侧，使病员一侧上肢绕过自己的颈部；用手抓住伤员的手，另一只手绕到伤员背后，搀扶行走。

（2）抱持法　适用于体重较轻伤者。是短距离搬运的最佳方法，脊柱、大腿骨折禁用此法。救护者蹲在伤员的一侧，面向伤员，一只手臂从伤员的腋下绕到背后，另一只手臂放在伤员的大腿下，然后抱起。

（3）背负法　适用于清醒、体重轻的伤者。胸部损伤，四肢、脊柱骨折禁用此法。救护者背向伤者蹲下，嘱伤者用双臂从救护者肩上伸到胸前，两手握紧；或双手绕过伤者大腿，并抓紧自己腰带，慢慢站起，保持背挺直。若伤者卧地不能站立，救护员可躺在病员一侧，一手紧握伤员手，一手抱其腿，慢慢站起（图 7-36）。

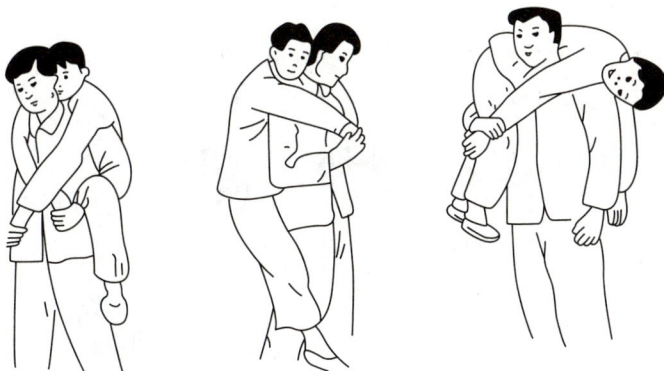

图 7-36　单人背负法

（4）侧身匍匐法　根据患者的受伤部位，确定采用左或右侧匍匐法。搬运时，使患者的伤口处向上，将伤员腰部置于搬运者的大腿上，并使患者的躯干紧靠搬运者胸前，使患者的头部和上肢不与地面接触，搬运者携患者匍匐前进。

（5）拖行法　适用于现场危险，身体重的伤者。非紧急情况勿用此法。对于一般伤员，让伤者双臂交叉放于胸前，然后蹲在其背后，双手穿过伤者腋下，抓住他的手腕及前臂，用力向后拖行。

（6）双人扶行法　适用于清醒、上肢无损伤的一般伤者（如双足受伤者）。两名救护员站在伤者

两旁。伤者手臂绕过救护员肩膀，救护人员紧握其手腕；步伐一致行走。

（7）平抬或平抱搬运法　即两人并排将伤员平抱，或者一前一后、一左一右将伤员抬起。注意此方法不适用于脊柱损伤者（图7-37A）。

（8）用靠椅抬走法　适用于清醒一般伤者。方法一：伤病者坐在椅上，一人在后抬靠椅背部，另一人在前抬椅脚。方法二：伤病者坐在椅上，两侧抬起。

（9）拉车式搬运法　即一名搬运者站在伤员的头部，以两手插到其腋前，将伤员抱在怀里，另一人抬起伤员的腿部，跨在伤员两腿之间，两人同方向步调一致抬起前行。

（10）椅托式搬运法　适用于清醒但体弱无力的一般伤病者。一人以右膝、另一人以左膝跪地，各以一手伸入伤员大腿近腘窝处，互握对方手腕；各伸另一手在伤者背后交叉，同时抓住伤者腰部（图7-37B）。尽量将身体贴近伤者，保持背部挺直，慢慢站起，一齐起步、外脚先行。

（11）轿式搬运法　适用于清醒、能合作的一般伤病者。两名救护员在伤者背后两旁面对面，各自用右手握住自己的左腕，再用左手握住对方的右腕，然后蹲下让伤者两手搭在救护员肩膀，然后坐在相互握紧的手座上。尽量将身体贴近伤者，保持背部挺直，慢慢站起，一起起步、外脚先行。

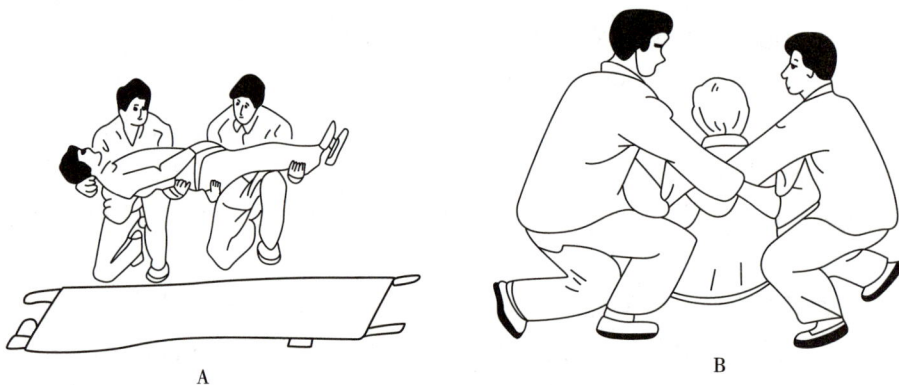

图7-37　双人搬运法

A. 平抬或平抱搬运法；B. 椅托式搬运法

（12）多人搬运　适用于疑是脊柱损伤伤员。多人分别托住伤员的颈、胸、腰、臀部、腿，一起抬起，一起放下，严禁脊柱扭转或弯曲，保持身体平直（图7-38）。

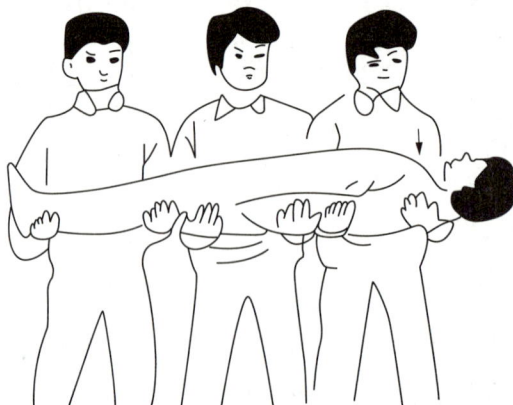

图7-38　三人搬运法

（二）特殊患者的搬运方法

1. 腹部内脏脱出患者的搬运　①将伤员双腿屈曲，腹肌放松，防止内脏继续脱出。②已脱出的内脏严禁回纳腹腔，以免加重感染，进行腹部包扎。注意对脱出的内脏在包裹时千万不能让容器压住内脏的边缘，避免缺血坏死。③包扎后取仰卧位，屈曲下肢，并注意腹部保温，防止肠管过度胀气，然后再行搬运。

2. 身体带有刺入物患者搬运　应先包扎好伤口，妥善固定好刺入物后，方可搬运。搬运途中避免震动、挤压、碰撞，刺入物外露部分较长时，应有专人负责保护刺入物。严禁震动，以防刺入物脱出或继续深入。

想一想

脊柱损伤患者搬运的注意事项有哪些？

3. 脊柱、脊髓损伤患者的搬运　搬运这类伤员时，应特别注意防止颈部和躯干的前屈或扭转，确保脊柱始终保持伸直状态。对于颈椎受伤的伤员，需要四人协同搬运。一人专门负责头部的牵引和固定，确保头部与躯干保持一条直线。其余三人则蹲在伤员的同一侧，两人负责托住躯干，一人托住下肢。所有人需同时起立，将伤员平稳地放置在硬质担架上。伤员的头部两侧应用沙袋进行固定，腰部下方垫一个软枕，以保持脊椎的自然生理弯曲。对于胸、腰椎受伤的患者，可以由三人在患者的一侧进行搬运，方法与搬运颈椎伤患者相似（图7-39）。

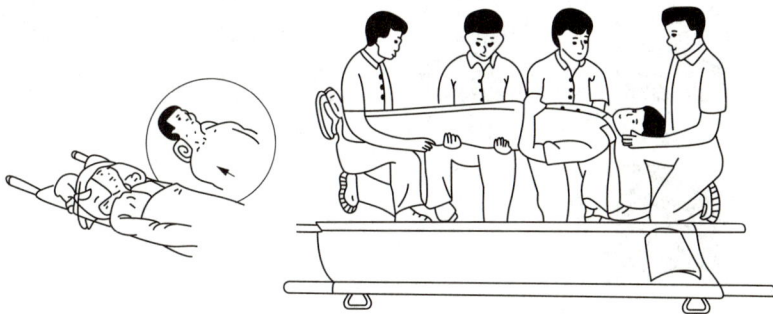

图7-39　脊柱、脊髓损伤的伤员搬运

4. 昏迷患者的搬运　使伤员仰卧或俯卧于担架上，头偏向一侧，以利于呼吸道分泌物的引流。

5. 骨盆损伤患者的搬运　用三角巾或大块布料环形包扎骨盆。三人平托法抬放在硬质担架上搬运。伤员仰卧，髋、膝关节半屈、膝下加垫（衣卷），两大腿略向外展（图7-40）。

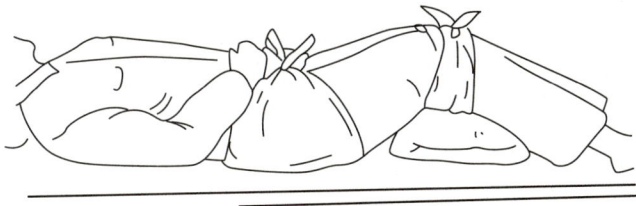

图7-40　骨盆损伤患者的搬运

6. 颅脑损伤患者的搬运　有脑内容物膨出先保护后包扎。患者取半卧位或健侧卧位，以保持呼吸道通畅；头部两侧用衣卷固定，防止摇动并迅速送医院。

7. 颌面伤患者的搬运　患者取健侧卧位或俯卧位，便于口内血液和分泌液向外流出，保持呼吸道的通畅，以防窒息。若伴颈椎伤时，应按颈椎伤处理。

8. 开放性气胸患者的搬运　首先封闭开放性气胸为闭合性气胸后再搬运，患者取半坐位，以坐椅式双人搬运法或单人抱扶搬运法为宜。

四、注意事项

（1）移动患者前应检查头、颈、胸、腹和四肢是否有损伤，如果有损伤，应先做急救处理。

（2）根据不同的伤情和环境采取不同的搬运方法和工具，避免二次损伤或因搬运不当造成的意外伤害。用汽车、大车运送时，床位要固定，防止启动、刹车时晃动使伤者再度受伤。

（3）搬运过程中，动作要轻巧、敏捷、步调一致，避免震动，以减少伤病员的痛苦。

（4）做好途中护理，注意观察神志、呼吸、脉搏等病情的变化。

（王选云）

书网融合……

| 重点小结 | 微课1 | 微课2 | 微课3 | 微课4 | 微课5 |

| 微课6 | 微课7 | 微课8 | 微课9 | 微课10 | 微课11 |

| 习题 | 视频：卡扣止血带 |

项目八 环境及理化因素损伤患者的救护

PPT

学习目标

知识目标：通过本项目的学习，应能掌握淹溺、中暑、电击伤的急救护理和预防措施；熟悉淹溺、中暑、电击伤的临床表现；了解淹溺、中暑、触电的病因及发病机制。

能力目标：具备对淹溺、中暑、电击伤患者快速评估和急救处理的能力，以及淹溺、中暑、电击伤健康教育的能力。

素质目标：通过本项目的学习，树立"生命第一、时效为先"的急救理念、"珍爱生命、守护安全"的职业信仰，认识到全民急救知识普及的重要性及医学生的社会责任感。

环境及理化因素损伤所涉及的疾病种类多，所致伤病情危急，既往健康的人遭遇此类损伤也会很快出现危及生命的病理生理变化，要求护理人员必须具有对病情的快速反应，并施以有效救治的能力。本项目主要阐述淹溺、电击伤和中暑这三种常见的环境及理化因素损伤的护理。

情境导入

情境：患者，男，13岁，在海边玩水时不慎被海浪卷入海中发生溺水，被路人发现并救出，家人立即拨打"120"求救。接到报警，急救中心护士小王和医生小曾立即赶赴现场。

思考：1. 经快速评估，患者心跳呼吸停止，该如何采取有效的急救措施，维持生命体征？

2. 若经过抢救，患者心跳呼吸恢复，该如何进一步救治处理？

3. 作为一名护理人员，在日常生活工作中如何做好淹溺的健康宣教？

任务一 淹 溺

一、概述

淹溺又称溺水，是指人体浸没于水或其他液体中，呼吸道及肺泡被水、泥沙、杂草等杂质填塞，受到强烈刺激使喉头、气管反射性痉挛，以及水进入肺后阻塞呼吸道，造成窒息和缺氧，吸收到血液循环的水引起血液渗透压改变、电解质紊乱和全身组织损害。若得不到及时的救治，短时间内可造成呼吸、心跳停止死亡。在我国青少年意外致死事故中，淹溺事故成为头号杀手。

二、发病机制

当人淹没于水中，因为紧张、恐惧起初会本能地屏住呼吸，避免水进入呼吸道，喉痉挛反射可能会暂时地防止水进入到肺内。随后，由于缺氧和反射的逐渐减弱，淹溺者被迫进行呼吸，大量的水进入呼吸道和肺内，阻止气体交换，加重缺氧和二氧化碳潴留。

1. 根据淹没的程度及部位不同分类 分为淹没（submersion）和浸泡（immersion）。两种类型的患者经常都会出现低体温。

（1）淹没　指面部位于水平面以下或受到水的覆盖，数分钟后即可出现窒息与心脏骤停。

（2）浸泡　是指头部露出于水平面之上，大多数情况下是借助于救生衣时的表现。偶尔水花溅在脸上或在失去意识状况下脸部下垂，沉入水中会造成水的误吸，但大多数情况气道是开放的。

2. 根据浸没的介质不同分类　可分为淡水淹溺（fresh water drowning）和海水淹溺（seawater drowning）两种类型（表8-1）。

（1）淡水淹溺　淡水包括江、河、湖泊及池水，是指液体渗透压较血浆渗透压低。浸入淡水后，淡水可通过呼吸道及胃肠道快速进入血液循环，引起血容量急剧增加导致肺水肿及心力衰竭，同时血液被稀释后也可引起低钠、低氯和低蛋白血症。被稀释后的低渗液体使红细胞肿胀甚至破裂而发生溶血，大量钾离子及血红蛋白进入血浆，引起高钾血症、血红蛋白尿，患者可出现心搏骤停和急性肾衰。大量液体进入呼吸道后也会影响肺通气及肺换气功能，造成患者严重缺氧和代谢性酸中毒。

（2）海水淹溺　海水为高渗性液体，其成分为3.5%氯化钠及大量钙盐和镁盐。当高渗性液进入呼吸道和肺泡后，出现阻塞性气体交换障碍，引起缺氧。大量高渗海水使大量液体渗出到肺泡后，引起血液浓缩、血容量降低、急性肺水肿及心力衰竭，同时钠、钙、镁等电解质也会发生紊乱，高钙血症可导致心律失常，甚至心搏骤停，高镁血症可抑制神经，导致肌无力、血管扩张及低血压。

表8-1　海水淹溺与淡水淹溺的病理改变特点比较

内容	海水淹溺	淡水淹溺
水源性质	高渗	低渗
血容量	减少	增加
血液形状	血液浓缩	血液稀释
红细胞损害	很少	大量
血液电解质变化	高血钠、高血钙、高血镁	低钠血症、低氯血症、低蛋白血症、高钾血症
心室颤动	极少发生	常见
主要致死原因	急性肺水肿、急性脑水肿、心力衰竭	急性肺水肿、急性脑水肿、心力衰竭、心室颤动

3. 其他　不慎跌入粪坑、污水池和化学物贮槽时，可引起皮肤、黏膜损害甚至全身中毒。

三、护理评估

（一）淹溺史

应向淹溺者的陪同人员详细了解淹溺发生时间、地点和水源性质以及现场施救情况，以指导急救。同时注意患者头部有无硬物碰撞痕迹，以便及时诊治颅脑外伤和颈椎骨折、脊髓损伤。

（二）临床表现

缺氧是淹溺者最重要的表现，可引起全身缺氧，导致心跳、呼吸骤停，脑水肿，肺部吸入污水可发生肺部感染。临床表现的差异性取决于溺水的时长。吸入水量的多少、吸入水的种类、器官损害的范围以及是否得到及时有效的救治。

1. 神经系统　头痛、烦躁不安、抽搐、昏睡、昏迷、肌张力增加、视觉障碍、牙关紧闭。

2. 循环系统　脉搏细弱或不能触及，心音微弱或消失，血压不稳、心律失常、心室颤动或心室静止。

3. 呼吸系统　剧烈呛咳、胸痛、血性泡沫状痰，两肺可闻及干湿啰音，偶有喘鸣音，呼吸困难，呼吸表浅、急促或静止。

4. 消化系统　吞入大量水呈胃扩张，复苏时及复苏后有呕吐。

5. 泌尿系统　尿液可呈橘红色，可出现少尿和无尿。淡水溺水者复苏后的短期内还可出现迟发型肺水肿及凝血障碍。

根据淹溺患者的情况及死亡率的不同对淹溺程度进行分级：1级，仅有咳嗽症状，肺部听诊正常；2级，肺部听诊有局部湿啰音；3级，出现急性肺水肿但不伴低血压；4级，急性肺水肿伴低血压；5级，窒息但无心搏骤停；6级，心搏呼吸停止。

（三）辅助检查

1. 血液检查　可有白细胞总数和中性粒细胞增高。吸入淡水较多时，可出现低钠、低氯、低蛋白血症及溶血；吸入海水较多时，可出现短暂性血液浓缩，高钠血症或高氯血症，并伴有血钙、血镁升高。

2. 尿常规　蛋白尿及管型尿，血红蛋白尿不多见。

3. 动脉血气分析　有明显低氧血症及代谢性酸中毒。

4. 首次胸部 X 线、CT 检查　呈多种征象并存，其中常见肺纹理增粗，典型表现有局限性的斑片状影，广泛的棉絮状影，主要分布于两肺下叶，肺水肿及肺不张可同时存在。住院 12 ~ 24 小时可能吸收好转或恶化。

5. 心电图　可表现为窦性心动过速、ST 段和 T 波改变、室性心律失常、心脏传导阻滞。

四、救治与护理

知识链接

淹溺生存链

欧洲复苏协会提出了淹溺生存链的概念，它包括五个关键的环节：预防、识别、提供漂浮物、脱离水面、现场急救（图 8 - 1）。

溺水是青少年意外伤害致死的主要原因之一，有关部门应根据水源地情况制定有针对性淹溺预防措施，包括安置醒目的安全标识或警告牌，救生员要经过专业培训并进行淹溺预防的健康宣教。当发生淹溺事件，第一目击者应立刻启动现场救援程序。首先应呼叫周围群众的援助，有条件应尽快通知附近的专业水上救生人员或消防人员。同时应尽快拨打"120"急救电话。第一目击者在专业救援到来之前，可向遇溺者投递竹竿、衣物、绳索、漂浮物等。对于呼吸停止者，尽早开始人工呼吸可增加复苏成功率。在人群中普及心肺复苏术可大大提高淹溺抢救成功率。

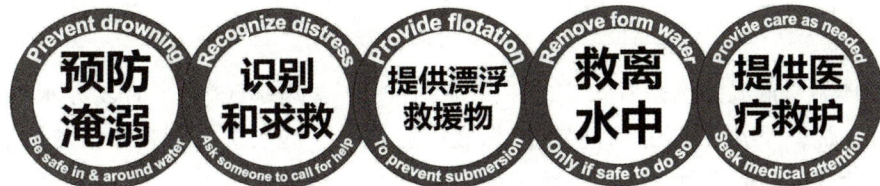

图 8 - 1　淹溺生存链

（一）现场救治与护理

1. 水中急救

（1）自救　最重要的是屏住呼吸，放松全身，去除身上重物。如果身体沉入水中，应立即采取如下动作：头向后仰、面向上方的姿势，使口鼻部可露出水面呼吸，呼气要浅，吸气要深，尽可能保持使自己的身体浮于水面，同时大声呼救，不要将手臂上举乱扑动，而使身体下沉更快。会游泳者往往由于突然运动或低温刺激致腓肠肌痉挛时，应保持镇静，采取仰泳泳姿，并用手将痉挛侧的脚趾用力向脚背弯曲，使脚趾翘起，持续用力，直至剧痛消失，痉挛停止，然后缓慢向岸边或可借助的漂浮物游动；若手腕肌肉痉挛，自己将手指上下屈伸，并采取仰卧位，用双足划游。

（2）他救　救护淹溺者本身具有一定的风险，掌握好救援方法很重要，要遵循岸上优先、工具优先、团队优先和信息优先的原则，避免轻易下水被淹溺者抱住而无法自救和他救。可向淹溺者投递竹竿、衣物、绳索、漂浮物等。不推荐非专业救生人员下水救援；不推荐多人手拉手下水救援，不推荐跳水时将头扎进水中。

2. 现场急救处理

（1）启动现场救援程序　第一目击者首先应呼叫周围群众的援助，有条件应尽快通知附近的专业水上救生人员或"110"消防人员，同时应尽快拨打"120"急救电话。

💡**想一想** ----------

溺水急救是否需要控水，为什么？

（2）淹溺复苏

1）淹溺者被营救上岸后应立即置于仰卧位，保持头部与躯干处于同一水平，检查意识与呼吸。如果淹溺者有呼吸但无意识，应采用侧卧位，口部向下，并清理呼吸道。如果淹溺者无呼吸，需要进行复苏通气。与原发性心搏停止不同，淹溺常仅导致喘息或呼吸暂停，而仍有心跳，这样的淹溺者可能仅仅需要通气。

2）对无反应、无呼吸者立即实施高质量的心肺复苏，心肺复苏操作程序按开放气道、人工呼吸和胸外心脏按压三个步骤实施。从5次人工通气开始之后给予30次胸外按压，再给予2次人工通气及30次按压直至生命体征恢复。

💡**想一想** ----------

溺水急救是否需要控水，为什么？

3）早期除颤，尽早取用附近的AED。将患者胸壁擦干，连上AED电极片，打开AED，按照AED提示进行除颤，不可以在水中使用AED。但当患者躺在雪中或冰上时仍可以常规使用AED。

💡**想一想** ----------

淹溺的救护原则有哪些？

（3）防治低体温　低温是淹溺者死亡的常见原因，在冷水中超过1小时复苏很难成功，尤其是海水淹溺者。对心跳、呼吸恢复的患者应给予保暖措施，脱下湿衣裤，加盖干的衣服、毛毯或棉被，可对四肢做向心性按摩，促进血液循环。意识清醒者可给予热饮料。

（4）安全快速转运　迅速转送医院，途中急救不中断；搬运患者过程中注意有无头、颈部损伤和其他严重创伤，怀疑有颈部损伤者要予颈托保护。

（二）医院内救治与护理

1. 维持呼吸功能　保持气道通畅，对尚有自主呼吸的淹溺者，使用带储氧气囊的非再呼吸型面罩给予10~15L/min高流量吸氧。如果氧疗无效，淹溺者出现意识障碍或发生心搏骤停，根据情况行气管插管并给予正压通气，必要时气管切开。

2. 维持循环功能　大多数淹溺者会出现低血容量，需要快速开放静脉通道纠正低血容量及酸碱失衡。如果转运时间较长，则应在院外阶段就开始执行。淡水淹溺者，及时应用脱水剂防治脑水肿，适量补充氯化钠溶液、浓缩血浆和白蛋白。海水淹溺者，需及时补充液体，可用5%葡萄糖溶液、低分子右旋糖酐、血浆，切忌输入0.9%氯化钠溶液。同时做好心电监护，发生室颤时立即行非同步直流电除颤，必要时做胸外心脏按压术。

3. 体温管理　如果淹溺者低体温，则按照目标体温管理流程进行处理。复温方法包括：①被动复温，覆盖保暖毯或将患者置于温暖环境；②主动复温，用热水袋、热辐射等加热装置进行体外复温，有条件者可采用体内复温法，如采用加温加湿给氧、加温静脉输液（43℃）等方法。复温速度要求稳定、安全，不能太快，监测体温变化，待体温接近正常时停止。

4. 对症治疗及防治并发症　积极防治肺水肿、脑水肿、肺部感染、电解质失衡、急性肾衰竭等并发症的发生，同时注意其他并发症如外伤、骨折等。

5. 密切观察病情变化　监测生命体征、血氧饱和度、意识的变化；观察尿液的颜色、量、性状，准确记录出入量；观察有无咳痰，痰液的颜色、性状等；听诊肺部啰音及心率、心律，出现变化及时处理。

6. 加强心理护理　对自杀溺水的患者应尊重其隐私，注意正确引导，提高其心理承受能力，同时做好其家属的思想工作，协同帮助患者消除自杀念头。

（三）健康教育

（1）加强宣传游泳安全知识，游泳前做好准备活动避免腓肠肌痉挛，结伴下水活动。
（2）在海滩、水池边等地需照看儿童、婴儿、儿童、老人及残疾人应避免独自留在浴池中。
（3）不会游泳者在可能落水的情况下应穿上救生衣。
（4）经常进行水上自救、互救及心肺复苏的知识技能培训。
（5）开展面向公众的防溺水知识讲座，加强水上作业人员安全和急救知识教育，宣传溺水急救的相关知识，做好心肺复苏技能的普及与培训。

任务二　中　暑

>> 情境导入

情境：患者，男，48岁，环卫工人，在烈日下工作3小时后感到头晕、乏力，随后出现意识障碍，呼之不应，随后由路人拨打120送入急诊室急救。家属代诉患者既往体健，入院体格检查：体温41℃，心率128次/分，呼吸25次/分，血压90/60mmHg，血糖5.2mmol/L，患者浅昏迷状态，双侧瞳孔等大等圆，直径1.5mm，对光反射迟钝，皮肤干燥，双肺呼吸音正常，未闻及干湿啰音，双下肢阵发性抽搐，大小便失禁。辅助检查：血钠140mmol/L，血钾3.0mmol/L。

思考：1. 经快速评估，针对该患者，如何采取有效的急救措施？
　　　　2. 在实施降温过程中，有哪些注意事项？
　　　　3. 护士在沟通过程中，如何对中暑的患者及家属进行健康宣教？

一、概述

热相关疾病是一系列连续的生理失调，严重情况下将导致体温调节中枢异常，干扰正常的身体功能和温度调节功能。中暑通常发生在高温、高湿环境中，引起体温调节障碍、热平衡失衡、产热大于散热、汗腺功能衰竭以及水、电解质丢失过多等一系列临床综合征。夏季中暑发生率、病死率及致残率居高不下。2010 年 7 月，"中暑"已经被列入国家法定职业病之一。在中暑病例中，原有慢性心肺疾病的患者和老年人，因其适应能力低，预后及死亡率高，尤其重症中暑病死率为 20%~70%。

二、发病机制

（一）发病原因

中暑的发生不仅和气温有关，还与湿度、劳动强度、高温环境、暴晒时间、体质强弱、营养状况及水盐供给情况有关。

1. 机体自身产热增加　在高温、高湿、不透风或强热辐射下，长时间从事剧烈活动，机体热量产生增加。常见于强体力劳动、运动或者进行军事训练的人群。

2. 机体热适应能力下降　环境温度升高时，体温调节功能障碍，不能对自身体温进行良好的调节，身体从环境当中获得热量增多。

3. 机体散热障碍　主要见于汗腺功能障碍，如先天性汗腺缺乏，汗腺损伤，皮肤广泛受损（大面积烧伤、硬皮病等）、中枢神经系统或者心血管功能下降（饮酒者、老年人、心功能障碍者等）、服用影响出汗的药物（抗胆碱能药和抗组胺药等）。

（二）发病机制

正常人体在下丘脑体温调节中枢的控制下，产热和散热处于动态平衡，维持体温在 37℃ 左右。当环境温度低于人体温度时，机体通过增加代谢与产热，使机体保持在 37℃ 左右，反之，当环境温度超过机体或皮肤温度时，机体又可通过辐射、蒸发、对流和传导等方式排除多余热量，当某种因素造成机体产热大于散热或散热功能障碍，致体内热量蓄积引起中暑。

三、护理评估

（一）病史

询问患者有无引起机体产热增加、散热减少或热适应不良的原因存在，如有无高温或露天作业史、未及时补充水分等。

（二）临床表现

根据病情严重程度，可将中暑分为先兆中暑、轻度中暑和重度中暑。

1. 先兆中暑　在高温、高湿、通风不良的环境中工作一段时间后，出现大汗、口渴、头晕、目眩、心悸、胸闷、四肢无力、体温正常或略升高，一旦从热环境中撤出，症状即会解除。

2. 轻症中暑　除上述先兆中暑症状加重以外，体温升高至 38℃ 以上。出现面色潮红、皮肤灼热、胸闷等症状，或出现面色苍白、心率增快、血压下降等早期周围循环障碍的表现，如能及时在补充水、盐和休息后，数小时症状可改善。

3. 重症中暑　除具有轻症中暑的症状外，按发生机制和临床表现可分为热痉挛、热衰竭和热射病三种类型。

（1）**热痉挛**　又称运动性肌肉痉挛，往往发生在机体剧烈运动后个体大量出汗并用不含电解质的水补液时出现，特征性症状为剧烈运动时疼痛，大块肌肉群无意识痉挛，多见于四肢肌肉、咀嚼肌及腹肌，尤以腓肠肌最为常见，成对称性发作。

（2）**热衰竭**　体温正常或轻度升高，患者通常没有明显中枢神经系统损害、器官损伤或功能性障碍表现。由于热应激引起外周血管扩张、大量丢失体液钠盐表现为头痛、头晕、脉搏细速、血压下降、恶心呕吐、极度疲乏无力、昏厥等周围循环衰竭的症状。体温可能升高，但不会超过 40℃，如不及时治疗，可发展为热射病。

（3）热射病　是由于暴露在高温高湿环境中导致机体体温调节功能失衡，产热大于散热，核心温度迅速升高，超过 40℃，伴有皮肤灼热、意识障碍（如谵妄、惊厥、昏迷）及多器官功能障碍的严重急性热致疾病，是中暑最严重的类型。热射病发展快，脏器损害多，具有很高的病死率。如得不到有效救治，死亡率在 50% 以上。

1）经典型热射病（又称非劳力型热射病）　由于被动暴露于热环境引起产热与散热失衡而发病。常见于体温调节能力不足者（如年幼者、孕妇和年老体衰者）、伴有慢性基础疾病者或免疫功能受损者、长时间处于高温环境者（如封闭车厢中的儿童、交警等）。

2）劳力型热射型　一种紧急的过热状态，主要与高强度的体力活动产热过多直接相关，高温、高湿环境使散热困难，更易引起机体产热与散热失衡，当机体热蓄积超过体温调节能力时而发生的一组以高热、脑病和多器官功能障碍为特征的临床综合征。应该注意的是散热功能受损的个体在凉爽环境也可发生。常见于夏季剧烈活动的健康青年人，比如运动员、建筑工人、消防员等。

💡 想一想

不同类型的热射病区别有哪些？

诊断标准：由病史信息中任意一条加上临床表现中任意一条，且不能用其他原因解释时，应考虑热射病（图 8-2）。

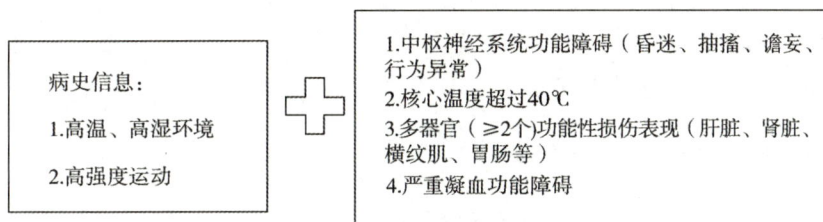

病史信息：
1. 高温、高湿环境
2. 高强度运动

➕

1. 中枢神经系统功能障碍（昏迷、抽搐、谵妄、行为异常）
2. 核心温度超过40℃
3. 多器官（≥2个）功能性损伤表现（肝脏、肾脏、横纹肌、胃肠等）
4. 严重凝血功能障碍

图 8-2　热射病的诊断标准

（三）辅助检查

1. 血常规　发病早期因脱水致血液浓缩可出现血红蛋白升高、红细胞比积增加。白细胞、中性粒细胞增高，其增高的程度与中暑的严重程度相关，合并感染者明显升高。

2. 电解质生化　高钾、低钠、低氯、低钙、高磷血症。肾功能可见血肌酐、尿素氮、尿酸均出现不同程度升高，肝功能早期即显著升高。

3. 凝血功能　凝血功能障碍可在发病第 1 天出现，更常见于第 2 天和第 3 天。

4. 血气分析　常提示代谢性酸中毒和呼吸性碱中毒，高乳酸血症、低氧血症等。

5. 尿常规检查　不同程度的蛋白尿、茶色尿、血尿等改变。

6. 影像学检查　头颅 CT 可及时发现是否出现严重脑水肿、是否合并脑出血；肺 CT 可及时发现肺实质及肺部感染；腹腔 CT 可评估功能衰竭情况。

四、救治与护理

急救原则为尽快使患者脱离高温环境，迅速采用有效的降温措施，纠正电解质紊乱和保护重要脏器功能。

（一）现场救治与护理

1. 自救　当在高温或高湿环境下出现头晕、头痛、心悸、胸闷、口渴多汗、四肢无力、发酸、注意力不集中、动作不协调等症状，应警惕中暑的发生。立即停止运动或训练，脱离闷热环境到阴凉通风低温处，空调房间最佳；脱去外衣，促进散热，口服淡盐水或冷开水，给自己进行扇风处理，仰卧位休息无法好转时立即拨打"120"求助转运至医院治疗。

2. 互救　迅速脱离高温高湿环境，迅速转移患者至通风、阴凉处，有条件的情况下转移至 20 ~ 25℃空调房间内，辅助使用扇子、电风扇加速蒸发、对流散热。患者取平卧位休息，解开或脱去外衣、裤子，口服清凉饮料或含盐冰水。用冷水毛巾擦拭全身，使皮肤血管扩张促进散热，体温高者给予浸浴、冷敷，降温以患者感觉舒适为宜。重症患者边降温边拨打"120"送至医院急救。

3. 转运时的治疗　强烈建议在现场降温后再紧急转运；转运中应做到开展降温或维持降温（例如使用低温静脉输液、冰袋、降温毯、风扇）等；转运过程中要维持生命体征的稳定，保证气道通畅，给予吸氧，血氧饱和度需维持 90% 以上；转运中要持续监测体温（直肠温度），建议现场降温目标为体核温度在 30 分钟内降至 39℃，2 小时内降至 38.5℃，当体核温度降至 38.5℃ 即停止降温措施或降低降温强度，维持直肠温度在 37.0 ~ 38.5℃。

（二）医院内救治与护理

1. 热痉挛治疗　轻度热痉挛患者可口服 0.2% 盐水；对重症热痉挛患者，可快速静脉输注生理盐水；热痉挛的预防办法是及时补充运动饮料，但是禁止口服盐片，因患者在摄入盐片时，往往存在补液量不足的情况，这会刺激胃部导致恶心、呕吐。

2. 热衰竭治疗　迅速将患者转移至清凉环境，并脱下患者外衣；治疗重点是迅速为患者补充水分及盐分（1 小时内输入 0.9% 氯化钠溶液 1 ~ 2L）。

▪ 知识链接

中医药在热射病治疗中的作用

中医药是中华民族的瑰宝，是祖先留给我们的宝贵财富。热射病属于中医暑热、暑厥、暑风范畴，因受病因、患者个体化差异、症候要素及进展，临床症状表现不尽相同。中医辩证分型为暑热、中暑闭症、暑风虚症、暑昏脱症等。治疗原则清热解毒、祛暑养阴、祛风解痉、补脱醒神等。常用降温、刮痧、针刺、放血、辩证施药等中西医结合预防及治疗。

日常生活中常见的菊花、金银花、荷叶、薄荷、藿香等都具有清热解暑的功效，不仅可以在一定程度上预防重症中暑的发生，还可以在发病的第一时间起到良好的治疗效果。

3. 热射病治疗　"十早一禁"原则是治疗热射病的首要原则，其中包括：早降温、早扩容、早血液净化、早镇静、早气管插管、早补凝抗凝、早抗炎、早肠内营养、早脱水、早免疫调理；在凝血功能紊乱期间禁止手术。

（1）立即评估　有无气道梗阻、有无呼吸、有无大出血、有无脉搏、意识是否清醒。10 分钟内完成快速全面的初级评估，测量核心温度（直肠温度可反映核心温度，可弯曲式直肠温度计插入深度至少为 15cm）；评估意识、呼吸、脉搏、瞳孔、血压、肢体活动及各种反射。

（2）气道保护与氧疗　应将昏迷患者头偏向一侧，保持呼吸道通畅，及时清除气道内分泌物，防止呕吐误吸；对于大多数需要气道保护给予氧疗的热射病患者应尽早气管插管；若患者发生呼吸心跳骤停，立即给予心肺复苏。

（3）积极有效降温　①可采用水浴或冰敷（颈部、腋下、腹股沟），有条件时可以使用电子冰毯、冰帽。②可静脉输注 4℃ 的冷盐水（或室温 0.9% 氯化钠溶液），总量为输注 25ml/kg 或 1000 ~ 1500ml，应监测核心温度，使其不低于 38.5℃。③胃管灌洗：-10℃ ~ 4℃ 0.9% 氯化钠溶液 200 ~ 500ml，1 分钟内经胃管快速注入。④直肠灌洗：4℃ ~ 10℃ 0.9% 氯化钠溶液 200 ~ 500ml，深度 ≥ 10cm，注入速度不宜过快。

（4）快速液体复苏　首选含钠液体，给予静脉输注 0.9% 氯化钠溶液或林格液，第 1 小时内输液量为 25 ~ 30ml/kg 或总量 1500 ~ 2000ml，之后根据患者反应（血压、脉搏、尿量等）调整输液速度，维持患者尿量为 100 ~ 200ml/h，同时避免液体过负荷，应避免早期大量输注葡萄糖注射液，以免导致血钠在短时间内快速下降，加重神经损伤。早期快速液体复苏，输液期间严密监测患者反应，调整输液速度，避免液体过负荷。

（5）控制抽搐　躁动不安患者可静脉注射地西泮 10 ~ 20mg，在 2 ~ 3 分钟内推完，如静脉注射困难，也可立即肌内注射。首次用药后如抽搐不能控制，则在 20 分钟后再静脉注射 10mg，24 小时总量不超过 50mg。

（6）目标体温管理　建议使用直肠温度来监测核心温度。如患者不能配合，需进行有效束缚，注意避免体温计断裂，遗留体内。热射病患者在病情稳定前应持续监测核心温度，或者至少每 10 分钟测量一次，建议核心温度管理的目标是维持直肠温度在 37.0 ~ 38.5℃。

想一想

实施目标体温管理的意义是什么？

（7）严密观察病情变化　心电监护、镇静评估、体温监护、静脉补液监护、肾功能监护等。
（8）查找病因　尽快完善辅助检查，如实验室检查、影像学检查等。

（三）健康教育

夏日出行尽量避开正午时分，出门记得备好防晒工具，特别是老年人、孕妇、有慢性疾病、有心血管疾病等高危人群，在高温季节减少外出活动；避免长时间在高温环境下进行高强度体力劳动，加强自我保护；及时补液，根据气温高低，每天至少饮用水 1.5 ~ 2L，出汗较多时可适当补充盐水；夏季人体容易缺钾，可饮用含钾的茶水或电解质饮料；可多食如生菜、黄瓜、西红柿、桃子、西瓜等含水量较高的蔬菜水果；保证充足睡眠，夏天日长夜短，气温高，人体新陈代谢旺盛，消耗大，容易疲劳，充足的睡眠可以使大脑和身体各系统都得到放松。

任务三　电击伤

情境导入

情境：患者，男，40 岁，因在高空作业时被不慎触及高压电线，当即意识丧失，无呼吸，无心跳，立即给予心肺复苏。20 分钟后，呼吸心跳恢复，随即被送入医院急诊科救治。入院后体格检查：患者意识模糊，痛苦面容，体温 36.2℃，脉搏 84 次/分，呼吸 20 次/分，血压 99/58mmHg。下颌、右前臂、双手、右足、右小腿可见被电烧伤痕迹，局部红肿。

　思考：1. 电击伤后该患者如何实施现场救护？
　　　　2. 电击伤的患者院内急救时，如何做好护理配合？
　　　　3. 该名患者可能发生哪些并发症？

一、概述

电击伤又称"触电"，是指超过一定极量的电流通过人体产生的机体损伤或功能障碍。电击伤引起损伤的严重程度不同，临床表现不一，严重者会发生心跳呼吸骤停甚至死亡。电击伤通常可分为超高压电击伤或雷电击、高压电击伤和低压电击伤三种类型。

二、发病原因及发病机制

（一）发病原因

电击伤的主要发病原因为人体直接接触电源、在高压电和超高压电场中，电流或静电电荷电击人体。电击伤的程度与电流强度、电流种类、电压高低、通电时间、人体电阻、电流途径有关，主要决定因素为流经身体的电流量。

（二）发病机制

1. 电通过三种机制导致损伤 ①电流对机体组织的直接作用；②电能转换为热能，导致深部和表浅烧伤；③雷电击中、肌肉收缩或电击后跌倒导致的机械性钝挫伤。

2. 电流具有使肌细胞膜去极化作用 引起肌肉强烈收缩，交流电的损伤比直流电大，交流电有持续挛缩作用，能"牵引住"接触者，使其不能脱离电流。电流能量可转化为热量，皮肤等组织在通电后产热，温度迅速上升，局部组织迅速被烧伤和炭化。如电流通过大脑或心脏，即引起窒息或心脏骤停；如电流通过肌肉，肌肉强烈收缩可致骨折；如通过外周神经，则可致急性或迟发性外周神经病、迟发性损伤。

3. 电流对人体损伤程度排序 从大到小为：神经、血管、肌肉、脂肪、皮肤、肌腱、骨组织等。电流通过心脏容易造成心室颤动造成心脏骤停，通过脑干使中枢神经麻痹、呼吸暂停。

三、护理评估

（一）触电史

应向触电者、目击人员或陪同人员询问有无触电史，详细了解触电的时间、地点、电源情况等，以利于指导急救和护理。

（二）临床表现

知识链接

触电方式

1. 单相触电 是指手或人体的某一部分触及三相电中的其中一根相线，在没有采用任何防范措施的情况下时，电流经过人体流入大地形成回路，这种情形称为单相触电。

2. 两相触电 是指人体两处同时触及两相带电体（三根相线中的两根），电流从电位高的电线通过人体流至电位低的电线而贯通全身，施加于人体的电压为全部工作电压，故其危险程度远大于单相触电。

3. 跨步触电 当高压相线断落在地上，电流便会从相线的落地点向大地流散，地面上形成了一个特定的带电区域（半径为 8 ~ 10m），当人进入带电区域后，跨步前行时，两脚间形成了电流通路，形成电压差，这时就有电流通过人体，造成跨步触电。

4. 弧光触电　人体接近高压带电设备时，高压击穿人体与电网间的绝缘空气，产生电弧，造成弧光放电烧伤。

1. 全身表现　轻者出现痛性肌肉收缩、惊恐、面色苍白、头痛、头晕、心悸等。重者出现意识丧失、休克、心跳骤停。电击伤后心律失常总体发生率约为15%，但急性电击心脏损伤可以因心搏停止（通常由直流电或雷电引起）或心室颤动（交流电）导致院前心搏骤停。心室颤动是低压电电击后的常见表现，有些患者处于"假死"状态，心跳呼吸暂停或极其微弱，心电图显示心室颤动，经积极抢救，一般可恢复。

2. 局部表现　电击伤一般有"入口"及"出口"，这两个部位烧伤最严重，入口处比出口处烧伤严重。由于电流在人体按直线最短距离行走，其所经过的肢体关节屈曲褶皱处，如肘、腋、和腹股沟等处常有较深的创面，所以电击伤的创面可呈多发性、节段性及跳跃性。

（1）低压电所致损伤　电流进入点和流出点创面小、呈椭圆形或者圆形，焦黄或者灰白，干燥，边缘整齐，与正常皮肤分界清楚，一般不伤及内脏，致残率低。

（2）高压电所致损伤　皮肤入口灼伤比出口严重，出口可能不止一处，烧伤面积不大，但可深达血管、肌肉、神经甚至骨骼，肌肉组织可出现夹心性坏死，有"口小底深，外浅内深"的特点。电流会造成血管内膜受损出现血管壁变性、坏死或血管栓塞，引起继发性出血或坏死。

（3）闪电所致损伤　出现微红的树枝样或者细条样条纹，主要是由于电流沿着或穿过皮肤导致的Ⅰ度或者Ⅱ度烧伤；佩戴戒指、手表、项链或腰带处可见较深的烧伤，部分伤者有鼓膜受损、视力障碍等。

💡 **想一想**

不同类型电击伤引起的烧伤创面，评估重点分别是什么？

（4）口腔电击伤　主要发生在儿童多见，可以出现延迟性出血，发生在损伤5天或者更长时间。

3. 评估内容　重要的评估内容包括：①气道、呼吸和循环；②心血管功能，评估心律、脉搏；③皮肤，针对烧伤进行视诊，查找水疱、烧焦的皮肤和其他病损，注意皮肤褶皱、关节周围区域以及口腔（尤其是幼儿）；④神经系统功能，评估精神状态、瞳孔功能、肌力和运动功能，以及感觉功能；⑤眼科检查，评估视力，视诊眼部，包括眼底镜检查；⑥耳、鼻、喉，鼓膜视诊，评估听力；⑦肌肉骨骼系统，通过视诊和触诊来评估有无骨折、急性骨筋膜室综合征等损伤的征象，检查脊柱。

4. 并发症　电击后常出现严重的室性心律失常、肢体运动障碍、肺水肿、胃肠道出血、凝血功能障碍、急性肾损伤、急性骨筋膜室综合征等，孕产妇容易导致流产或胎儿死亡。

（三）辅助检查

1. 血、尿常规检查　早期可有血清肌酸磷酸激酶、乳酸脱氢酶、丙氨酸转氨酶增高。尿液检查可出现血红蛋白尿或肌红蛋白尿。

2. 心电图　室颤是低压触电后最常见的心电图表现，也是伤者最主要死亡原因，另外可见心动过缓、心动过速、传导阻滞或房性、室性期前收缩等。

3. 影像学检查　对疑似损伤的区域进行放射影像学检查。

四、救治与护理

（一）现场救治与护理

1. 现场急救的原则 迅速、就地、准确、坚持。

（1）迅速 动作迅速，切不可惊慌失措，千方百计地使触电者脱离电源，并将触电者移到安全的地方。

（2）就地 争取时间，争分夺秒在现场安全的地方，就地抢救触电者。

（3）准确 抢救的方法和施行的动作姿势要正确。

（4）坚持 急救必须坚持到底，直至医务人员判定触电者已经死亡，再无法抢救时，才能停止抢救。

2. 迅速脱离电源

（1）脱离低压电源触电 拉、切、挑、拽、垫。

1）拉开触电地点附近的电源开关。

2）如果距开关较远，或者断开电源有困难，可用带有绝缘柄的电工钳、或有干燥木柄的斧头、铁锹等利器将电源线切断，应防止带电导线断落触及其他人体。

3）对于由导线绝缘损坏造成的触电，可用绝缘工具或干燥的木棍等将电线挑开。

4）戴上手套或在手上包缠干燥的衣服等绝缘物品拖拽触电者；也可站在干燥的木板、橡胶垫等绝缘物品上，用一只手将触电者拖拽开。

5）把干木板塞到触电者身下，使其与地面隔离，救护人员也应站在干燥的木板或绝缘垫上。

（2）脱离高压电源触电

1）立即通知有关部门停电。

2）戴上绝缘手套，穿上绝缘鞋，使用相应电压等级的绝缘工具，拉开高压跌开式熔断器或高压断路器。

3）抛掷裸金属软导线，使线路短路，迫使继电保护装置动作，切断电源，但应保证抛掷的导线不触及触电者和其他人。

3. 脱离电源后处置 触电者脱离电源后，应立即就近移至干燥通风的场所，根据情况迅速进行现场救护，同时应拨打"120"通知医务人员到现场，并做好送往医院的准备工作。

（1）轻型触电者 就地静卧休息，不要走动，同时严密观察，若出现呼吸或心跳很不规律甚至接近停止时，应赶快进行抢救。

（2）重型触电者 触电者脱离电源后意识丧失、无呼吸，但心脏有跳动，应立即进行人工呼吸；如有呼吸，但心脏跳动停止，则应立即采用胸外心脏按压，如心脏和呼吸都已停止、瞳孔放大、需立即进行心肺复苏，及时送医院抢救，途中不能中断急救措施。

（二）院内救治与护理

1. 心肺脑复苏 心脏停止患者应立即开始胸外心脏按压。对呼吸、心跳停止的患者继续进行高质量的心肺复苏，建立人工气道，必要时给予呼吸机辅助通气。电击致呼吸心跳骤停的患者，大多数为室颤患者，早期除颤对恢复自主心律至关重要。

2. 快速评估气道和心肺状态 固定颈椎并确认有无损伤，清除气道分泌物，保持气道通畅。

3. 液体复苏 组织损伤或体表烧伤处因体液大量丢失，易出现低血容量休克，需进行积极的静脉补液治疗，为避免高钾血症的风险，补液时应避免含钾的静脉液体。如有急性低血压，应迅速检查有无继发于钝挫伤的胸腔或腹腔内出血。

4. 创面处理　创面的治疗方法与火焰烧伤或其他热烧伤治疗相似。注意创面保护，彻底清除坏死组织，预防创面污染和感染。若出现远端肢体缺血性坏死，必要时进行筋膜松解术、焦痂切开减张术、广泛皮肤重建或截肢治疗。

5. 密切观察病情变化　观察患者的神志变化、密切监测生命体征、心律和心率的变化、肾功能变化及有无心肌损伤出现等。

💡 **想一想**

监测心率和心律变化的意义是什么？

6. 合并伤处理　触电后弹离电源、跌倒或高空跌下，常伴有颅脑损伤、血气胸、内脏破裂、四肢与骨盆骨折等合并伤，应注意患者的全身情况，积极配合医生做好处置。

7. 对症处理　抗休克，纠正水、电解质和酸碱失衡，防治脑水肿、急性肾衰竭、应激性溃疡等。

8. 心理护理　患者受电击会对精神上产生极大的刺激，护理人员需要关注患者的情绪心理变化，增加患者安全感，鼓励其保持稳定的精神状态。另外，电击伤患者伤残率高，护理人员应做好患者及其家属的思想工作，使其树立信心，以良好的心态积极配合治疗与功能锻炼，有效促进创面的修复和功能康复。

（三）健康教育

1. 生活指导　①注意用电安全：定期检查用电线路和电气设备，损坏的开关、插座、电线等应赶快修理或更换，保持性能完好。②做好安全教育：尤其是青少年儿童的教育，宣传自我保护意识；专业操作者应严格按照操作规程作业；不要在高压设备附近玩耍、放风筝等。③雷雨天气避免外出，注意切断电源和外接天线；不要在大树、高压线下躲避雷雨。

2. 普及教育　开展面向公众的防触电知识讲座，宣传触电急救的相关知识，做好心肺复苏技能的普及培训。

（王祖惠）

书网融合……

重点小结　　　习题

项目九　动物咬伤患者的救护

PPT

知识目标：通过本项目的学习，应能掌握犬咬伤、蛇咬伤急救护理和预防措施；熟悉犬咬伤、蛇咬伤的临床表现；了解犬咬伤、蛇咬伤的病因及发病机制。

能力目标：具备对犬咬伤、蛇咬伤患者快速评估和急救处理的能力，以及犬咬伤、蛇咬伤健康教育的能力。

素质目标：通过本项目的学习，树立"生命至上、当机立断"的急救理念、树立"为民服务"的职业理念，认识到全民急救知识普及的重要性及医学生的社会责任感。

自然界中的很多动物会利用其牙、爪、刺、角等对人类进行攻击，造成机体不同程度的损伤。除了会造成咬伤、刺伤外，还可以引起特异性感染而出现全身反应，严重者甚至威胁生命。因此及时而准确地处理动物咬伤，可以避免出现严重的并发症。

任务一　犬咬伤

情境导入

情境：患者，女，30 岁，在家被家犬咬伤手背部约 2 小时由家人送入医院急诊科。入科体格检查：患者神清，体温 36.5℃，心率 108 次/分，呼吸 22 次/分，血压 120/70mmHg，右手背部伤口边缘不规则，少量出血伴右手臂麻木。

思考：1. 如何对患者进行狂犬病暴露分级？

2. 该名患者犬咬伤伤口应如何进行正确的处置？

3. 作为一名护理人员，如何对患者进行疫苗免疫接种的健康宣教？

一、概述

犬咬伤是指犬齿咬合、切割人体组织导致的皮肤破损、组织撕裂、出血和感染等损伤，除一般化脓性感染外，还可引起狂犬病、破伤风、气性坏疽等特殊感染。犬咬伤是急诊外科常见的问题，早期正确的伤口处理、污染伤口预防性抗生素应用、根据需要及免疫史进行狂犬病、破伤风等疾病的预防是犬咬伤处理的基本原则。

二、发病机制

犬咬伤是狂犬病发生的主要途径，可能感染发病。狂犬病病毒属是重要的嗜神经病原体，通过咬伤或黏膜污染进入体内，在侵入部位组织复制，当病毒到达运动或感觉神经元，并通过神经元连接和逆行轴突运输向上传播到中枢神经系统。病毒被传递到中枢神经系统后迅速复制传播侵入神经支配的各器官组织，尤以唾液、舌部味蕾、嗅神经上皮等处病毒量较多。由于迷走神经、舌咽及舌下脑神核受损，致吞咽肌及呼吸肌痉挛，出现恐水、吞咽和呼吸困难。交感神经受累时出现唾液分泌和出汗增多。迷走神经节、交感神经节受损时，可引起患者心血管功能紊乱或猝死。个体间无症状潜伏期的时长不同，一般为 1~3 个月，而有症状临床周期时长较短，约 1 周。

三、护理评估

（一）疾病史

（1）应向患者或家属询问被犬咬伤的具体日期、时间，感染病毒后是否发病与潜伏期的长短、咬伤的部位、病毒的数量及机体抵抗力均存在关联性。

（2）应询问患者是否有其他系统慢性疾病史。

（3）所有犬咬伤患者均需进行狂犬病暴露风险等级评估（表 9 – 1）。

表 9 – 1 狂犬病暴露等级判定和处置原则

暴露等级	接触方式	处理原则
Ⅰ级	符合以下情况之一者： 1. 接触或喂饲动物 2. 完好的皮肤被舔舐	清洗暴露部位，无需进行医学处置
Ⅱ级	符合以下情况之一者： 1. 裸露的皮肤被轻咬 2. 无明显出血的轻微抓伤或擦伤	1. 处置伤口 2. 接种狂犬病疫苗
	Ⅱ级暴露且符合以下情况之一者： 1. 严重免疫功能低下者 2. 伤口位于头面部且不能确定致伤动物健康状况	按照Ⅲ级暴露者处置
Ⅲ级	符合以下情况之一者： 1. 单处或多处贯穿性皮肤咬伤或抓伤 2. 破损皮肤被舔舐 3. 开放性伤口、黏膜被唾液或者组织污染 4. 直接接触蝙蝠	1. 处置伤口 2. 注射狂犬病被动免疫制剂 3. 接种狂犬病疫苗

（二）临床表现

犬咬伤可导致多种组织损伤，如：划伤、穿刺伤、撕裂伤等。犬咬伤时，四肢（尤其是优势手）是最易受伤的部位，大型犬的咬合可产生强大力量并伴有撕扯，可导致严重损伤。犬咬伤伤口感染的临床表现包括发热、红肿、压痛、脓性分泌物和淋巴管炎，并发症包括皮下脓肿、掌深间隙感染、骨髓炎、化脓性关节炎和菌血症等。感染的全身体征包括发热和淋巴结肿大等。感染后可能累及骨、关节、血液和脑膜。

（三）辅助检查

1. 实验室检查 对于有感染的咬伤伤口和全身性感染体征的患者，需要在抗生素治疗前进行需氧和厌氧血培养。发生了蜂窝织炎、关节感染、骨髓炎或脓毒症的患者，全血白细胞计数、C 反应蛋白和红细胞沉降率可能增高。

2. 伤口分泌物培养 因伤口培养结果可能与感染发生无关，临床未发生感染的咬伤伤口不需要进行伤口分泌物培养。

3. 影像学检查

（1）超声检查 有助于识别感染伤口的脓肿形成以及定位伤口内的异物。

（2）X 线及 CT 检查 关节附近的深部咬伤以评估骨或关节破坏以及异物（如嵌入的牙齿）证据；对于深及头皮的犬咬伤患者，需要进行头部 CT 和（或）MRI 检查。

四、救治与护理

(一) 现场救治与护理

(1) 迅速脱离被咬伤的危险环境。

(2) 救护者戴双层手套对患者伤口进行处理。对于有活动性出血的伤口应给予直接压迫止血。对咬伤伤口用20%的肥皂水或者流动清水进行充分清洗，时间不少于15分钟。有条件的情况下，彻底冲洗后用稀碘伏或其他具有灭活病毒能力的医用制剂涂擦或清洗伤口内部。

(3) 密切关注患者神志、生命体征等变化，及时送医救治。

(二) 医院内救治与护理

1. 密切观察病情变化

(1) 生命体征评估　犬咬伤患者多存在软组织损伤、并发症多，严重者可危及生命，需密切观察生命体征变化，必要时使用监护设备。

(2) 气道管理与呼吸支持　根据患者情况选择合适的气道管理方式，如立即清除口腔及气道分泌物或异物、采取开放气道、呼吸球囊或气管插管保证气道通畅，紧急情况下可采用环甲膜穿刺，必要时行气管切开。

(3) 循环支持　对血流动力学不稳定者，立即开通静脉通路，必要时可选用血管活性药物。若存在休克症状，按创伤失血性休克进行处置。

(4) 疼痛镇静控制　根据咬伤部位，结合疼痛分级评估，给予适当镇痛治疗。如出现躁动，可行镇静控制。

💡 **想一想**

犬咬伤伤口处理原则有哪些？

2. 伤口处理　伤口处置包括彻底冲洗和规范清创处置。伤口处置越早越好，就诊时如伤口已结痂或者愈合则不主张进行伤口处置。

(1) 出血控制　活动性出血推荐首选直接压迫止血。直接压迫止血无效时，如四肢出血建议采用止血带止血；如体腔出血建议填塞止血等。深至重要结构的伤口应作为严重穿透伤处理。

(2) 冲洗和清洗　用肥皂水（或其他弱碱性清洗剂）和一定压力的流动清水交替对所有咬伤处进行清洗，时间约15分钟，然后用无菌纱布或脱脂棉将伤口处残留液吸尽，若清洗时疼痛剧烈，可给予局部麻醉。如条件允许，可以使用专业的清洗设备对伤口内部进行冲洗，确保达到有效冲洗，最后用生理盐水冲洗伤口，避免在伤口处残留肥皂水或其他清洗剂。

(3) 消毒处理　彻底冲洗后用碘伏或其他具有灭活病毒能力的医用制剂涂擦或清洗伤口内部，可以灭活伤口局部残存的狂犬病病毒。

(4) 伤口评估　犬只具有强大的咬合力和撕扯力，故所有犬咬伤伤口均需仔细探查，避免遗漏合并损伤。

(5) 清创及扩创　犬咬伤伤口应进行彻底的清洗和消毒，尤其是撕裂伤需清创去除坏死组织。穿刺伤伤口可以进行扩创确保清创效果。

(6) 伤口闭合　伤口轻微时，用透气性敷料覆盖创面。根据患者咬伤伤口情况可进行伤口闭合或延迟闭合：伤口较大或者面部重伤影响面容或者功能时，应尽量一期闭合伤口；闭合伤口前应完成清创及被动免疫制剂浸润注射，根据需要进行伤口引流。

3. 预防破伤风及狂犬病　犬咬伤伤口属污染伤口，感染破伤风的概率较高，应根据诊疗规范进行破伤风预防。同时，犬咬伤是狂犬病发生的主要途径，应根据现行的狂犬病暴露预防处置的规范、指南进行狂犬病预防。

4. 感染的预防和处置　应密切观察伤口情况，早期识别感染征象，对于高危伤口，可预防性应用抗生素。若有感染征象或感染有进展的情况下，在开始使用抗生素之前应进行伤口分泌物培养。

5. 心理护理　犬咬伤患者多会出现恐惧、害怕的心理状态，同时，患者及家属因对伤口愈合及对狂犬病发病的担忧，甚至会出现创伤后应激障碍综合征，给患者的身心带来严重的伤害。在临床护理工作中，应关注患者的心理变化，给予积极的引导，树立其信心，保持良好的心态，有效促进疾病的康复。

犬咬伤患者处置流程见图9-1。

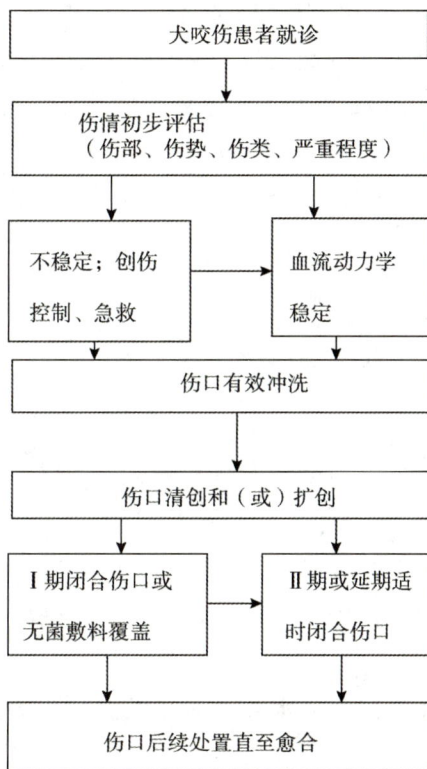

图 9-1　犬咬伤患者处置流程图

知识链接

狂犬病主动免疫预防方法

1. 狂犬病疫苗免疫程序

（1）5针免疫程序　于0（注射当天，下同）、3、7、14和28天各注射狂犬病疫苗1剂次，共注射5剂次。

（2）4针"2-1-1"免疫程序　于0天注射狂犬病疫苗2剂次（左、右上臂三角肌各注射1剂次），第7、21天各注射1剂次，共注射4剂次。

2. 接种部位　2岁及以上受种者在上臂三角肌肌内注射，2岁以下婴幼儿在大腿前外侧肌内注射，避免臀部注射。

3. 再次暴露后处置　再次暴露发生在免疫接种过程中，应继续按照原有免疫程序完成剩余剂次的接种；全程接种后 3 个月内再次暴露者一般不需要加强接种；全程接种后 3 个月及以上再次暴露者，应于 0、3 天各加强接种 1 剂次狂犬病疫苗。

（三）狂犬病救治与护理

狂犬病是由狂犬病病毒属病毒感染引起的一种动物源性传染病。

1. 临床表现　根据病程，狂犬病的临床表现可分为潜伏期、前驱期、急性神经症状期（兴奋期）、麻痹期和死亡几个阶段。

（1）潜伏期　多数为 1~3 个月，极少在 1 周以内或 1 年以上。

（2）前驱期　一般持续 2~4 天。表现出低热、乏力、头痛、恶心、烦躁、恐惧、易怒、失眠或抑郁等症状。部分患者在已愈合的伤口周围出现麻木、发痒、灼热、刺痛等症状或虫爬、蚁走感等异常感觉。部分出现叩击性肌肉水肿（叩击部位肌肉耸起）。

（3）急性神经症状期（兴奋期）　一般持续 1~3 天。此时患者表现为恐水、怕风、极度恐惧，在水、风、声音的刺激下出现咽喉肌痉挛。恐水症是狂犬病最具特征性的临床表现。

（4）麻痹期　一般持续 6~18 小时。患者经过兴奋期后逐渐进入麻痹期。此时意识障碍逐渐加深，表现为昏睡或昏迷，痉挛停止，全身肌肉出现逐渐加重的弛缓性瘫痪。如无生命支持治疗，绝大多数患者在首次出现临床症状的 7~14 天内死亡。

💡 **想一想**

狂犬病患者病程进展的观察要点分别是什么？

2. 治疗与护理

（1）隔离　患者应单间隔离，病室内保持安静，避免声、光、风等不良刺激。医务人员按照标准预防措施进行防护。

（2）密切观察病情变化　监测患者生命体征、血氧饱和度及相关实验室检查指标的变化。

（3）安全护理　床边应加用护栏保护，防止患者躁狂、痉挛发作时意外受伤。对痉挛、躁狂发作时可使用镇静药物。

（4）对症处理　治疗的重点在于控制脑水肿、神经保护、循环支持、行气管插管和机械通气支持等治疗。

（四）健康教育

预防犬咬伤的根本在于加强犬只管理、犬只饲养相关知识的宣教及相关职能部门间的协作。在日常生活中，应注意避免挑逗和激惹犬只，尤其是流浪狗；对家庭宠物应做好登记、防疫、管理；加强对犬只所有者和广大民众进行犬咬伤应急处置及狂犬病知识的宣传和教育。

任务二　蛇咬伤

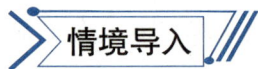

▶▶ 情境导入

情境：患者，男，38 岁，在爬山过程中被毒蛇咬伤左手后由家人送入医院急诊科。入院后体格检查：患者神志清楚，体温 37℃，脉搏 112 次/分，呼吸 25 次/分，血压 102/58mmHg，左手背部红肿，疼痛剧烈，伤处有齿痕伴出血，周围可见水疱。

思考： 1. 如何对该患者实施现场救治？

　　　　2. 针对蛇咬伤如何进行健康宣教？

一、概述

蛇咬伤属于常见的动物致伤疾病，是指被蛇牙咬伤人体组织。蛇分为无毒蛇和有毒蛇，无毒蛇咬伤主要造成局部损伤，有毒蛇咬伤则会因毒液从伤口进入人体内而引起急性全身中毒性疾病。因其病情发展迅速，若不能给予正确有效的救治，蛇毒迅速在体内扩散，引起全身中毒症状，严重时甚至危及生命。

二、发病机制

当人体被毒蛇咬伤后，蛇毒进入人体的血液循环系统，引起局部及全身不同程度的中毒症状。蛇毒可对人体的血液系统、神经系统、循环系统等产生损害作用，不同的毒蛇其发病机制各不相同，按病理作用可分为：血液毒、神经毒、细胞毒和混合毒。

三、护理评估

（一）蛇咬伤史

（1）询问患者被毒蛇咬伤的具体日期、时间。

（2）询问咬伤的地点及蛇的形态，根据不同蛇类活动的地点结合患者所诉蛇的形态，协助判断蛇的种类。

（3）患者是否有慢性病病史。

（二）临床表现

1. 无毒蛇　无毒蛇咬伤咬痕较浅而细小，间距较密，可见两排小锯齿状的牙痕，牙周伴或不伴有轻微的疼痛和（或）出血，数分钟出血可自行停止，疼痛渐渐消失，局部无明显肿胀、坏死。全身症状不明显，可表现为轻度头晕、恶心、心悸、乏力等，部分患者可能出现全身过敏表现。

2. 有毒蛇　毒蛇咬伤咬痕较深且粗大，可见两颗较大呈".."分布的毒牙咬痕，亦有呈"::"形。按蛇毒的毒素类型，其临床表现可分为以下4类。

（1）血液毒　局部表现为咬伤创口出血不止，出现明显肿胀、疼痛、瘀斑，并可出现血疱、水疱。全身表现为各部位出血，如鼻腔、牙龈、尿道、消化道，甚至颅内出血。

（2）神经毒　局部表现不明显，无红肿、疼痛、出血等，或仅有细微的痛、肿、发麻感，无明显渗出，常常被忽视。1~4小时后可出现头晕、恶心呕吐、眼睑下垂、吞咽困难、肢体软瘫、张口与吞咽困难，引起呼吸肌麻痹。危重者甚至出现自主呼吸停止和心脏骤停。

（3）细胞毒　局部表现为肢体红肿、水疱、溃烂和皮肤、软组织坏死。可继发心肌损害、横纹肌溶解、急性肾损伤，甚至多器官功能障碍综合征。眼镜蛇、五步蛇易产生潜行性皮下组织坏死。

（4）混合毒　同时出现神经毒素、血液毒素和（或）细胞毒素引起的症状。如眼镜王蛇咬伤以神经毒素表现为主，合并细胞毒素表现；五步蛇咬伤以血液毒素和细胞毒素表现为主。

💡**想一想** --

不同蛇毒类型的观察重点分别是什么？

（三）辅助检查

1. 血常规　可见白细胞升高、出血过多或溶血时红细胞减少、血红蛋白下降，血液毒可引起血小板下降。

2. 凝血功能　可出现凝血时间、凝血酶原时间、活化部分凝血活酶时间、纤维蛋白原、D-二聚体等结果异常。

3. 血生化　可出现肝、肾功能异常。

4. 其他　有条件可以使用酶联免疫吸附分析（ELISA）、质谱、色谱等方法明确相关蛇毒。

四、救治与护理

（一）救治原则

首先要辨认是否为毒蛇咬伤，从而进行分类处理。毒蛇咬伤应立即清除局部毒液，阻止毒素的吸收，早期足量使用抗蛇毒血清。

（二）现场救治与护理

1. 现场自救　立即脱离危险环境，避免二次咬伤，尽可能地记住蛇的形状特征，如蛇头、颜色、斑纹等，可拍摄留存蛇的照片，为后续治疗提供依据。去除受伤部位手表、戒指、手镯等物品，避免后续肿胀无法取下。保持镇静，尽量避免全身活动，尤其是伤肢注意制动，放置低位（低于心脏水平）。神经毒类毒蛇咬伤可用绷带或布条进行加压固定，但应注意避免压迫过紧、时间过长导致肢体因缺血而坏死。利用附近清洁的水源冲洗伤口，同时拨打"120"尽快将患者送往有条件的医院救治。

2. 院前急救

（1）迅速判断患者蛇咬伤严重程度（表9-2）。评估患者病情，监测生命体征，若出现呼吸心跳骤停应立即进行心肺复苏。根据情况在健侧肢体建立静脉通道，必要时液体复苏。

（2）伤口早期的初步清创　可用生理盐水、过氧化氢反复冲洗创口，破坏、中和毒素。神经毒蛇咬伤早期可沿咬痕切开排毒，并辅予负压吸出毒素。有条件的情况下，可将利多卡因或普鲁卡因注射液使用生理盐水稀释为0.25%~0.5%浓度溶液，用此溶液溶解胰蛋白酶或糜蛋白酶，以牙痕为中心，在伤口周围作浸润注射或在肿胀部位上方做环状封闭。

表9-2　蛇咬伤临床严重度简易评估表

严重程度	临床表现
无中毒	仅有牙痕
轻度中毒	仅有局部的表现，如疼痛、淤血、非进行性的肿胀
中度中毒	肿胀进行性的发展，有全身症状和体征，实验室检查结果异常
重度中毒	意识改变、呼吸窘迫、血流动力学不稳定、休克表现等

（三）院内救治与护理

1. 尽早救治　为毒蛇咬伤患者开放急诊绿色通道，尽早应用抗蛇毒血清。严密观察患者生命体征，若患者出现潮式呼吸、脉搏细速、血压下降、反射消失、瞳孔散大、昏迷等，提示病情严重。

2. 用药护理

（1）抗蛇毒血清免疫球蛋白（抗蛇毒血清）是治疗毒蛇咬伤的唯一切实有效的药物，其使用主要遵守早期用药、同种专一、异种联合三项原则。使用前应进行皮试，若皮试结果为阳性，可进行脱敏注射。使用时，应备齐急救药械，密切观察患者是否出现过敏反应。

💡 **想一想**

若抗蛇毒血清皮试阳性，是否可以使用抗蛇毒血清？

（2）早期使用糖皮质激素可减轻蛇毒引起的炎症反应、溶血反应和过敏反应。无毒蛇和毒蛇咬伤均应常规进行破伤风预防；对局部坏死，伤口有脓性分泌物或者脓肿形成者，应给予抗生素治疗。

3. 伤口处理　在抗蛇毒血清使用后尽早进行。常规消毒伤口，可在咬伤处纵向扩大伤口皮肤，以利蛇毒排出。血液类毒蛇扩创伤口应谨慎，避免出血过多。但应注意，伤口不做预防性切开，若伤口肿胀明显可能发展为筋膜室综合征，应及时切开解压。

知识链接

蛇咬伤的中医中药治疗

中医将蛇伤分为风毒（神经毒）、火毒（血循毒）、风火毒（混合毒）。"蛇毒不泄，毒邪内结"是中医对毒蛇咬伤病机的基本认识，所以中医对蛇毒的总体治疗原则是"通利二便，清热解毒"，并根据具体临床表现，合理、变通的运用清热、解毒、祛风、开窍、止血凉血、泻下等方法，季德胜蛇药是目前常用的中成药。辨证使用中医中药和民族医药治疗，可改善毒蛇咬伤的治疗效果。

4. 积极预防并发症　毒蛇咬伤后患者若发生急性肾损伤、心力衰竭、休克、心肌损害、继发感染等并发症时，应立即处理。

5. 专科护理　蛇咬伤后，患者多会出现恐惧、害怕的心理状态，应关注患者的情绪变化，给予正向引导，消除其内心的顾虑。同时，个体化的分级康复锻炼宜早期开始，根据患者情况开展有针对性的健康教育和饮食指导。可采用多学科联合诊疗模式，促进患者咬伤肢体的功能康复和创面愈合，减轻患者不适症状，缩短治疗时间，有效提升患者生活质量。

（四）健康教育

蛇咬伤多发生在每年的4~10月，春夏两季为高发季节，多数蛇伤是由于抓蛇或打扰蛇所致，故遇蛇时，不要惊扰，应尽快绕道而行。蛇咬伤后，尽量进行无害化处理，不做无效耗时的处置和未经证实或不安全的急救措施，尽快送往医院救治。开展面向公众关于动物咬伤防治常识及应急处置的宣传和培训。

（王祖惠）

书网融合……

重点小结　　　习题

项目十 心搏骤停与心肺脑复苏

PPT

学习目标

知识目标：通过本项目的学习，应能掌握成人心搏骤停患者的急救措施；熟悉心搏骤停患者的临床表现；了解心搏骤停患者的病因及发病机制。

能力目标：具备对成人心搏骤停患者快速评估和急救处理的能力，以及高质量心肺复苏的能力。

素质目标：通过本项目的学习，树立"生命第一、时效为先"的急救理念，"珍爱生命、守护安全"的职业信仰，认识到全民急救知识普及的重要性及医学生的社会责任感。

任务一 心搏骤停概述

情境导入

情境：某医学院大四的学生小王和同学一起户外游玩，路遇有人呼救，上前查看，呼救者旁边有一中年男性倒地。

思考：1. 请问小王同学首先应该怎么做？

2. 若患者无意识，无颈动脉搏动，小王和同学该如何开展施救？

3. 可以从哪几个方面来评价抢救效果？"120"救护车到达现场后，又该如何进一步抢救？

一、概念

心搏骤停（sudden cardiac arrest，SCA）又称心脏骤停，是指各种原因引起的心脏突然停止搏动，射血功能丧失，随即出现意识丧失、呼吸停止、大动脉搏动消失，致全身组织缺血、缺氧，造成全身系统不可逆损害甚至死亡，是最危急的急症。

心源性猝死（sudden cardiac death，SCD）指由于心脏原因引起的无法预料的自然死亡（在急性症状开始的 1 小时内），不论患者在过去有无心脏病史。公开数据显示，我国每年心源性猝死（SCD）的人数约 54.14 万，相当于每分钟就有 1 个人死于 SCD。

二、病因

导致成人心搏骤停的原因分心源性原因和非心源性原因。

1. 心源性原因

（1）冠状动脉粥样硬化性心脏病 急性冠状动脉供血不足或急性心肌梗死常发生心室颤动或心室停顿，是心搏骤停最常见的原因。

（2）心肌病变 急性病毒性心肌炎及原发性心肌病常并发室性心动过速或严重的房室传导阻滞，易导致心搏骤停。

（3）主动脉疾病 主动脉发育异常、主动脉狭窄及主动脉瘤破裂均可导致心搏骤停。

（4）其他心脏病 先天性心脏病、肺源性心脏病、风湿性心脏病等均可导致心搏骤停。

2. 非心源性原因

（1）呼吸停止 窒息是非心源性原因心搏骤停主要的原因。各种意外如溺水、气管异物、烧伤或烟雾吸入导致呼吸停止。

（2）药物中毒或过敏 各种抗心律失常药、洋地黄类药物、抗抑郁药、可卡因、海洛因等均可引起心搏骤停。青霉素、链霉素发生严重过敏反应时，也可引起心搏骤停。

（3）严重的电解质紊乱 低钾血症、高钾血症、低镁血症、高镁血症、低钙血症、低血糖、高血糖等均可发生心搏骤停。

（4）意外事件 如电击、雷击、低温、高温均可导致呼吸和心搏停止。

（5）其他 各种严重创伤、麻醉、手术意外、张力性气胸等均可发生心搏骤停。

三、心搏骤停的病理生理

心搏骤停后，血液循环随即停止，机体急性缺氧，早期会出现儿茶酚胺增多，从而引起周围血管收缩现象，保证颅脑和心脏等重要器官的血液供应。人体各系统对缺氧的耐受性不同，最敏感的是神经系统，尤其大脑耐受缺氧的能力最差，当心脏停跳后 3~5 秒患者就感觉眼前发黑，10~20 秒意识丧失，摔倒在地发生抽搐，60 秒后瞳孔散大，呼吸停止，4~6 分钟脑细胞就会发生不可逆转的损害，此为患者的主要死因。因此，心搏骤停患者能否抢救成功，关键取决于现场第一目击者是否在 4 分钟内实施高质量的心肺复苏。复苏进行越及时，抢救成功率越高。

四、心搏骤停的异常心电图表现

心搏骤停时，心脏虽然丧失了泵血功能，但并非心电和心脏活动完全停止，出现的心电图表现主要有 4 种。

1. 心室颤动（ventricular fibrillation，VF） 简称室颤，是心室各部分肌纤维发生的快而不协调、不规则的连续颤动，心电图表现为 QRS 波群、P 波、T 波消失，代之以不规则的室颤波，频率为 250~500 次/分，是心搏骤停最常见的类型，约占 80%，如能立即给予电除颤，则复苏成功率较高。心室颤动是最严重的心律失常类型，也是猝死最常见和最主要的类型（图 10-1）。

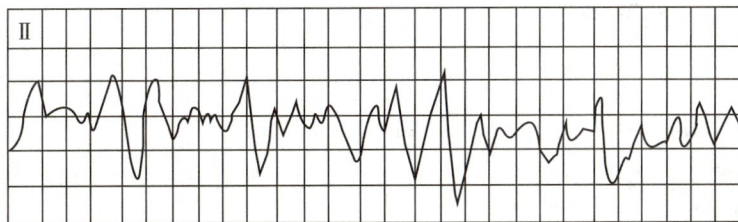

图 10-1 心室颤动

2. 无脉性室性心动过速（pulseless ventricular tachycardia，PVT） 室性心动过速简称室速，而无脉性室性心动过速是指室速发作时外周动脉摸不到脉搏搏动。心电图为 3 个或 3 个以上室性期前收缩，QRS 波宽大畸形，时间 >0.12 秒，根据 QRS 波群的特点可分为单形性室速和多形性室速（图 10-2）。

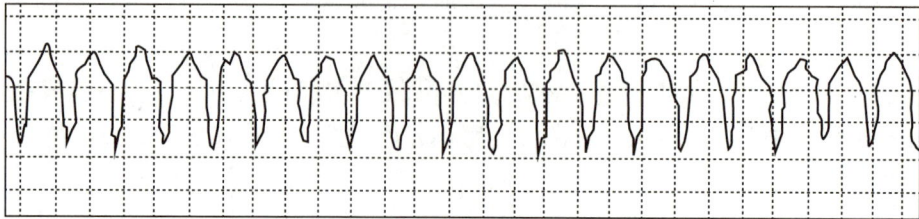

图 10 – 2　无脉性室性心动过速

3. 心室停搏（ventricular arrest，VA）　又称心室静止，指心室完全无电生理活动，也无收缩活动，心电图呈一条直线，完全无任何 P 波、QRS 波群或者 T 波。心室停搏是临终前心电图表现之一（图10 –3）。

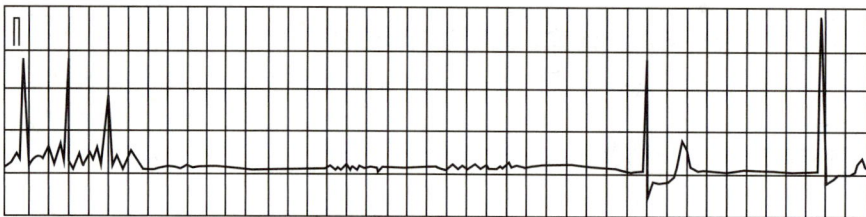

图 10 – 3　心室停搏

4. 无脉性电活动（pulseless electrical activity，PEA）　又称电 – 机械分离，表现为缓慢、宽大、低幅的 QRS 波，心肌组织有持续性的电节律活动，即虽有心肌的活动，但是无有效的心脏泵血，患者表现为无意识、无血压、无脉搏。造成电 – 机械分离原因很多，有原发性和继发性之分，原发性电 – 机械分离常见于心肌本身严重受损；继发性电 – 机械分离常见于急性大出血导致血容量急剧下降，造成心室前负荷突然降低时（图 10 –4）。

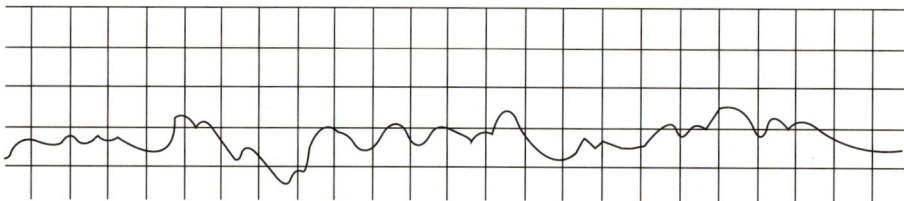

图 10 – 4　无脉性电活动

五、心搏骤停的临床表现

心搏骤停会有典型的"三联征"表现：意识丧失、呼吸停止和大动脉搏动消失，具体表现如下。
（1）突然摔倒，意识丧失，面色迅速变为苍白或青紫。
（2）大动脉搏动消失，触及不到颈动脉或股动脉搏动，婴儿触不到肱动脉搏动。
（3）呼吸停止或呈叹气样无效呼吸，进而停止。
（4）双侧瞳孔散大，对光反射减弱或消失。
（5）可伴有因脑缺氧而引起的抽搐和大小便失禁，随即全身肌张力丧失。

急救生存链

美国心脏协会（AHA）于 2015 年急救生存链提出成人院内和院外两条五环的急救生存链后，于 2020 年更新，不仅把成人院内和院外的两条生存链从五环更新为六环，还提出了儿童急救生存链，也分为院内和院外，均为六环（图 10－5）。

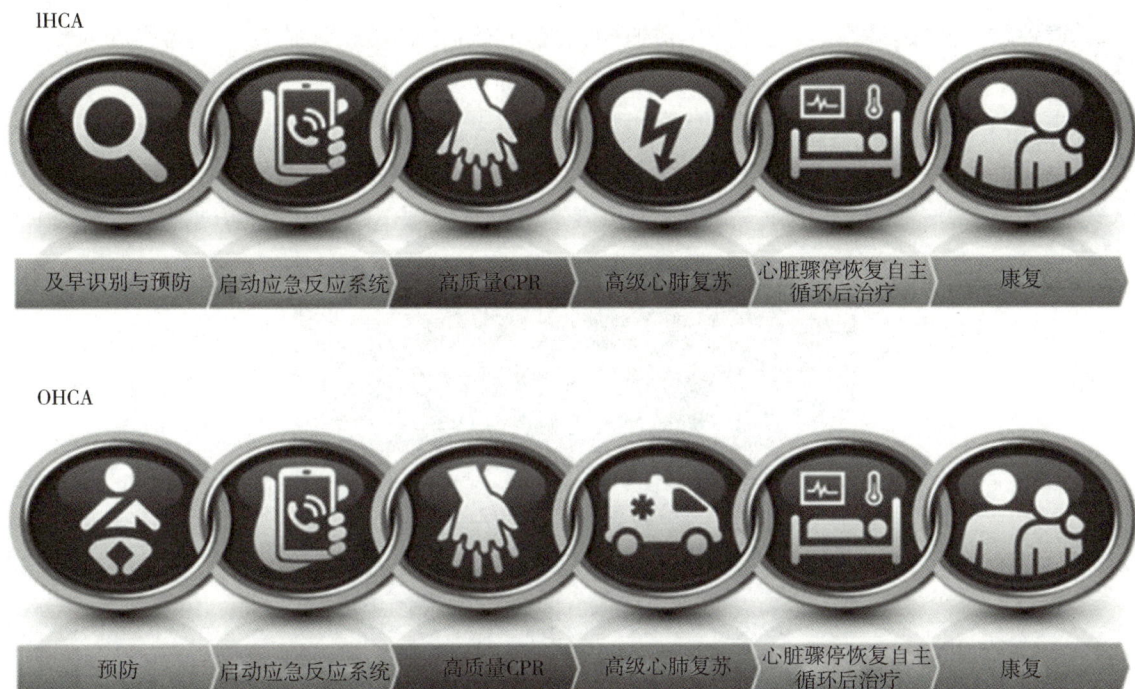

IHCA

| 及早识别与预防 | 启动应急反应系统 | 高质量CPR | 高级心肺复苏 | 心脏骤停恢复自主循环后治疗 | 康复 |

OHCA

| 预防 | 启动应急反应系统 | 高质量CPR | 高级心肺复苏 | 心脏骤停恢复自主循环后治疗 | 康复 |

图 10－5　成人院内和院外急救生存链

任务二　心肺脑复苏

心肺复苏（cardiopulmonary resuscitation，CPR）是针对心跳、呼吸停止所采取的抢救措施，即用心脏按压形成暂时的人工循环并诱发心脏的自主搏动，用人工呼吸代替自主呼吸，以及使用一定的药物及电除颤使心跳和呼吸恢复，进一步使自主循环恢复（return of spontaneous circulation，ROSC），最终实现脑神经功能的存活。脑复苏首先要进行心肺复苏。但是，ROSC 后，由于脑组织长时间缺氧，会出现脑功能障碍。早在 100 多年前，Guthrie 首次提出将脑作为复苏的靶器官，但临床长期强调以呼吸、循环为主，直至 20 世纪 70 年代，脑复苏治疗才逐步得到重视。心肺复苏的治疗包括恢复脑血流和预防继发性脑损伤。因此，把心肺复苏扩大到心肺脑复苏（cardiopulmonary cerebral resuscitation，CPCR）。根据心搏骤停救治的地点和设施的完备程度，可以将整个救治分为三个阶段：基础生命支持（basic life support，BLS）、高级心血管生命支持（advanced cardiovascular life support，ACLS）以及复苏后延续治疗（post-cardiac arrest care）。

一、基础生命支持

基础生命支持（BLS）又称初期复苏或现场复苏，是在心搏骤停后，立即用徒手方法进行复苏抢救。包括胸外按压（compression）、开放气道（airway）、人工呼吸（breath）和电除颤（defibrillation），简称为 C—A—B—D 四个步骤，用于发病和（或）致伤现场的急救。

（一）现场环境及患者的评估

1. 环境评估　急救者做好自我防护，快速扫描现场和周围环境，评估现场是否存在对生命造成危险的异常情况，如带电的电线、剧毒的物质等，确定环境安全，方可进入现场救人。

2. 患者评估

（1）反应评估　通过动作或声音的刺激判断患者有无反应，如轻轻拍打患者的双肩并在其双侧耳边大声呼喊"您怎么啦？能听到吗？"，观察患者有无反应（图 10 - 6），包括语言或肢体动作反应。

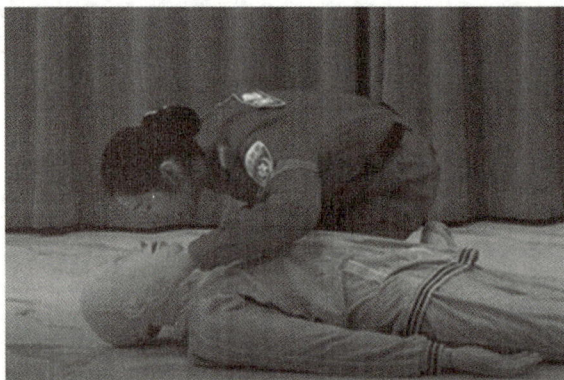

图 10 - 6　患者评估

（2）脉搏和呼吸评估　非专业的救援人员如果发现患者突然倒下呼叫拍肩又无反应，不需要检查患者大动脉搏动，只需要判断患者呼吸停止就可以认定为心搏骤停。专业救援人员需检查患者的大动脉搏动，同时检查患者有无呼吸，主要是看胸廓起伏，时间控制在 5～10 秒内。成人检查大动脉搏动，首选同侧颈动脉（图 10 - 7），其次为股动脉，婴儿首选肱动脉（图 10 - 8）。

（二）启动应急反应系统并获取急救设备

对有反应的患者采取自动恢复体位，无反应者立即呼救：如独自一人，大声呼救，并拨打急救电话，启动应急反应系统；有第三者在场，请他人帮助呼救，并就近取来自动体外除颤器（automated external defibrillator，AED），拨打急救电话时要注意正确报出所在位置。

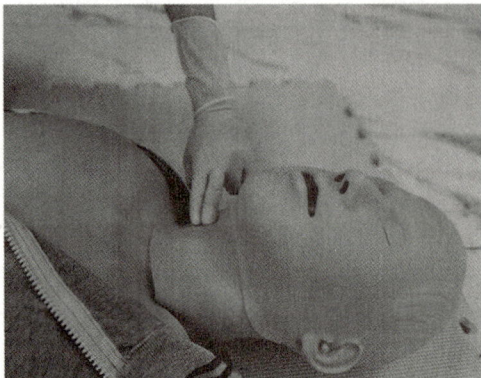

图 10 - 7　成人颈动脉评估

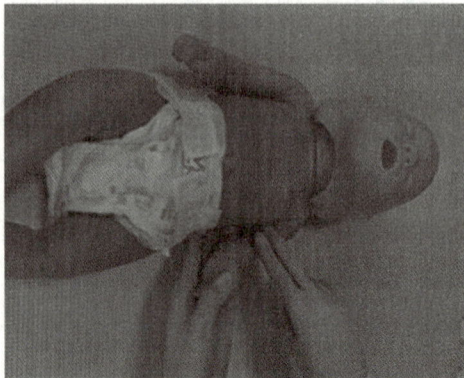

图 10 - 8　婴儿肱动脉评估

（三）胸外按压

胸外心脏按压是通过节律性按压胸腔外壁的方法帮助患者恢复自主循环的一种急救措施。

1. 复苏体位　立即将患者仰卧于坚实、平坦的地面或硬板床上。如果患者处于俯卧位，将患者的身体小心翻转过来，如果怀疑患者有头部或者颈部损伤，应尽量使患者的头部、颈部和躯干保持在一条直线上。

2. 按压部位　胸骨的下半部，即男性两乳头连线与胸骨交界处（图10-9）。

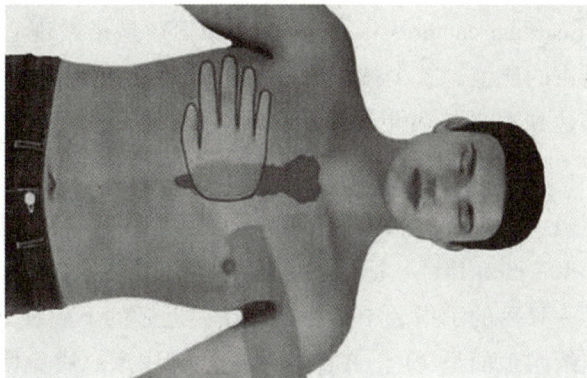

图 10-9　按压部位

3. 按压方法　急救者可站在或跪在患者身体一侧，将一只手的掌根放在患者胸部的中央，即胸骨下半部分，另一只手的掌根重叠在第一只手上，十指相扣，掌心、手指翘起，双臂伸直，双肩位于双手的正上方，使肩、肘、腕处于同一轴线上，以髋关节为支点，垂直向下，用力、有节奏地按压（图10-10）。儿童可用单掌按压（图10-11），婴儿可用两个手指进行按压（图10-12）。

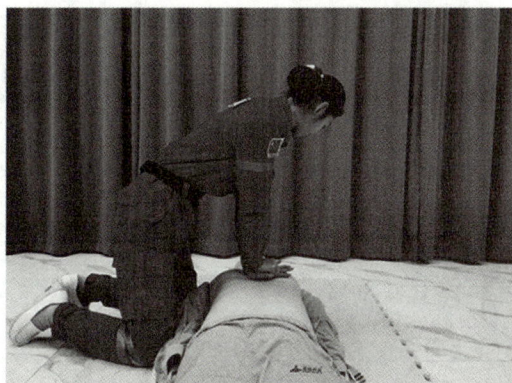

图 10-10　成人胸外按压

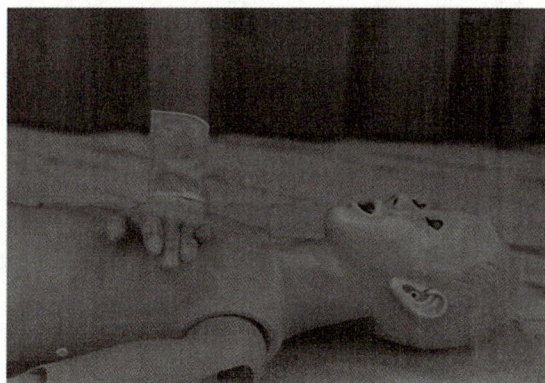

图 10-11　儿童胸外按压

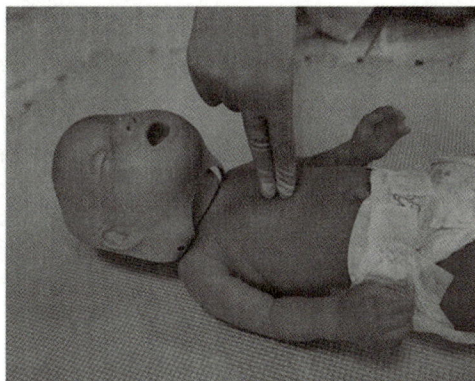

图 10-12　婴儿胸外按压

4. 按压频率和深度 按压频率为 100～120 次/分，成人按压深度至少 5cm，但不超过 6cm；儿童按压深度为 5cm，或者胸廓前后径的 1/3；婴儿按压的深度为 4cm，或者胸廓前后径的 1/3。每次按压，确保垂直按压患者的胸骨。每次按压结束时，务必让胸廓完全回弹，按压和放松时间比为 1：1，放松时避免倚靠患者胸部，但手掌不应离开胸部。

5. 按压轮换 为保证按压的有效性，如果有 2 名或 2 名以上的施救者，大约每 2 分钟（或者按压者感到疲劳时）轮换 1 次按压者，轮换的动作要快，尽量减少按压中断。

6. 减少按压中断 由于中断按压，会使血流中断，降低复苏成功率，因此中断的时间应控制在 10 秒以内。胸外按压分数（cardiac compression fraction，CCF）是指发现心搏骤停到自主循环恢复的整个过程中胸外按压时间所占的比值，减少按压中断的目标是使 CCF 至少达到 60%；如果有了良好的团队协作，CCF 通常能够达到 80% 或者更高。

（四）开放气道

若要进行有效的人工呼吸，必须开放患者的气道，开放气道的两种方法如下。

1. 仰头抬颏法（head tilt – chin lift） 适用于颈椎无损伤者，操作如下：将一只手放在患者的额头上，稍用力使头后仰，另一只手的示指、中指并拢放在靠近颏的下颌骨下方，提起下颌，使颏部上抬，使得下颌角与耳垂的连线与地面呈 90°。在操作的时候要注意：避免使劲按压颏下的软组织，可能会堵塞气道，也不要让患者的口唇完全闭合（图 10 – 13）。

2. 推举下颌法（jaw thrust） 如果怀疑患者有头部或颈部损伤，使用推举下颌法，以减少颈部和脊椎的移动。施救者站在患者的头侧，两只手分别置于患者头部的两侧，双肘部置于患者仰卧的平面上，使患者头部保持正中位。手指置于患者的下颌角下方并用双手提起下颌，使下颌前移；如果患者双唇紧闭，就用拇指推开下唇，使患者嘴唇张开。在美国心脏协会（AHA）2020 指南里指出如果推举下颌法不能开放气道，则还是使用仰头抬颏法（图 10 – 14）。

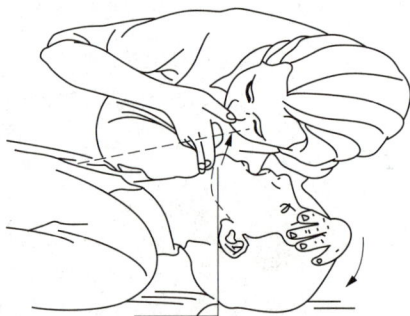

图 10 – 13 仰头抬颏法

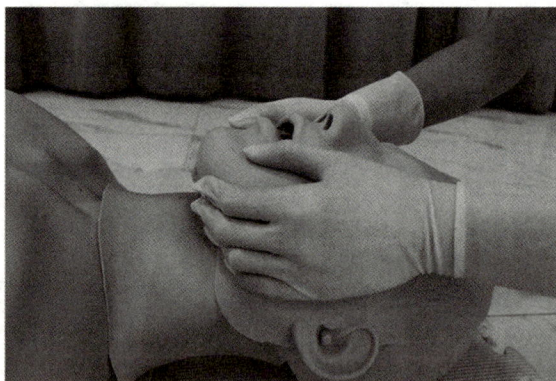

图 10 – 14 推举下颌法

（五）人工呼吸

气道通畅后，若患者没有呼吸或不能正常呼吸，应立即进行人工呼吸，即用人工方法借助外力推动肺、膈肌以及胸廓的运动，使气体进出肺，以保证氧和二氧化碳的交换。现场复苏阶段可以采取以下几种方法。

1. 口对口人工呼吸 是最常用、最简单、快速有效的人工通气方法。采用仰头提颏法打开气道，拇指和示指捏紧患者鼻孔，正常吸一口气，用口唇包住患者全部的口唇，吹气入患者肺内，看到患者胸廓隆起，松开患者口鼻 1 秒，胸廓回落后，再同法进行第二次人工呼吸（图 10 – 15）。

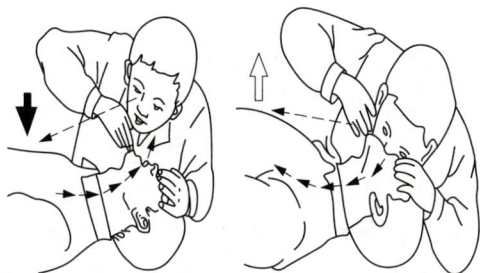

图 10 – 15　口对口人工呼吸

2. 口对鼻或口对口鼻人工呼吸　当患者口唇受伤或牙关紧闭，可改用口对鼻人工呼吸。抬起患者下颌并封住口唇，正常吸气，用口唇包住患者鼻孔，吹气 1 秒，看到胸廓隆起，松鼻 1 秒，再进行第二次通气。抢救婴儿时，因为婴儿口鼻较小，位置靠近，可用嘴包住婴儿口鼻进行人工呼吸。

3. 口对导管人工呼吸　患者在院内发生心搏骤停，可以用口咽通气管、面罩接单向通气阀或者球囊面罩给予人工通气；或者患者做了气管切开，也可以使用口对导管通气。通气时间依然为 1 秒，松开 1 秒，再进行第 2 次通气。

4. 人工呼吸注意事项　①成人每次人工呼吸有效的标志是看到胸廓隆起，每次吹气时间为 1 秒，吹气的量为 500 ~ 600ml。②成人 CPR，无论单人还是双人，按压和呼吸比例均为 30∶2，即胸外按压 30 次，吹气 2 次；儿童和婴儿单人 CPR，按压与呼吸比为 30∶2，双人 CPR 比例为 15∶2。③吹气的速度和压力均不宜过大、过快，以防过多的气体进入胃内，造成急性胃扩张引起胃液反流。

（六）早期除颤

心室颤动是心搏骤停的常见类型，终止心室颤动最有效的方法是电除颤。在无胸外按压时，心室颤动数分钟内可以转为心室停搏，单纯的 CPR 不能终止心室颤动。除颤具有时效性，早期除颤是决定心搏骤停患者能否存活的关键，每延迟除颤 1 分钟，复苏成功率下降 7% ~ 10%，尽量争取在心搏骤停 3 ~ 5 分钟内进行除颤，除颤越早，复苏的成功率越高。

1. 除颤原理　除颤是通过放在体表的两块电极板，人为地给予高压电流，通过电流作用于心脏，消除心律不齐，从而使心脏恢复正常的节律。

2. 除颤的波形与剂量　除颤仪有两种波形，即单相波和双相波。根据除颤的波形，单相波首次除颤能量选择 360J，双相波分为双相方波和双相截顶指数波，双相方波首次能量选择 120J，双相截顶指数波首次选择 200J。目前使用的除颤仪和 AED 几乎都是双相波，能量选择 150 ~ 200J，若不清楚厂家对除颤能量的要求，可直接选择为 200J，后续选择相同能量或者更高的能量。

3. 除颤的电极位置　除颤仪准备到位后，将电极板涂好导电糊，一块电极板置于右锁骨下方，胸骨右缘第二肋间，另一块电极置于左乳头外下方，此为前 - 外侧位；还有前 - 后位，将一电极板置于患者裸露的胸部中间（前面），另一电极置于患者背部中间（具体操作步骤参照任务四"急危重症患者常用救护技术"中"除颤仪的使用"部分）。

4. AED 除颤　当院外发生心搏骤停，请周围的人立即取来附近的 AED，抢救者立即开始心肺复苏。AED 到了后立即开始进行使用，另外一个人继续心肺复苏。自动体外除颤仪（AED）是一种便携式精密可靠的医疗设备，可以自动监测特殊的心律失常，并能通过语音提示和闪烁屏幕提醒抢救者对心搏骤停进行安全除颤。AED 是所有经过培训后的非专业人员都可以使用的心搏骤停抢救设备，非常简单且智能。AED 的操作步骤如下。

（1）AED 到达现场后，应立即放在患者身体的一侧，最好靠近要操作 AED 的施救者。首先打开电源开关，目前市面上的 AED 主要有两种开机方式，一种是直接按下电源开关，另一种是直接打开盖子，即可开机。

（2）按语音提示（也有可能是数码显示屏）操作，贴上电极片。遵照电极片上的示意图，将电极片贴在患者裸露的胸部皮肤上，心尖部电极片贴在左腋前线第五肋间外侧，心底部电极片贴在右锁骨正下方（图10-16）。如果遇到8岁以下的儿童和1岁以内的婴儿发生心搏骤停，应选择适合儿童和婴儿使用的较低电击能量的电极片。如果没有配备儿童和婴儿的电极片，也可以使用成人电极片。贴电极片要避开皮肤破损处、植入式除颤器和起搏器、透皮药贴等。如患者胸毛过多应先剃除毛发，以防止电极片不能和皮肤紧密贴合；如果遇到患者在水中或者胸部有水或者液体，切勿在水中使用AED，应立即将患者从水中拉起，快速擦干胸部的水渍，再贴上电极片。贴合好电极片后，根据情况插上电极插头，连接AED。

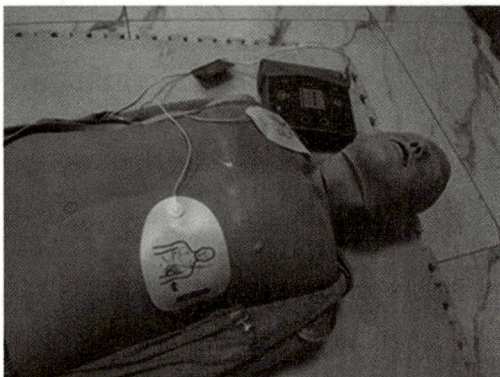

图10-16 电极片放置方式

（3）抢救者及周围的人不要触碰患者，等待AED自动分析心律是否需要除颤。

（4）AED语音提示需要除颤，这时候可以继续胸外按压，以减少胸外按压中断的时间，提高CCF值。AED充电完成后，停止胸外按压，确保所有人员均没有接触患者，则可以按下"电击"按钮。

（5）除颤完成，立刻继续CPR两分钟，AED将再次自动分析心律，抢救者可根据AED的语音提示决定后续操作。电极片不要去除，可以等到专业的急救人员接手或者患者被送到医院，由专业的医务人员决定是否去除。

（6）AED使用注意事项：AED随到随用，越早使用抢救成功率越高。AED的使用步骤可简单概括为：打开电源—按照图示，贴上电极片；插上电极插头—自动分析患者心律；按下放电键—除颤；放电后继续CPR。

（七）心肺复苏有效的评估指标

1. 神志　复苏有效的时候，能观察到患者有眼球活动，睫毛反射和对光反射出现，甚至手脚开始抽动，肌张力增加，意识部分恢复或者完全恢复。

2. 颈动脉搏动　停止胸外按压，仍能在颈动脉处触摸到搏动，说明自主循环已恢复。如果未触摸到搏动，则应该继续按压。

3. 呼吸　停止人工呼吸，患者依然出现胸廓起伏，说明自主呼吸出现，复苏有效。

4. 瞳孔　如果观察到瞳孔由大变小，说明复苏有效；反之，如果瞳孔由小变大，说明复苏无效。

5. 面色和口唇　患者面色和口唇甚至甲床颜色由发绀转为红润，说明复苏有效。

6. 血压　如果有条件，可以给患者测量血压，患者收缩压在60mmHg以上，说明复苏成功。

（八）终止心肺复苏的标准

现场CPR应该坚持不懈地进行，不可轻易停止，如果有以下情况可终止复苏。

（1）患者恢复自主呼吸和自主循环。

（2）医务人员已确认死亡。临床死亡判断标准：①患者对任何刺激无反应；②无自主呼吸；③无循环，测不到血压，也无脉搏；④心肺复苏 30 分钟后心脏自主循环无反应，3 个以上导联心电图呈一条直线。

（3）施救者如果继续复苏将对自身产生损伤或将置于致命危险的境地。

成人 BLS 流程见图 10 - 17。

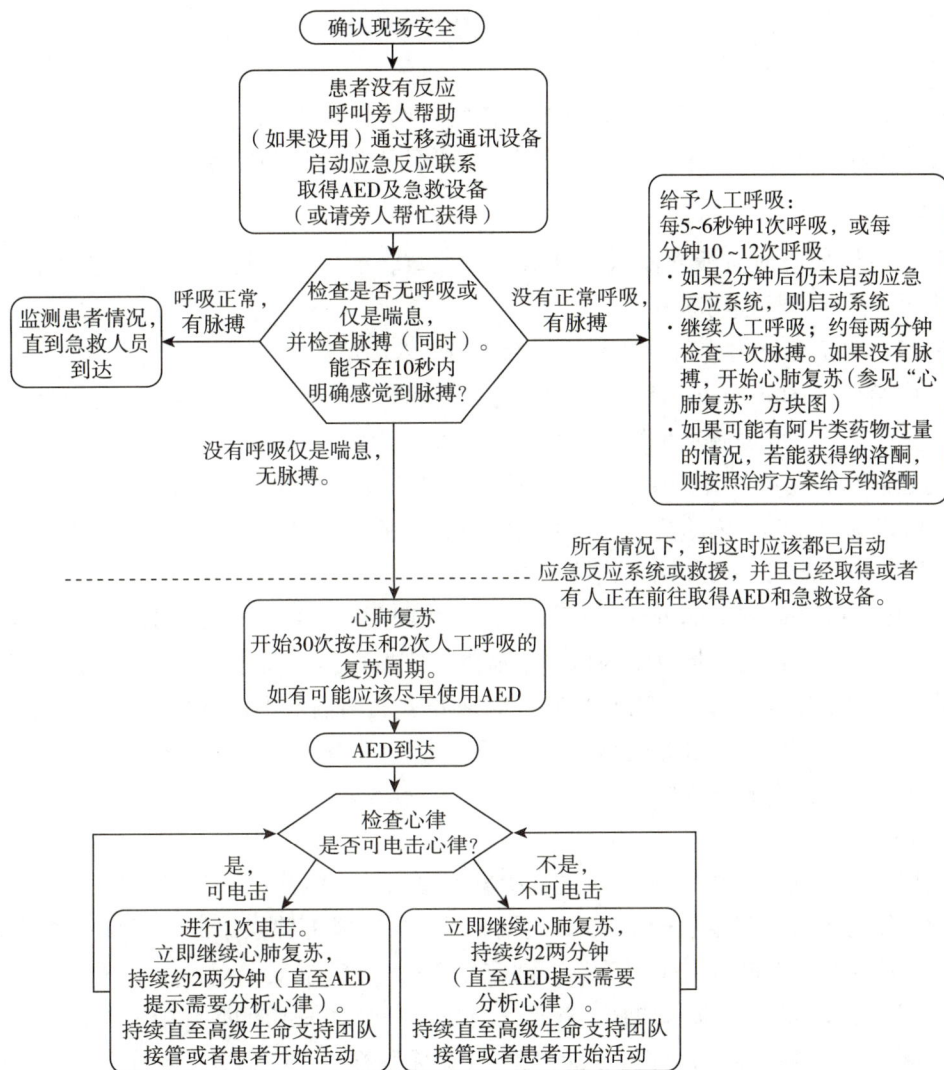

图 10 - 17　成人 BLS 流程

二、高级心血管生命支持

高级心血管生命支持（ACLS）通常是由专业急救人员到达发病现场或者在医院内进行，通过应用辅助设备、特殊技术和药物等复苏措施，建立和维持更有效的通气和循环支持，以恢复自主循环或维持呼吸和循环功能的进一步治疗，是心搏骤停后的第二个抢救阶段，应该尽早开始。ACLS 仍然强调高质量 CPR，并辅以干预措施，主要包括：A - 人工气道的建立；B - 机械通气；C - 建立给药通道，应用血管加压药物或抗心律失常药物；D（differential diagnosis）- 寻找心搏骤停原因，以及 CPR 质量监测等措施。

（一）建立人工气道

人工气道（artificial airway）是将辅助的管道（导管）经上呼吸道置入气管或直接置入气管所建

立的气体通道，可解除气道不通畅的因素，给予心搏骤停患者高浓度的氧气，也可不再因人工通气而中断连续的胸外按压。常用的人工气道：口咽通气管、鼻咽通气管、喉罩、气管联合导管、气管插管和环甲膜穿刺、气管切开等。气管插管是心搏骤停患者气道管理的"金标准"，因为其具有保护气道、辅助有效通气、确保高浓度给氧、便于气道内吸引等优点。

（二）机械通气

（1）未建立高级气道时，应逐步提高浓度（氧浓度75%以上），氧流量10～15L/min，以确保血氧饱和度≥94%。

（2）高级气道建立后，通气频率应为每6秒通气一次（10次/分），通气时可以不中断按压。在院内，通常会采用辅助按压装置来替代人工按压，以节约人力，避免医务人员疲惫。

（三）药物通路

1. 用药目的 增加心肌血液灌注量、脑血流量；减轻酸中毒；提高心室颤动阈值或心肌张力，为除颤创造条件，提高抢救成功率。

2. 给药途径 包括静脉内给药、骨髓腔内给药和气管内给药。

（1）静脉内给药（intravenous，IV） 为首选给药途径，包括中心静脉和外周静脉两种方式。复苏开始期间，多选择从上腔静脉系统给药，最常用的途径为颈内静脉。

（2）骨髓腔内给药（intraosseous infusion，IO） 当静脉内给药困难时，6岁以上90秒内无法建立静脉通路，可以选择骨髓腔内给药。将带有套管的钢针插入到骨髓腔中，是一种快速、安全、可靠的血液循环通路，首选长骨，与体循环直接相通。

（3）气管内给药（endoracheal tube，ET） 由于相同剂量药物经气管插管给药的血药浓度更低，且有些药物如肾上腺素，经气管插管给药可引起血管舒张低血压等反应，不利于心肺复苏成功。因此气管插管内给药一般不作为首选，只有在静脉内输液和骨髓内输液不能使用时方可使用气管内给药。经气管插管给药，药物剂量是经静脉内给药的2～2.5倍，且需要将药物用无菌注射用水或生理盐水稀释至5～10ml后直接注射到气管内。

3. 常用药物

（1）肾上腺素 使血管收缩，在CPR过程中增加冠状动脉灌注压和脑灌注压。2020年《心肺复苏指南》继续沿用有关肾上腺素给药的建议，重点突出早期肾上腺素给药。目前推荐成人首剂给予1mg静脉注射或者骨髓腔内推注，如无反应，则应每3～5分钟重复1mg。强调每次静脉给予肾上腺素1mg后，立即给予20ml生理盐水冲管，并抬高肢体至心脏水平位置以上10～20秒。

（2）胺碘酮 首剂300mg静脉注射，能改善VF、无脉性VT对CPR、电除颤和心血管活性药物的反应，提高入院存活率；无效者，每3～5分钟可重复给药，第二次剂量为150mg静脉注射。

（3）利多卡因 是急性心肌梗死导致的室性早搏、室性心动过速及心室颤动的首选药。利多卡因对于未经除颤的心室颤动有效，若无胺碘酮，可以使用利多卡因。利多卡因对除颤后心室颤动和室性心动过速没有明显效果。首剂1～1.5mg/kg静脉注射，如VF/VT持续，再给予额外剂量0.5～0.75mg/kg，每5～10分钟静脉注射1次，最大剂量3mg/kg。心肺复苏成功后，对于心室颤动和室性心动过速引起的心搏骤停，可维持使用利多卡因，减少复发。

（4）硫酸镁 不常规使用，但可以有效终止或防止复发性尖端扭转型室性心动过速。1～2g硫酸镁溶于5%的葡萄糖10ml中，缓慢静脉注射，而后可用1～2g硫酸镁溶于5%葡萄糖100ml中，缓慢静脉滴注。

（5）阿托品 能阻断迷走神经对心脏的抑制作用，恢复窦性心律。传统上被用作心室停搏或心动过缓、无脉心电活动（PEA）时的常规治疗药物。但有研究显示，PEA或心室停搏时使用阿托品没有治疗效果，目前已不再推荐阿托品作为心肺复苏的常规治疗药物。

（四）寻找心搏骤停的原因

心搏骤停患者需要进行快速评估和治疗。在救治心搏骤停的过程中，应尽可能迅速明确心搏骤停的原因。心搏骤停最主要的原因是心脑血管疾病和冠状动脉缺血，但也有其他潜在和可逆性病因。引起心搏骤停常见的可逆性病因包括6H（缺氧、低血钾/高血钾、低温、低血容量、酸中毒、低血糖）和6T（张力性气胸、冠状动脉血栓、肺栓塞、心包压塞、中毒、创伤）。自主循环恢复后应及时完成12导联心电图检查，分析心电图以便及时对可逆性病因采取相应的救治措施。

▌知识链接

H 和 T 助记表是一种用于围骤停期和心跳呼吸骤停最常见的和潜在可逆病因的记忆辅助工具。6H 的记忆方法—1 + 2 + 3 原则：1. 低体温—生命体征；2. 低氧、低血容量—最容易想到；3. 低血糖、低 pH、低钾/高钾血症。

表 10 - 1　6H/6T 助记表

6H		6T	
Hypoxia	缺氧	Coronary Thrombosis	冠状动脉血栓
Hypovolemia	低血容量	Tamponade	心包填塞
Hydrogen ion	氢离子（酸中毒）	Tension Pneumothorax	张力性气胸
Hypo/hyperkalemia	低钾/高钾血症	Pulmonary Thrombosis	肺血栓
Hypothermia	低体温	Trauma	创伤
Hypoglycemia	低血糖	Toxins	中毒

（五）CPR 质量监测

1. 生理参数　心肺复苏的效果如何，可以通过心电监护及时发现、鉴别各种心律失常，判断复苏药物的治疗效果，并把握病情、指导抢救。另外，也可以通过监测呼气末 CO_2（end - tidal CO_2，$ETCO_2$）、冠状动脉灌注压（coronary perfusion pressure，CPP）以及中心静脉血氧饱和度（central-venousoxygensaturation，$ScvO_2$），对患者病情及对治疗的反应提供有价值的信息。

（1）$ETCO_2$ 监测　$ETCO_2$ 是指呼气末呼出气体的二氧化碳浓度，通常以其分压的形式表示，仪器探测到的 CO_2 可以看做是机体代谢产生的并经过血液循环运送到肺部的 CO_2。正常情况下，$ETCO_2$ 的范围是 35 ~ 40mmHg，与冠状动脉灌注压、脑灌注压及心输出量呈正相关。CPR 期间，通过观察 BT-CO_2 波形曲线的变化情况，对胸外按压的深度和速率做出调整。若 $ETCO_2$ 突然且持续升至正常水平，则视为自主循环恢复的一个指标。如气管插管患者的 $ETCO_2$ 小于 10mmHg，则应尝试改善按压和血管加压药物治疗。

（2）冠状动脉灌注压（CPP）和舒张压　冠状动脉灌注压升高与心肌血流和自主循环恢复有关。在 CPR 期间，动脉舒张压可合理替代冠状动脉灌注压，可通过使用动脉内导管进行测量。如果动脉舒张压低于 20mmHg，则应尝试改善按压和血管加压药物治疗。

（3）中心静脉血氧饱和度（$ScvO_2$）耗氧量、动脉血氧饱和度和血红蛋白保持恒定，则 $ScvO_2$ 变化反映了心输出量变化引起的氧输送量变化。$ScvO_2$ 可通过使用放置在上腔静脉或肺动脉中的带血氧计探头的中心静脉导管进行持续测量。正常范围为 60% ~ 80%。如果 $ScvO_2$ 低于 30%，则尝试改善按压和血管加压药物治疗。

三、复苏后延续治疗

心搏骤停后的延续治疗是减少心搏骤停 24 小时内病死率的关键。延续治疗的目标是尽可能改善患者的心肺功能和重要脏器的组织灌注，促进脑神经系统功能恢复，让患者恢复至最佳健康状态。然而，存活的心搏骤停患者由于较长时间的全身缺血造成多器官损伤，或在缺血再灌注之时或之后出现脏器的再灌注损伤，并产生一系列病理生理改变，多于自主循环恢复后数小时或数天内死亡，死亡的主要原因是大脑缺血缺氧性损伤，临床上称这种病理生理改变为"心搏骤停后综合征"。因此，为了显著降低因血流动力学不稳定引起的早期死亡，同时减少多器官功能衰竭和脑损伤所致的晚期发病率和死亡率，迅速将患者转运至设备完善的重症监护室，进行系统的复苏后延续治疗。措施主要包括以下几个方面。

（一）优化通气和氧合

在自主循环恢复后，应确保气道通畅及呼吸支持。对于无意识的患者需要建立高级气道并给予机械通气。但过度通气会增加胸腔压力，造成心输出量和 $PaCO_2$ 下降，并导致脑血流量降低。通过观察二氧化碳波形图来确认并监测气管插管的正确位置，并给予保持动脉血氧饱和在 94% 或以上的最低吸氧浓度。为避免对患者过度通气，开始给予通气的频率为 10 次/分，并调节 $ETCO_2$，维持在 35 ~ 40mmHg，或 $PaCO_2$ 在 40 ~ 45mmHg。

（二）治疗低血压

自主循环恢复以后，应持续进行心电监护，直至病情完全稳定。应尽快通过建立静脉通路，并确保静脉通路通畅。低血压患者（收缩压低于 90mmHg），应快速给予液体复苏，静脉输注 1000 ~ 2000ml 生理盐水或乳酸林格液，必要时使用去甲肾上腺素、肾上腺素、多巴胺等血管活性药物，使患者收缩压≥90mmHg 或平均动脉压 >65mmHg。

（三）脑复苏

为了保护大脑和其他器官，在心搏骤停患者自主循环恢复后仍然昏迷（缺乏对语音指令有意义反应）应尽早开始实施目标体温管理（target body temperature management，TTM）。在国外，TTM 已成为心肺复苏后的常规治疗方法，也是 AHA 指南推荐的可以改善神经功能预后的治疗方法。将患者体温控制在 32 ~ 36℃，最佳持续时间至少 24 小时。在 TTM 期间，需要持续监测患者的核心体温变化。

（四）重症监护

在进行冠状动脉再灌注干预后，或心脏骤停恢复自主循环后，患者心电图无心肌梗死证据或在不考虑疑似心肌梗死的情况下，心肺复苏团队应将患者转移至重症监护病房，继续严密监测各系统脏器功能。重点包括：加强循环、呼吸和神经系统的支持；寻找并治疗引起心搏骤停的原因；维持内环境及其他脏器功能的稳定；预防感染，努力改善预后。

（曾学燕）

书网融合……

重点小结　　　习题　　　视频：单人心肺复苏术　　　视频：心肺复苏 + AED

项目十一　急性中毒

学习目标

知识目标：通过本项目的学习，应能掌握有机磷杀虫药中毒、急性一氧化碳中毒、酒精中毒的临床表现及救护措施；熟悉有机磷杀虫药中毒、急性一氧化碳中毒、酒精中毒的救治原则；了解有机磷杀虫药中毒、急性一氧化碳中毒、酒精中毒的病因及中毒机制。

能力目标：具备对有机磷杀虫药中毒、急性一氧化碳中毒、酒精中毒患者快速评估和急救处理的能力，以及预防急性中毒健康教育的能力。

素质目标：通过本项目的学习，树立"生命第一、时效为先"的急救理念和"珍爱生命、守护安全"的职业信仰，认识到全民急救知识普及的重要性。

某些物质接触或进入人体后，在一定条件下，与体液、组织相互作用，损害组织，破坏神经及体液的调节功能，使正常生理功能产生严重障碍，引起一系列症状体征，称为中毒（poisoning）。引起中毒的外来物质称为毒物。根据来源和用途将毒物分为工业性毒物、药物、农药和有毒动植物。根据其发生发展过程可分为急性中毒、亚急性中毒和慢性中毒。

急性中毒起病急，发展快，变化迅速，是临床常见的急症，如抢救不及时，有可能会危及生命。

任务一　概　述　微课1

PPT

情境导入

情境：某施工队 20 余人，中午在食堂就餐 3 小时后出现腹痛、腹泻、呕吐等症状，并伴有恶心、呕吐，呕吐物为食用的食物，送至急诊就诊对可疑食物、患者呕吐物、粪便进行细菌培养，查到病原体为沙门氏菌。

思考：1. 针对患者应如何紧急救治？

　　　　2. 应怎样对患者进行正确的护理？

一、毒物的体内过程

1. 吸收　毒物主要经呼吸道、消化道、皮肤黏膜三条途径进入人体。气态、烟雾态和气溶胶态的物质大多经呼吸道进入人体，这是毒物进入人体最方便、最迅速，也是毒性作用发挥最快的一种途径。毒物经过消化道的吸收中毒，多见于饮用或食用被毒物污染的食物或水，也有误服或自服毒物所致。皮肤是人体的天然保护屏障，一般经皮肤组织吸收的毒物很少，而且其吸收速度也很慢，但脂溶性毒物可经皮肤或黏膜吸收而引起中毒。

2. 代谢　毒物被吸收后进入血液，迅速分布于全身。毒物主要在肝脏通过氧化、还原、水解、结合等途径进行代谢。大多数毒物经代谢后毒性降低，但少数毒物经代谢后毒性反而增加，如对硫磷（1605）氧化成对氧磷，其毒性可增数百倍。

3. 排泄 大多数毒物主要是经肾脏排出，一些挥发性物质可经呼吸道排出，也有一些物质可经消化道排出。少数毒物经皮肤、汗腺、乳腺、胆道等排出。

二、病因及中毒机制

1. 病因

（1）生活性中毒 误食、意外接触有毒物质、用药过量、自杀或谋害都会引起中毒。

（2）医源性中毒 诊断或治疗时用错药物、剂量过大或给药方法错误等都会引起中毒。

（3）生产性中毒 在生产、运输、保管或使用过程中，与毒物接触发生的中毒。

2. 中毒机制

（1）局部刺激、腐蚀作用 强酸、强碱可吸收组织中的水分，并与蛋白质或脂肪结合，使细胞变性、坏死。

（2）缺氧 刺激性气体以及窒息性气体均可引起缺氧。

（3）抑制酶的活性 多数毒物通过抑制酶的活性而产生毒性作用，如有机磷杀虫药抑制胆碱酯酶，氰化物抑制细胞色素氧化酶等。

（4）麻醉作用 如有机溶剂和吸入性麻醉剂可通过血脑屏障，作用于中枢神经系统，抑制脑功能。

（5）干扰细胞膜的生理功能 四氯化碳经代谢产生自由基，自由基作用于肝细胞膜中脂肪酸，产生过氧化物，由此导致线粒体和内质网变性，肝细胞死亡。

（6）竞争受体 如阿托品过量使用时通过竞争性阻断毒蕈碱受体产生毒性作用。

三、护理评估

1. 病史 详细询问职业史和中毒史。职业史包括工种、接触毒物的种类、时间、数量、中毒途径及发病情况等。如怀疑食物中毒者，应询问进餐情况、进餐时间和同时进餐者有无相同症状，并收集剩余食物送检。对生活性中毒，如怀疑有服毒的可能性时，要了解患者的生活情况、精神状态及长期服用药物的种类、剂量、时间等。此外，还需对中毒患者的基本情况有一定的了解，如患者年龄、体重、既往病史、吸烟史、服药情况、是否有遗传性疾病等相关情况。

2. 临床表现 不同毒物引起的症状和体征不同，不同患者对同一种毒物也可表现出不同的症状（表 11-1）。混合性中毒患者的症状不同于单一毒物引起的中毒。首先应检查生命体征，然后按诊断学规范检查，重点检查瞳孔、皮肤黏膜、呼吸系统、循环系统等的变化。

表 11-1 急性中毒常见临床表现

主要症状	临床表现
皮肤黏膜症状	皮肤烧灼伤、大汗、潮湿、皮肤颜色改变（包括变黑、发绀、潮红）
眼部症状	视力障碍、瞳孔改变（包括瞳孔扩大、瞳孔缩小）、眼部器官损害
呼吸系统症状	异常呼吸气味、呼吸道刺激症状（如咳嗽、咽痛、分泌物增多、声嘶等，重者可出现肺水肿以及急性呼吸窘迫症状）、呼吸频率的改变（包括呼吸加快，如甲醇、水杨酸等毒物中毒；呼吸减慢，如催眠药、吗啡、地西泮等中毒）
神经系统及精神症状	程度不等的意识障碍、瘫痪、谵妄、惊厥、精神失常、肌纤维震颤等
循环系统症状	心律失常（常见于洋地黄、阿托品、乌头、夹竹桃等中毒）、休克（常见于奎宁、奎尼丁中毒引起的血管源性休克及青霉素过敏引起的休克等）、心脏骤停（常见于洋地黄、奎尼丁、河豚等中毒）

续表

主要症状	临床表现
泌尿系统症状	肾小管坏死（常见于四氧化碳、升汞等中毒）、肾缺血（引起休克的毒物可出现肾缺血）、肾小管堵塞（磺胺结晶、砷化氢中毒可引起肾小管堵塞）
消化系统症状	口腔炎、呕吐、腹泻、腹绞痛、急性胃炎、肝脏受损
血液系统症状	白细胞减少（常见于氯霉素、苯、抗肿瘤药等中毒）、贫血（常见于苯胺、硝基苯等中毒）、出血（常见于氯霉素、阿司匹林、肝素、水杨酸类等中毒）

3. 实验室检查

（1）毒物检测　有助于确定中毒物质和估计中毒的严重程度。可以从容器、剩余毒物、可疑食物、水、中毒者的呕吐物、大便、尿液中检测出毒物。

（2）其他检查　血尿便常规、血清电解质、血气分析等检查。

四、救治原则

1. 立即终止接触毒物　毒物由呼吸道侵入时，要迅速离开现场，加强通风；对于体表污染者应立即脱去污染衣物，对接触部位进行严格的彻底清洗；食入性毒物应停止服用。

2. 清除胃肠道内尚未吸收的毒物　在抢救口服摄入毒物者时，除非毒物和患者的情况不允许，否则应尽量清除所有摄入胃肠道内的毒物。常用的方法有催吐、洗胃、导泻等。早期清除毒物可使病情改善，越早、越彻底越好。

（1）催吐　对于患者神志清醒且能合作的中毒患者，只要胃内尚有毒物存留，立即采取催吐措施。

1）方法　可让患者先饮用适量温水，然后用压舌板、匙柄、羽毛或手指等刺激咽后壁或舌根诱发呕吐，如此反复进行，直至胃内容物完全呕出为止。

2）注意事项　催吐时，患者应头部放低，且偏向一侧，以防误吸。昏迷、惊厥状态的患者不宜催吐。误服强酸、强碱及其他腐蚀性毒物中毒患者禁止催吐。患有高血压、心脏病、休克、动脉瘤、食管静脉曲张、溃疡等疾病的患者不宜催吐。孕妇以及年老体弱者禁止催吐。

（2）洗胃　是清除经口中毒者尚未吸收的毒物的主要方法。

1）原则　早洗、反复洗、彻底洗胃。洗胃应越早越好，一般在服毒6小时内洗胃效果最好。但如果服毒量大或所服毒物吸收后可经胃排出，服毒超过6小时仍要进行洗胃。

2）禁忌证　误服强酸、强碱及其他腐蚀性毒物者；原有上消化道出血、胃穿孔及食管静脉曲张者；惊厥未控制者；休克患者未纠正血压者；患有严重心脏疾病者。

3）洗胃液的选择　见表11-2。

表11-2　临床常用洗胃液及适用范围

洗胃液	适用范围
温水或生理盐水	毒物不明中毒者或硝酸银、砷化物中毒
1:5000高锰酸钾溶液	安眠药、氰化物、无机磷等中毒，且禁用于乐果、马拉硫磷中毒
2%碳酸氢钠溶液	有机磷农药中毒、多种生物碱及汞中毒，但敌百虫及强酸中毒禁用
0.2%~0.5%活性炭悬液	各种中毒，但氰化物中毒忌用
5%硫酸钠溶液	氯化钡、碳酸钡中毒等
液体石蜡	硫黄、氯乙烷、四氯化碳等中毒

续表

洗胃液	适用范围
鸡蛋清、牛奶、豆浆	腐蚀性中毒、硫酸铜中毒等
1%~3%鞣酸液或浓茶	吗啡类、阿托品、重金属、生物碱、毒蕈、草酸、发芽马铃薯等毒物中毒

（3）导泻　洗胃完毕后，口服或由胃管注入适量硫酸钠或硫酸镁溶液，可将毒物迅速从肠道排出体外。一般不使用油类泻药，以免促进脂溶性毒物的吸收。

3. 促进已吸收毒物的排出

（1）利尿和改变尿液酸碱度　很多毒物可由肾脏排泄，加速利尿可促进毒物排出。改变尿液的pH值可使毒物由尿排出，如应用碳酸氢钠可使尿液碱性化，可以增加弱酸性化合物。如苯巴比妥和水杨酸盐离子化，因不易通过肾小管上皮细胞重吸收，而从尿中排出。

（2）氧疗　一氧化碳中毒时，吸氧可促使碳氧血红蛋白解离，加速一氧化碳排出。一氧化碳中毒首选的治疗方法为高压氧治疗法。

（3）血液透析　主要用于清除血液中分子量较小和非脂溶性的毒物。一般最好在中毒10小时内透析，否则毒物与血浆蛋白结合，不易获救，亦可同时进行腹膜透析。

（4）血流灌注　将患者血液通过含有活性炭或交换树脂的滤毒罐，将毒物吸收后再把净化的血输回患者体内，此法是目前常用的中毒抢救措施。在使用此法的过程中应注意监测患者的血容量及电解质，必要时予以补充。

（5）血浆置换　将人体内含有毒素或毒物的血液或血浆分离出来弃掉，补充正常的血浆。主要用于清除游离或与蛋白结合的毒物，特别是生物毒如蛇毒、毒蕈中毒及砷中毒等。

4. 特效解毒药的应用　见表11-3。

表11-3　常见特效解毒药

解毒药	适用范围
阿托品、解磷定、氯解磷定	有机磷杀虫药中毒
纳洛酮	吗啡、阿片类中毒
亚甲蓝（美蓝）	亚硝酸盐、苯胺、硝基苯中毒
乙酰胺（解氟灵）	氟乙酰胺、氟乙酸钠中毒
二巯丙醇	砷、汞、金、锑中毒
依地酸钙钠	铅中毒
硫代硫酸钠、亚硝酸钠	氰化物中毒

5. 对症治疗　很多急性中毒并无特殊解毒剂或解毒疗法，对症治疗非常重要。能够保护生命脏器，恢复功能，帮助患者渡过难关。如惊厥时应用抗惊厥药物苯巴比妥；及时清理呼吸道分泌物，保持呼吸道通畅；心搏骤停者应立即予以心肺复苏；烦躁惊厥、抽搐者给予止痉、镇静治疗；肺水肿、脑水肿、呼吸循环衰竭者积极给予相应处理；昏迷者常规留置导尿，加强基础护理，定期翻身拍背，以免发生坠积性肺炎及压疮等。

五、护理措施

1. 病情观察

（1）对中毒患者应密切观察其生命体征，如呼吸、脉搏、血压、瞳孔、意识状态等。

（2）做好心脏监护，及时发现心律失常、心脏骤停，以便及时进行处理。

（3）记录24小时出入量，如观察患者的尿量、每日进食及饮水量、呕吐、腹泻情况、皮肤弹性等，维持水、电解质平衡。

（4）注意观察呕吐物及排泄物的性状，必要时留标本送检。

2. 洗胃护理

（1）对口服中毒者，应立即洗胃，且应彻底。

（2）对于患者中毒毒物不明时，应抽取胃内容物，及时送检，同时选用温开水或生理盐水洗胃，毒物性质明确后，再采用对抗剂洗胃。

（3）昏迷患者洗胃时，采用去枕平卧，头偏向一侧，防止分泌物误吸，而引起窒息。

（4）每次灌入量以300～500ml为宜，如灌入太多，可使胃内压增高，不仅易使毒物进入肠道，还可导致急性胃扩张或液体反流进入呼吸道，急性胃扩张可引起迷走神经兴奋，导致反射性心跳骤停，心脏疾病患者更应慎重。

（5）洗胃过程中密切观察病情变化，配合抢救。若出现腹痛或吸出血性液体、血压下降等症状，立即停止洗胃，并通知医师，积极处理。

3. 一般护理

（1）急性中毒者应卧床休息、注意保暖。

（2）在病情允许的情况下，应多食高蛋白、高碳水化合物、高维生素的无渣饮食。腐蚀性中毒者应早期给予乳类等流质饮食。

（3）对昏迷患者还应做好皮肤护理，以防压疮的发生。

（4）吞服腐蚀性毒物者应特别注意口腔护理，密切观察口腔黏膜的变化，防止口腔感染。

4. 对症护理　如当中毒者处于昏迷状态时，应根据需要给予相应的营养支持，以提高机体的抵抗力。出现惊厥时应使用抗惊厥药物治疗，脑水肿时应用甘露醇行脱水治疗等。

5. 心理护理　在急性中毒治疗期及恢复期，应做好患者的心理护理，特别是对于自杀的患者要及时进行心理疏导。

6. 健康教育

（1）加强防毒知识的宣传。结合实际情况，向群众介绍有关中毒的预防和急救知识。如：农村使用农药季节宣传预防农药中毒，初冬季节宣传预防煤气中毒等。

（2）不吃有毒或变质的食品。如变质的韭菜、菠菜、萝卜等不可食用或无法辨别有无毒性的蕈类等食物均不可食用。

（3）加强毒物管理及个人防护。严格遵守毒物的防护和管理制度，加强毒物的保管。注意农药的保管，应有明显标记，防止误食。遵守车间空气中毒物最高允许浓度的规定，防止化学药物泄漏。

任务二　有机磷杀虫药中毒　📱 微课2

PPT

》》情境导入 》》

情境：患者，27岁，农民。入院前15小时误服敌百虫，经当地用阿托品治疗后送来，患者昏迷，瞳孔散大，皮肤干燥，抽搐，呼吸不规则，9小时未排尿，心率180次/分，血胆碱酯酶活力为20%。疑为"有机磷农药中毒"。

思考：1. 针对该患者应如何紧急救治？

2. 应怎样对患者进行正确的护理？

有机磷杀虫药属有机磷酸酯或硫代磷酸酯类化合物，多呈油状或结晶状，呈淡黄色或棕色，有大蒜样臭味，稍有挥发性。一般难溶于水，在酸性环境中较稳定，在碱性条件下易水解失效，但敌百虫在碱性溶液中则变为毒性更强的敌敌畏。

一、病因及中毒机制

1. 病因　①职业性中毒：在生产、包装、保管、运输、销售、配置、喷洒有机磷杀虫药的过程中防护不严，均可通过皮肤和呼吸道吸收中毒。②生活性中毒：主要是由于误服或误食被有机磷杀虫药污染的水源或食物所引起。

2. 中毒机制　有机磷杀虫药的中毒机制主要是抑制体内胆碱酯酶的活性。乙酰胆碱在体内过量蓄积，引起胆碱能神经出现先兴奋后抑制的一系列中毒症状。

二、护理评估

1. 病史　询问患者有无有机磷杀虫药的接触史、食用或误服史，应了解有机磷杀虫药的种类、中毒时间、中毒量、中毒途径，有无呕吐物气味，患者近来的生活及工作状况、精神状态等。

2. 临床表现　急性中毒发病时间与毒物种类、剂量和侵入途径密切相关。经皮肤吸收中毒，一般在接触后 2 ~ 6 小时后发病，经呼吸道吸入或口服后多在 10 分钟 ~ 2 小时内出现症状。中毒后的主要表现如下。

（1）毒蕈碱样症状　该症状出现最早，主要表现为平滑肌痉挛和腺体分泌增加，如恶心、呕吐、腹痛、多汗、流涎、瞳孔缩小、呼吸困难、呼吸道分泌物增加、肺水肿等。

（2）烟碱样症状　主要表现为瞳孔明显缩小、肌束颤动、牙关紧闭、抽搐、肌力减退、呼吸肌麻痹等。

（3）中枢神经系统症状　主要表现为头晕、头痛、倦怠、乏力、烦躁不安、谵妄、昏迷等。

（4）其他症状　①中毒后"反跳"：是指急性有机磷杀虫药中毒，特别是乐果和马拉硫磷口服中毒者，经急救后临床症状好转，达稳定期数天至 1 周后突然急剧恶化，再次出现有机磷急性中毒的症状，甚至发生肺水肿或突然死亡。此现象与残留在皮肤、毛发和胃肠道内的有机磷杀虫药重新吸收或解毒药停用过早等因素所致。②中间综合征：多发生在重度甲胺磷、敌敌畏、乐果、久效磷等中毒后 1 ~ 4 天及复能药用量不足的患者，经治疗胆碱能危象消失、意识清醒或未恢复和迟发性多发神经病发生前，突然出现屈颈肌和四肢近端肌无力和第Ⅲ、Ⅶ、Ⅸ、Ⅹ对脑神经支配的肌肉无力，出现睑下垂、眼外展障碍、面瘫和呼吸肌麻痹，引起通气障碍性呼吸困难或衰竭，可导致死亡。其发病机制与胆碱酯酶长期受抑制，影响神经肌肉接头处突触后功能有关。③迟发性多发性神经病：重度中毒者症状消失后 2 ~ 3 周，可发生迟发性神经损害，初为感觉神经受累，后累及运动神经。目前认为可能是由于有机磷杀虫药抑制神经靶酯酶并使其老化所致。

3. 实验室检查

（1）全血胆碱酯酶活力（CHE）测定　是诊断有机磷杀虫药中毒的特异性指标，对判断中毒程度、疗效和预后均极为重要。正常血胆碱酯酶活力为 100%，降至 70% 以下即有意义。对长期有机磷杀虫药接触者，血 ChE 活力值测定可作为生化监测指标。

（2）尿中有机磷杀虫药分解产物测定　在体内，对硫磷和甲基对硫磷氧化分解为对硝基酚，敌百虫代谢为三氯乙醇。尿中测出对硝基酚或三氯乙醇有助于诊断上述毒物中毒。

4. 中毒程度

（1）轻度中毒　以毒蕈碱样症状为主，血胆碱酯酶活力为 50% ~ 70%。

（2）中度中毒　除轻度中毒症状外，尚有大汗淋漓、瞳孔明显缩小、呼吸困难等烟碱样中毒症状，血胆碱酯酶活力为 30% ~ 50%。

（3）**重度中毒**　除上述症状外，出现中枢神经系统受累和呼吸衰竭表现，少数患者有脑水肿，血胆碱酯酶活力 < 30%。

三、救治与护理

（一）救治要点

1. 迅速清除毒物　立即将患者脱离现场，脱去污染衣物，用肥皂水清洗污染的皮肤、毛发及指甲，禁用热水或乙醇擦拭，以防皮肤血管扩张促进毒物吸收。眼部污染时，可用 2% 碳酸氢钠清洗、生理盐水或清水连续冲洗。口服中毒时，用 2% 碳酸氢钠冲洗（敌百虫禁用）或用 1：5000 高锰酸钾溶液冲洗（硫磷、乐果禁用），直到洗清为止，最后用 50% 硫酸镁导泻。

2. 尽早给予解毒剂　应用原则为早期、足量、联合和重复应用解毒药。

（1）**抗胆碱药**　阿托品为抗胆碱药，对缓解毒蕈碱样症状、对抗呼吸中枢抑制有效，改善呼吸中枢抑制，但是对烟碱样症状和恢复胆碱酯酶活性没有作用。阿托品剂量可根据病情每 10 ~ 30 分钟或每 1 ~ 2 小时给药一次，直至达到阿托品化为止，此时，应减少阿托品剂量或停用。在用药的过程中应密切观察阿托品化指标，并随时调整加量，防止阿托品中毒（表 11 - 4）。

表 11 - 4　阿托品化与阿托品中毒的主要区别

	阿托品化	阿托品中毒
神经系统	意识清楚或模糊	谵妄、躁动、幻觉、双手抓空、惊厥、昏迷
皮肤	颜面潮红、干燥	干燥、紫红
瞳孔	由小扩大，不再缩小	极度扩大
体温	正常或轻度升高	高热，>40℃
心率	≤120 次/分，脉搏快而有力	心动过速，脉搏细速，甚至发生心室颤动

（2）**胆碱酯酶复能剂**　常用的有碘解磷定和氯解磷定。胆碱酯酶复能剂对解除烟碱样作用明显，但对毒蕈碱样症状作用较差。有机磷杀虫药和血胆碱酯酶结合，在 72 小时内已老化，胆碱酯酶复能剂对已老化的胆碱酯酶没有复能作用，因此应早期使用，足量使用，持续时间不超过 72 小时。胆碱酯酶复能剂和阿托品合用，可取得协同效果。两种药物合用时，阿托品量应减少，以防发生阿托品中毒。

（3）**解磷注射液**　是一种含有抗胆碱剂和复能剂的复方注射液，它既对毒蕈碱、烟碱样和中枢神经系统症状有较好的对抗作用，又对失活的胆碱酯酶有较强的复活作用。起效快，作用时间长。

💡 **想一想**

"阿托品化"的临床表现有哪些？

3. 对症治疗　有机磷杀虫药中毒导致死亡的主要原因是呼吸衰竭和急性肺水肿，因此，应早期识别，及时纠正呼吸衰竭、循环衰竭，加强对重要脏器的监护，保持呼吸通畅，吸氧、应用人工呼吸器等。

（二）护理要点

1. 病情观察

（1）有机磷农药中毒所致呼吸困难较常见，在抢救过程中应严密监测患者生命体征。

（2）严密观察患者的神志、瞳孔的变化。了解全血胆碱酯酶活力测定的结果，以便于掌握治疗和护理的效果。

（3）注意观察药物使用情况。①阿托品的观察：阿托品化和阿托品中毒的剂量接近，需注意观察患者是否有面红、口干、心率增快等阿托品中毒症状。②胆碱酯酶复能剂的观察：在使用时应首次足量给药，且复能剂在碱性溶液中不稳定，易水解成有剧毒的氰化物，在使用时应禁止与碱性药物配伍使用。在应用的过程中，在注射过快或未经稀释，可发生中毒，抑制呼吸，用药时应稀释后缓慢静脉推注或静脉滴注。③碘解磷定药液刺激性强，应确定针头在血管内方可注射给药，不宜使用肌注用药。

（4）密切观察患者症状、体征，及时发现和救治中毒后"反跳"、中间综合征、迟发性多发性神经病。

2. 一般护理

（1）迅速帮助患者远离中毒环境。

（2）洗胃护理　口服中毒者，应立即洗胃，一般选用1%~2%碳酸氢钠溶液、1∶5000高锰酸钾、0.45%氯化钠溶液进行洗胃。洗胃时，一次的灌入量不宜过多，出入量应相等。在洗胃的过程中还应密切观察患者的意识状态、生命体征等情况。

（3）维持有效通气功能　及时有效地清除呼吸道分泌物，保持呼吸通畅，充分给氧，必要时建立人工气道或呼吸机辅助呼吸。

3. 心理护理　根据不同的心理特点予以心理指导，关心、体贴患者，不歧视患者，与家属共同安慰患者，为患者提供情感上的支持。

任务三　急性一氧化碳中毒　微课3

情境导入

情境：患者，女，28岁，被人发现昏迷，屋内有火炉。查体：体温36℃，血压90/60mmHg，四肢厥冷，腱反射消失，血液中的COHb为60%。

思考：1. 该患者发生了何种意外？
　　　2. 针对该患者应如何紧急救治？

一氧化碳（carbon monoxide, CO）为无色、无味、无刺激性气体，含碳物质燃烧不充分时，可产生一氧化碳，俗称煤气。人体吸入空气中过量CO引起的中毒称一氧化碳中毒，可导致全身组织缺氧，最终发生脑缺氧和中毒性脑病。

一、病因及中毒机制

1. 病因

（1）工业中毒　在炼钢、化肥生产制造、炼焦等工业生产中都可产生大量的一氧化碳，若工作人员不注意进行防护均可引起中毒。

（2）生活中毒　在日常生活中，如室内门窗紧闭、火炉无烟囱或有堵塞、通风不良的浴室等情况下，都可发生中毒。当失火现场空气中的CO浓度高于10%时，也可发生中毒。

2. 中毒机制　CO中毒主要引起组织缺氧。CO经呼吸道进入人体血液内后，立即与血红蛋白（hemoglobin, Hb）结合，形成稳定的碳氧血红蛋白（carboxyhemoglobin, COHb）。CO与Hb的亲和力比氧与Hb的亲和力大240倍，而解离速度仅是氧合血红蛋白的1/3600。吸入较低浓度CO即可

产生大量 COHb。COHb 不能携带氧，且不易解离，严重影响了红细胞的血红蛋白结合氧并随血液循环起到输送氧的作用，使机体组织、器官发生急性缺氧。同时，COHb 的存在还能使血红蛋白氧解离曲线左移。血氧不易释放给组织而造成细胞缺氧。此外，CO 还可与肌球蛋白结合，抑制细胞色素氧化酶，直接抑制组织细胞内呼吸。CO 中毒时，脑、心对缺氧最敏感，常最先受损。

二、护理评估

1. 病史　注意了解中毒时患者所处的环境、停留时间、突发昏迷情况。

2. 临床表现　急性中毒的表现随着中毒的程度而有所不同，故将急性一氧化碳中毒分为轻、中、重三度。

（1）轻度中毒　患者可感头痛、头晕、四肢无力、恶心、呕吐、耳鸣、心悸，少数患者可出现短暂的昏厥，此时如能及时脱离中毒环境，吸入新鲜空气，上述症状数小时即可消失。血液中 COHb 的含量在 10%～20%。

（2）中度中毒　除上述症状外，可出现昏迷、面色潮红、呼吸困难、口唇呈樱桃红色、脉快、多汗，如抢救及时，可迅速清醒，数天内完全恢复，一般无后遗症状。血液中 COHb 的含量在 30%～40%。

（3）重度中毒　患者出现深昏迷，各种条件反射消失、抽搐、呼吸抑制、脉搏微弱、血压下降，最后可因脑水肿，呼吸循环衰竭而危及生命。血液中 COHb 的含量可高达 40%～60%。严重中毒患者在抢救苏醒后 2～60 天可出现迟发性脑病的症状，表现为痴呆、谵妄、偏瘫、大小便失禁、癫痫等。

3. 实验室检查

（1）血液 COHb 测定　是对确诊有价值的指标。

（2）脑电图检查　可见弥漫性低波幅慢波，与缺氧性脑病进展相平行。

（3）头部 CT 检查　脑水肿时可见脑部有病理性密度减低区。

三、救治与护理

（一）救治要点

1. 现场急救　进入中毒现场迅速打开门窗进行通风、换气，断绝煤气来源，迅速将患者移至空气清新地方，卧床休息，保持呼吸通畅，注意保暖。如患者呼吸、心跳已停止应立刻进行心肺脑复苏术，成功后送医院继续行高压氧综合治疗。

2. 纠正缺氧　氧疗是治疗 CO 中毒最有效的方法。轻中度中毒患者鼻导管高流量吸氧 8～10L/min；严重中毒患者给予高压氧治疗，可加速碳氧血红蛋白解离，促进一氧化碳排出。呼吸停止时应及时进行人工呼吸，或使用呼吸机。

3. 防治脑水肿　严重中毒后，脑水肿在 24～48 小时达到高峰，并可持续多天，应给予脱水治疗。目前最常用的是 20% 甘露醇 250ml 快速静脉滴注，每日 2 次。待颅内压增高现象好转后可减量，也可注射呋塞米脱水。

4. 促进脑细胞功能恢复　可给予三磷酸腺苷、细胞色素 C、胞磷胆碱、辅酶 A、维生素 C 等药物进行治疗。

5. 防治并发症及迟发性脑病　昏迷期间保持呼吸道通畅，定时翻身，以防发生压力性损伤和肺炎。急性 CO 中毒患者苏醒后应该休息观察 2 周，以防迟发性脑病。

知识链接

高压氧舱治疗

　　将患者置于高于一个大气压环境中吸收纯氧对某些疾病进行治疗的方法叫高压氧疗法。所吸氧的浓度为 85%～99%，血氧含量是常压下吸氧的数倍乃致数十倍，能有效地提高血氧张力，增加血氧含量，高压氧舱的适用范围很广，临床主要用于厌氧菌感染、CO 中毒、气栓病、减压病、缺血缺氧性脑病、脑外伤、脑血管疾病等的治疗。

　　6. 对症治疗　高热抽搐者，采用物理降温，体表用冰袋、头部用冰帽，降低脑代谢率，增加脑对缺氧的耐受性。注意观察患者有无出现休克、代谢性酸中毒及水、电解质失衡的症状，如出现应及时给予治疗。

（二）护理要点

1. 病情观察

　　（1）密切观察患者的体温、脉搏、呼吸、血压、尿量、神志、瞳孔的变化，且应随时注意患者的病情变化，做好相应的护理记录。

　　（2）观察患者神志，昏迷患者清醒后仍需要注意观察，以便及时发现再度出现昏迷的早期症状，予以及早防治。

　　（3）准确记录出入量，注意尿量及颜色变化。严密观察患者有无呕吐等症状，以防患者出现脑水肿现象。

2. 一般护理

　　（1）将患者放到空气流通处，高流量吸氧或者行高压氧治疗。昏迷或者烦躁患者要加强保护措施，以防发生坠床、骨折等。

　　（2）对昏迷患者应注意安全和保持呼吸道的畅通，防止坠床、窒息和吸入性肺炎。昏迷患者取侧卧位或者平卧头偏向一侧，预防窒息和吸入性肺炎。及时去除口腔内分泌物，保持呼吸道畅通。

　　（3）昏迷者暂禁食，通过静脉补充营养，必要的时候鼻饲。神志清醒后鼓励患者进食，多喝水。

　　（4）应加强皮肤护理，定时翻身、按摩，防止压疮的发生。

3. 氧疗　给予患者高浓度、高流量吸氧，有条件可用高压氧舱治疗。

4. 心理护理　对意识清醒者要做好心理护理，关心、体贴、爱护患者，增强康复的信心；对于心理状态出现严重偏差者、严重行为失常者应加强陪护，进行专业的心理护理，防止患者出现过激行为。

5. 健康教育　加强预防 CO 中毒的宣传；避免在密闭的室内用炭火取暖；在生产、工作时，若出现头晕、恶心等症状时应立即离开中毒环境，移到空气流通处；学会自救及互救的方法。

任务四　乙醇中毒 微课4

PPT

情境导入

　　情境：患者，男，36 岁，参加同学聚会，大量饮酒，后被送入医院。查体：呼吸慢而有鼾声，心率 130 次/分，血压 80/60mmHg，血液乙醇浓度达 97mmol/L。

　　思考：1. 患者发生了何种情况？

　　　　　　2. 针对该患者应如何紧急救治？

乙醇别名酒精，是无色、易燃、易挥发的液体，具有醇香气味，能与水和大多数有机溶剂混溶。一次饮入过量乙醇或酒类饮料引起的中枢神经系统由兴奋转为抑制的状态，严重者可引起呼吸衰竭及循环衰竭，称为急性乙醇中毒（acute alcohol poisoning）。

一、病因及中毒机制

1. 病因　中毒多是由过量饮酒引起。误服其他含乙醇的制剂也可引起中毒。长期大量饮酒还可导致大脑皮层、小脑、桥脑和胼胝体变性，肝脏、心脏、内分泌腺损害，营养不良，酶和维生素缺乏等。

2. 中毒机制　大多数成人引起中毒症状的乙醇饮用量为 75～80g，而致死量则为 250～500g。饮入的乙醇 80% 由小肠上段吸收，饮酒后 2 小时可全部吸收入血液。90% 乙醇在肝脏内代谢、分解，大部分氧化成二氧化碳和水，其余一小部分可经尿液、汗液、唾液以及呼吸道排出。除引起中枢神经抑制外，还可影响糖代谢，抑制糖原异生，糖异生受阻后可出现低血糖。

二、护理评估

1. 病史　有无过量饮酒史。注意观察患者的意识状态、呼吸等有无强烈酒味。

2. 临床表现　急性中毒一般可分三期：兴奋期、共济失调期、昏迷期。

（1）兴奋期　血乙醇浓度达到 11mmol/L（50mg/dl），主要表现为头痛、欣快、兴奋。血乙醇浓度超过 16mmol/L（75mg/dl），可有健谈、饶舌、情绪不稳定、自负、易激惹、粗鲁行为或攻击行为。浓度达到 22mmol/L（100mg/dl）时，驾车易发生车祸。

（2）共济失调期　血乙醇浓度达到 33mmol/L（150mg/dl），肌肉运动不协调，行为笨拙，步态不稳，出现明显共济失调。言语含混不清，眼球震颤，视物模糊，复视。浓度达到 43mmol/L（200mg/dl），出现恶心、呕吐、困倦。

（3）昏迷期　血乙醇浓度达到 54mmol/L（250mg/dl），患者进入昏迷期，表现为沉睡、瞳孔正常或散大、体温降低。血乙醇浓度超过 87mmol/L（400mg/dl），患者陷入深昏迷，心动过速、血压下降，呼吸慢而有鼾声，可出现呼吸、循环衰竭而危及生命。

3. 实验室检查　可进行血清乙醇浓度测定、动脉血气分析、血清电解质浓度测定等检查。

三、救治与护理

（一）救治要点

1. 迅速清除毒物　对于神志清醒者可立即刺激咽部进行催吐，继用温开水或氯化钠溶液反复洗胃。对于昏迷、休克等症状严重患者，可用血液透析促使体内乙醇排出。透析指征为血乙醇浓度 > 108mmol/L（500mg/dl），伴酸中毒或同时服用甲醇。

2. 促进乙醇氧化，使患者清醒　静脉滴注 50% 葡萄糖溶液 100ml，肌内注射维生素 B_1、维生素 B_6 各 100mg，加速乙醇在体内的氧化。

3. 保护大脑功能　应用中枢吗啡受体拮抗剂纳洛酮，具有兴奋呼吸和催醒作用。对抗急性酒精中毒引起的中枢神经系统的抑制，常用量为 0.4～0.8mg，缓慢静脉注射。

💡 **想一想**
- -

乙醇中毒的救护原则有哪些？

4. 对症处理　对于兴奋期烦躁不安者，可用地西泮或水合氯醛；脑水肿者应限制入水量，注射利尿剂如呋塞米或静滴 20% 甘露醇；低血压、休克者，给予扩容，应用血管活性药物，纠正酸中毒等。

（二）护理要点

1. 病情观察　密切观察患者的生命体征、意识状态、瞳孔变化。对于有外伤史患者，必要时进行颅脑 CT 检查。

2. 一般护理

（1）保持呼吸通畅　取平卧位头偏向一侧，及时清除呕吐物及呼吸道分泌物，以防呕吐物吸入气道造成窒息。呼吸抑制者，给予呼吸兴奋剂，必要时气管插管，呼吸机辅助呼吸。

（2）饮食　以清淡新鲜、富含营养、易消化吸收为原则。

（3）注意保暖　急性酒精中毒患者全身血管扩张，散发大量热量，有些甚至寒战。此时应适当提高室温，加盖棉被进行保暖。

（4）安全防护　患者如出现烦躁不安、意识不清、兴奋等状态时，应做好患者的安全防护工作，加强巡视，使用床挡，必要时给予适当的保护性约束，防止患者发生意外，还要防止其伤害他人。

3. 健康教育　要充分认识酒的危害，饮用酒时，应掌握好量，切勿酗酒。不要空腹饮酒。空腹饮酒，乙醇吸收快，易引起中毒。饮酒过量时，用探咽催吐的办法尽快排出胃内乙醇，减少乙醇的吸收，减轻中毒。大量饮酒或长期饮酒者，应定期检查肝功能。

（海润玲）

书网融合……

| 重点小结 | 微课1 | 微课2 | 微课3 | 微课4 | 习题 |

项目十二 常见急症的救护

学习目标

知识目标： 通过本项目的学习，应能掌握意识障碍、呼吸困难、腹痛、胸痛、高热的护理措施；熟悉意识障碍、呼吸困难、腹痛、胸痛、高热的临床表现；了解意识障碍、呼吸困难、腹痛、胸痛、高热的病因及发病机制。

能力目标： 具备对意识障碍、呼吸困难、腹痛、胸痛、高热患者快速评估和救护的能力。

素质目标： 通过本项目的学习，树立常见急症所需的应急应变能力、敏锐的观察力和团队协作的职业素质。

各种急危重症患者，病情复杂多样，需要护士运用护理程序，早期识别，正确判断，及时有效救护，以提高抢救成功率，降低患者的死亡率。临床上常见的急症有意识障碍、呼吸困难、腹痛、胸痛及高热。

任务一 意识障碍

意识障碍是指人体对自身和周围环境的识别和察觉能力出现障碍，是由各种原因使大脑功能紊乱所产生的严重症状之一。

一、病因及发病机制

（一）病因

1. 颅内疾病

（1）颅内感染 各种脑炎、脑膜炎、脑脓肿等。

（2）脑血管疾病 脑出血、蛛网膜下腔出血、脑梗死等。

（3）颅内占位性病变 颅内肿瘤、脑寄生虫、脑内肉芽肿等。

（4）颅脑外伤 脑震荡、脑挫裂伤、颅内血肿等。

（5）其他 癫痫、高血压脑病等。

2. 颅外疾病

（1）急性重症感染 败血症、肺炎等。

（2）内分泌及代谢障碍性疾病 肝性脑病、糖尿病酮症酸中毒、甲状腺危象、自发低血糖等。

（3）心血管系统疾病 严重休克。

（4）外源性中毒 一氧化碳、有机磷农药、安眠药、酒精等中毒。

（5）物理性损害 急性中暑、淹溺、触电等。

（二）发病机制

颅内疾病可直接或间接损害大脑皮质及网状结构上行激活系统，如大脑广泛急性炎症、幕上占位性病变造成沟回疝压迫脑干和脑干出血等，均可造成严重意识障碍。

颅外疾病主要通过影响神经递质和脑的能量代谢而影响意识。例如：严重休克缺血、缺氧，可致脑水肿、脑疝形成，或使兴奋性神经介质去甲肾上腺素合成减少或停止，均可间接影响脑干网状结构上行激活系统或大脑皮质；肝性脑病时，代谢废物不能完全被肝脏解毒，形成假介质取代去甲肾上腺素（竞争性抑制），从而发生昏迷；低血糖时，由于脑部能量供应降低及干扰能量代谢，可致低血糖性昏迷等。

二、护理评估

1. 健康史 询问意识障碍发生的时间、过程、起病的急缓，发病前是否有明显的刺激源，有无心、肝、肾、肺等脏器的慢性疾病史，发病时有无伴随症状以及与意识障碍先后次序，入院前是否治疗用药及其剂量等。

2. 临床表现

（1）意识障碍的程度 根据格拉斯哥昏迷评分表（GCS）（表 12 - 1），以睁眼动作、言语反应、运动反应综合评估。总分最高分为 15 分，表示意识清醒，最低分为 3 分，总分越低，表明意识障碍越重。13 ~ 14 分为轻度障碍，9 ~ 12 分为中度障碍，小于 8 分为重度障碍（昏迷）。

表 12 - 1　格拉斯哥昏迷评分表

睁眼反应	计分	言语反应	计分	运动反应	计分
自动睁眼	4	定向正常	5	能按指令动作	6
呼之睁眼	3	应答错误	4	对刺痛能定位	5
疼痛睁眼	2	言语错乱	3	对刺痛能躲避	4
不睁眼	1	言语难辨	2	刺痛肢体屈曲	3
		不语	1	刺痛肢体过伸	2
				无动作	1

（2）生命体征变化 意识障碍同时伴有生命体征的改变。①发热：先发热后有意识障碍，常见于感染性疾病，如流行性脑膜炎、病毒性脑炎、中毒性痢疾、大叶性肺炎等。先有意识障碍而后发热见于脑出血、蛛网膜下腔出血等。②头痛、恶心、呕吐及肢体瘫痪：常见于脑出血、脑血栓形成等。③血压改变：血压增高多见于高血压脑病、脑出血等，血压降低多见于各种原因引起的休克。④脑膜刺激征：见于脑膜炎、蛛网膜下腔出血。

（3）瞳孔的改变 双侧瞳孔缩小可见于有机磷农药中毒、巴比妥类和阿片类药物中毒等；双侧瞳孔散大多见于颠茄类、酒精、氰化物、一氧化碳中毒等；双侧瞳孔不等大或者忽大忽小，是脑疝的早期征象；双侧瞳孔散大固定，为脑不可逆性损伤；瞳孔对光反射不灵敏提示昏迷。

（4）皮肤改变 黄染可见于肝胆疾病；出血点、瘀斑可见于严重感染和出血性疾病等；皮肤苍白见于休克、贫血、尿毒症、低血糖性昏迷等；潮红见于酒精中毒；皮肤湿冷见于低血糖昏迷、吗啡类药物中毒等。

（5）肢体活动 意识障碍伴颈项强直可能有中枢神经病变，如脑膜炎、蛛网膜下腔出血等；一侧偏瘫常见于脑血管意外；四肢无肌张力提示昏迷；伴四肢抽搐见于癫痫、脑出血、颅内肿瘤等。

3. 辅助检查

（1）常规检查 血、尿及大便常规，血糖、血清电解质、心电图、血气分析、脑脊液检查等。

（2）考虑颅内病变 检查头颅 CT、X 线、颅脑 MRI、脑电图、脑血管造影等。

（3）考虑颅外病变 检查肝功能、肾功能、血气分析、碳氧血红蛋白、尿液分析、毒理检测等。

三、病情判断

迅速准确询问病史，寻找意识障碍的病因，全面而有重点地查体，特别是生命体征、瞳孔、皮肤以及神经系统体征，结合必要的辅助检查，判断是不是意识障碍，进一步明确意识障碍的病因、程度。

四、救治与护理

（一）救治原则

1. 急诊处理 保持呼吸道通畅，必要时紧急气管插管予以人工辅助通气，防止呕吐所导致的误吸风险，吸氧并迅速建立输液通路。

2. 病因治疗 尽快明确病因并治疗是减少脑损害、挽救生命的根本措施。如中毒引起的意识障碍，早期洗胃治疗及使用相应拮抗药物；颅内感染引起的意识障碍患者，予以有效抗生素治疗；若为低血糖引起的意识障碍立即静脉给予50%葡萄糖液。

3. 对症治疗 降低颅内压、控制脑水肿，维持水、电解质平衡，防治并发症，如消化道出血、心力衰竭、呼吸衰竭、肾功能衰竭等。

（二）护理措施

1. 分诊护理 患者存在生命危险的应讯速送往急诊抢救室进行抢救，根据护理评估结果，请相应专科医生会诊。

2. 保持呼吸道通畅 松开昏迷患者衣领，安置平卧位，头偏一侧；及时清理呼吸道分泌物；防止舌根后坠导致呼吸道堵塞；禁食，减少不必要的刺激；建立人工气道的患者做好气道管理，给予氧气吸入等。

3. 建立静脉通道 遵医嘱合理用药，加强基础护理，防止脑水肿。

4. 严密观察病情变化 每15分钟监测一次生命体征变化、昏迷程度，观察瞳孔有无变化，肢体有无偏瘫，有无脑膜刺激征等。

5. 对症护理 控制体温；维持水、电解质和酸碱平衡；保持肢体功能位，维持正常排泄功能，注意安全，防止坠床；预防肺部感染等。

6. 心理支持

任务二 呼吸困难 🄴 微课

呼吸困难是指患者自我感觉"呼吸费力"或"气短"，体征上表现为呼吸频率、深度、节律的异常，在用力呼吸时，可见辅助呼吸肌参与等。呼吸困难是急诊科的常见急症之一，严重呼吸困难如不进行紧急救治，可危及患者生命。

一、病因与发病机制

1. 肺源性呼吸困难 因呼吸道、肺、肺循环、胸膜、纵隔、胸及呼吸肌等呼吸系统疾病引起的呼吸困难。根据临床表现可分为3类。

（1）吸气性呼吸困难 表现为喘鸣和三凹征（吸气时胸骨、锁骨上窝及肋间隙凹陷），常见于因炎症、咽喉部水肿、异物和肿瘤引起的喉、气管狭窄等。

（2）呼气性呼吸困难　表现为呼气相延长，常伴有哮鸣音，多见于支气管哮喘和慢性阻塞性肺疾病。

（3）混合性呼吸困难　吸气和呼气均存在呼吸困难征象，多见于肺炎、肺纤维化、气胸、急性呼吸窘迫综合征等。

2. 心源性呼吸困难　因各类心脏疾病引起的呼吸困难，如左心衰竭或右心衰竭、大量心包积液等。

3. 中毒性呼吸困难　因各种毒物或药物中毒引起的呼吸困难，如急性一氧化碳中毒、急性有机磷中毒等。

4. 血源性呼吸困难　因血液系统疾病引起的呼吸困难，多见于重症贫血、白血病等。

5. 神经精神与肌病性呼吸困难　因神经系统和肌肉病变引起的器质性呼吸困难，精神心理因素引起的非器质性呼吸困难。

6. 其他疾病所致呼吸困难　如发热、高原病、大量腹水、气腹、腹内巨大肿瘤、妊娠后期等。

二、护理评估

1. 健康史　呼吸困难患者就诊时有明显的憋气或者持续的哮喘，可伴有鼻翼翕动、三凹征、发绀等临床表现，患者出现焦虑、烦躁以及恐惧感。因此，护理人员首先应该快速评估发病原因以及诱发因素。

2. 临床表现　主要症状与伴随症状因原发病不同，症状也各异（表12-2）。

表12-2　不同病因呼吸困难的主要临床表现

病因	临床特征	伴随症状
上呼吸道阻塞	吸气相喘鸣和三凹征	窒息感
肺炎	发热、咳嗽、湿性啰音	累及胸膜有胸痛
气胸	气管移位、呼吸音不对称、叩诊鼓音	胸痛
哮喘	呼气相延长和哮鸣音	咳嗽、胸部紧缩感
肺血栓栓塞	晕厥、低氧、低血压、心电图右心负荷增加	胸痛，咯血
左心功能不全	奔马律、湿性啰音、粉红色泡沫	喜坐位
心脏压塞	颈静脉怒张、心音低钝、奇脉、心电图电交替	喜前倾位、腹胀、水肿
酮症酸中毒	深大呼吸	糖尿病其他症状
镇静类药物中毒	呼吸节律异常、浅慢	意识改变
癔症	呼吸频数夸张，经暗示迅速缓解	手足搐搦、麻木

3. 辅助检查

（1）血常规、血氧饱和度、血气分析　了解是否存在感染、贫血；了解患者缺氧情况。

（2）胸部X线或胸部CT检查　了解肺部病变程度和范围，明确是否存在感染占位性病变、气胸等情况。

（3）心电图　初步了解心脏情况，除外心肌梗死和心律失常，对诊断肺栓塞有参考意义。

（4）肺功能检查　可进一步明确呼吸困难类型。

三、病情判断

在明确病因情况下，可以通过评估患者的心率、血压、血氧饱和度、意识以及患者的呼吸形态、异常呼吸音、体位、讲话方式、皮肤颜色等，初步判断患者呼吸困难的严重程度。

四、救治与护理

（一）治疗原则

1. 保持呼吸道通畅　清除气道分泌物和异物，缓解气道痉挛，必要时插入喉罩、气管插管或气管切开。

2. 氧疗和呼吸支持　吸氧浓度依据不同的病因及呼吸困难程度调节。

3. 支持治疗　纠正水、电解质紊乱和酸碱平衡失调，监测并调整血糖，监测重要脏器功能。

4. 病因治疗　针对不同病因，采取相应的治疗措施。

（二）护理措施

1. 即刻护理措施　任何原因引起的呼吸困难均应以抢救生命为首要原则。①保持呼吸道通畅。②合理氧疗。③建立静脉通路，保证及时给药。④心电监护。⑤取舒适体位：嘱患者安静，取半坐卧位或端坐卧位，昏迷患者取平卧位，头偏向一侧。⑥备好急救物品：如患者呼吸困难严重，随时做好建立人工气道、机械通气的准备与配合工作，备好抢救物品和抢救药品。

2. 用药护理　遵医嘱及时给予各种治疗用药，同时观察药物疗效和不良反应。

3. 病情观察　监测生命体征和呼吸功能，观察氧疗效果。

4. 心理护理　呼吸困难患者因为突然发病，几乎都存在恐惧心理，应注意关注患者的心理变化，给予恰当的心理护理。

5. 做好转运工作　急诊处理后需手术或住院的患者，应做好转运的准备工作。根据病情，准备氧气、心电监护仪、简易呼吸器、除颤仪等必要的抢救设施。必要时，由医生和护士护送到手术室或病房。

任务三　腹　痛

情境导入

情境：患者，男，47岁。因转移性右下腹疼痛10小时就诊。10小时前感上腹部疼痛，随后转移至脐周，并伴有腹泻、呕吐，体温39.6℃，2小时前疼痛转移至右下腹部，局部伴压痛，并逐渐加重，遂来急诊科就诊。

思考：1. 对该患者最可能的诊断是什么？

2. 如何进行护理评估？

3. 该患者需要给予哪些护理措施？

腹痛是指由各种原因引起的腹腔内外脏器急性病变而出现腹部疼痛的症状，是急诊科常见的临床症状之一。临床上腹痛病因复杂、发病急、变化快、表现多样，若延误诊治，极易发生严重后果，甚至死亡。

一、病因与发病机制

（一）病因

1. 腹腔脏器病变　①急性炎症：如急性胃炎、急性胃肠炎、急性胰腺炎、急性阑尾炎、急性胆囊炎、急性化脓性胆管炎、腹膜炎等。②急性阻塞或扭转：如急性肠梗阻、胆囊或胆道结石、胆道蛔虫症、尿路结石梗阻、卵巢囊肿蒂扭转等。③急性穿孔：如胃肠穿孔、胆囊穿孔等。④脏器破裂：腹部外伤所致肝、脾、肾等实质脏器破裂，肝癌等破裂；异位妊娠、卵巢或黄体破裂等。⑤血管病变：腹主动脉瘤、肾梗死、肠系膜动脉急性栓塞或血栓形成、脾梗死等。⑥功能性：急性胃扩张、痛经、肠易激综合征等。⑦损伤：腹部外伤、钝器伤等。

2. 腹腔外脏器或全身性疾病　①胸部疾病：如急性心肌梗死、急性心包炎、肋间神经痛等。②代谢及中毒疾病：如铅中毒、尿毒症、糖尿病酮症酸中毒、低钙血症等。③变态反应性疾病：如腹型过敏性紫癜、腹型风湿热。④神经源性疾病：如腹型癫痫、胃肠功能紊乱、神经功能性腹痛等。⑤遗传性疾病：家族性地中海热等。

（二）发病机制

1. 躯体神经痛　腹壁及腹膜壁层由脊髓性感觉神经支配，当这些部位病变累及其感觉神经时产生冲动，并上传至丘脑，被大脑感知。躯体神经痛较剧烈，定位较准确，变换体位常可使疼痛加重。

2. 内脏神经痛　多由消化道管壁平滑肌突然痉挛或强力收缩、管壁或脏器突然扩张、急性梗阻、缺血等刺激自主神经的痛觉纤维传导所致，常为脏器本身的疼痛。

3. 牵涉痛　也称放射痛或感应性痛，是由某种病理情况导致身体某一局部疼痛。疼痛部位非病变所在部位，但与病变脏器的感觉常来自于同一节段的神经纤维。

二、护理评估

1. 健康史　询问患者的年龄、性别、婚育史、女性月经史等。了解患者既往有无腹痛病史、消化性溃疡、胆囊炎、胆石症、胰腺炎，有无糖尿病、心血管疾病、手术外伤史、药物过敏史及食物过敏史等；有无伴随症状，如外科急腹症则往往出现腹痛，继之发热；腹痛发生的急缓、同时或即刻随后出现的症状等。

2. 临床表现

（1）腹痛性质　大致分为三种：①持续性钝痛、胀痛或隐痛，一般是炎症性或出血性病变，如阑尾炎、胰腺炎、脾破裂出血等；②阵发性绞痛，多为管腔阻塞或括约肌痉挛收缩所致，有时根据绞痛的频率与疼痛程度可以判断出梗阻的性质与程度，如胆道蛔虫症的绞痛发作频繁且有特殊的钻顶感；而胆石症发作时绞痛的程度较轻；肠道不全梗阻时阵痛较轻，完全梗阻时绞痛比较剧烈；③持续性腹痛伴阵发性加重，常表示炎症与梗阻并存，如肠梗阻伴绞窄、胆道结石伴感染。

（2）腹痛部位　一般腹痛起始和最显著的部位往往是病变所在部位。腹痛伴有特殊部位的放射痛对疾病很有诊断价值，如右肩部放射痛者常为胆囊炎；腰背部或左肩放射痛者可能为胰腺炎；而放射到腹股沟的阵发绞痛常为输尿管结石。需注意腹腔外脏器病变有时也可产生放射性腹痛，如胸主动脉夹层、心肌梗死时产生的上腹部疼痛等。

（3）腹痛程度　程度可轻可重。但不能仅凭疼痛程度来判断病情的严重程度。

（4）伴随症状　①休克：腹痛同时伴有贫血者可能是腹腔脏器破裂（如肝、脾或异位妊娠破裂）；不伴贫血者见于急性胆管炎、胃肠穿孔、绞窄性肠梗阻、肠扭转、急性胰腺炎等。②黄疸：多见于急性胆管炎、胆总管结石、壶腹部癌或胰头癌。③发热：外科疾病一般是先有腹痛后发热；而内科疾病多先有发热后有腹痛。如伴发热、寒战者，多见于胆道感染、肝脓肿等。④血尿、排尿困难：多见于泌尿系结石、膀胱炎等。⑤盆腔炎症或积液、积血时可有排便次数增多、里急后重感。

3. 辅助检查

（1）实验室检查　①血常规：白细胞总数和中性粒细胞计数增多提示感染性疾病；血红蛋白及

红细胞进行性减少提示有活动性出血可能。②尿常规：尿中大量红细胞提示肾绞痛、泌尿系肿瘤和损伤，白细胞增多提示感染。糖尿病酮症酸中毒可见尿糖、尿酮体阳性。③大便常规：果酱样便提示小儿肠套叠；柏油样便提示有消化道出血等。④血、尿淀粉酶：明显增高常是急性胰腺炎。⑤肾功能：血肌酐、尿素氮升高提示肾功能不全。⑥人绒毛膜促性腺激素：有助于异位妊娠的诊断。

（2）X 线检查　胸部 X 线检查可观察有无胸膜炎及肺炎；腹部 X 线检查可见膈下游离气体提示急性胃肠穿孔，有液气平面提示肠梗阻；怀疑有尿路病变可拍腹部平片或者静脉肾盂造影。

（3）超声检查　可以发现肝、胆、胰、脾、肾、阑尾、子宫及附件、膀胱等病变。

（4）内镜检查以及其他影像学检查　内镜及 CT、核磁共振及核素扫描等对占位病变、腹腔肿物等都有较高诊断价值。

（5）诊断性腹腔穿刺或灌洗　腹腔穿刺有助于判断急腹症的病因。如抽出为不凝血，说明有内出血；如抽出腹腔积液，可根据其颜色、混浊度、气味、涂片革兰染色镜检等帮助鉴别；当女性患者疑有盆腔积脓、积血时，可做阴道后穹隆穿刺检查。

三、病情判断

急性腹痛病因繁多，病情变化迅速，临床表现复杂，在急诊需重视并优先排查。通过仔细询问病史、进行全面体检以及必要的辅助检查，才可能做出正确判断。急性腹痛可根据病情严重程度分为三类。①危重：患者由于腹主动脉瘤破裂、异位妊娠破裂合并重症休克等原因，导致呼吸困难、脉搏细弱、严重贫血貌，对此类患者须立即实施抢救。②重症：患者发生消化道穿孔、绞窄性肠梗阻、卵巢囊肿蒂扭转等，导致持续腹痛伴器官功能障碍，对此类患者应在尽快完成各项相关检查、改善一般情况后，准备急诊手术和相关治疗。③普通：存在潜在危险性，通常患者体征平稳，对此类患者常规处置即可，但还应细致观察，及时发现危及生命的潜在病因，如消化性溃疡胃肠炎等，也可能有结石、恶性肿瘤的可能性。

四、救治与护理

（一）救治原则

腹痛的病因虽然不同，但救治原则基本相似，即挽救生命、减轻痛苦、积极的对因治疗和预防并发症。治疗分手术治疗与非手术治疗。

1. 手术治疗　是急腹症的重要治疗手段，对病因明确，有手术指征者，应及时手术治疗，如肠梗阻、内脏穿孔或出血、急性阑尾炎等。

2. 非手术治疗　对于病因未明、腹膜炎症状不严重、炎症已局限、临床症状有好转者，或年老体弱、合并其他严重疾病不能耐受手术的急性腹痛患者，可先采用非手术治疗进行观察治疗，再根据病情进展情况决定是否实施手术。

3. 不能确诊的急腹症患者　要遵循"四禁四抗"原则。"四禁"即禁饮禁食、禁热敷、禁用泻药和灌肠、禁用镇痛药。"四抗"即抗休克、抗感染、抗体液失衡、抗腹胀。经过密切观察和积极治疗后，腹痛不缓解，腹部体征不减轻，全身状况无好转反而加重的患者可行剖腹探查术，明确病因。

（二）护理措施

1. 即刻护理措施　应首先处理威胁生命的情况。如腹痛伴有休克应及时配合抢救，迅速建立静脉通路，及时补液纠正休克。如有呕吐头应偏向一侧，以防误吸。对于需手术治疗者，遵医嘱积极做好术前准备。对于腹部体征已减轻或有减轻趋势者，遵医嘱暂时实行非手术治疗。

2. 控制饮食及胃肠减压 对于病情较轻且无禁忌证者，可给予少量流质或半流质饮食。病因未明或病情严重者，必须禁食、禁水。疑有空腔脏器穿孔、破裂，腹胀明显或肠梗阻患者须行胃肠减压，应注意保持引流通畅，观察与记录引流液的量、色和性状，及时更换减压器。对于病情严重，预计较长时间不能进食者，应遵医嘱尽早给予肠外营养。

3. 补液护理 遵医嘱给予输液，补充电解质和能量合剂，纠正体液失衡，并根据病情变化随时调整补液方案和速度。

4. 抗生素控制感染 急腹症多为腹腔内炎症和脏器穿孔引起，多有感染，是抗生素治疗的确定指征。一般首先宜采用广谱抗生素且主张联合用药，待细菌培养明确病原菌及药敏试验后，尽早选用敏感的抗菌药物。

5. 严密观察病情变化 观察期间要注意病情演变，综合分析，特别是对病因未明的急性腹痛患者，严密观察是极为重要的护理措施。观察内容包括：①意识状态及生命体征；②腹痛部位、性质、程度、持续时间及伴随症状（呕吐、腹胀、排便、发热、黄疸等）与体征的变化；③全身情况及重要脏器功能；④动态辅助检查结果；⑤治疗效果等。

6. 遵医嘱积极治疗原发病 炎症患者积极抗炎治疗；穿孔患者及时手术处置，积极治疗原发疾病。

7. 对症处理 如腹痛病因明确者，遵医嘱及时给予解痉镇痛药物，但使用止痛药物后应严密观察腹痛等病情变化，病因未明时禁用镇痛剂。高热者可给予物理降温或药物降温。

8. 卧床休息 尽可能为患者提供舒适体位。一般状况良好或病情允许时宜取半卧位或斜坡卧位。注意经常更换体位，防治压疮等并发症。

9. 稳定患者情绪，做好心理护理 急性腹痛往往给患者造成较大的恐惧心理。因此，应注意对患者及家属做好解释安慰工作，倾听患者的主诉，减轻焦虑，降低患者的不适感。

10. 术前准备 对危重患者应在不影响诊疗的前提下尽早做好必要的术前准备，一旦治疗过程中出现手术指征，立刻完善术前准备，送入手术室。

任务四 胸 痛

胸痛是指患者突然感觉胸部刺痛、锐痛、钝痛、闷痛或压迫感，常伴有精神紧张、焦虑、恐惧感。主要由胸部疾病所致，少数由其他疾病引起。

一、病因与发病机制

（一）病因

胸痛病因复杂，病情程度轻重不一，主要分为致命性和非致命性胸痛两大类。

1. 致命性胸痛 ①心源性：急性冠状动脉综合征（ACS）、主动脉夹层、心包炎伴心脏压塞、心脏冲击伤等。②非心源性：急性肺栓塞、张力性气胸、食管破裂等。

2. 非致命性胸痛 ①心源性：稳定型心绞痛、急性心包炎、心肌炎、心肌病、主动脉疾病、二尖瓣脱垂等。②非心源性：胸壁疾病（带状疱疹、肋骨骨折、肋间神经炎等）、呼吸系统（胸膜炎、自发性气胸、肺炎、胸膜肿瘤等）、消化系统（急性胰腺炎、胆囊炎、消化性溃疡等）以及其他如过度通气综合征、颈椎病等。

（二）发病机制

各种致病因素，通过刺激肋间神经和支配心脏及主动脉胸段的感觉纤维、脊髓后根传入纤维、支配气管、支气管和食管的迷走神经，或膈神经的感觉神经，传至大脑皮层的痛觉中枢引起胸痛。躯体传入纤维与内脏神经纤维突触共同位于脊后角神经节，除患病器官的局部疼痛和胸痛外，还可产生牵涉痛，常放射至前臂或肩部。

二、护理评估

1. 健康史　应了解与胸痛有关的情况，如有无外伤史、有无剧烈咳嗽、有无屏气的动作，有无过度疲劳；了解既往有无胸痛发作的情况，有无冠心病、肺、纵隔、食管疾病史等；40岁以上患者要注意心绞痛。胸痛常有诱发因素，如心绞痛常因情绪激动、劳累而诱发；主动脉夹层常见于高血压长期控制不佳；主动脉瘤见于本人及家族成员中有马方综合征病史等。

2. 临床表现

（1）起病　ACS多在10分钟内胸痛发展到高峰，而主动脉夹层是突然起病，发病时疼痛最严重。

（2）疼痛部位及放射　心绞痛或心肌梗死的疼痛常位于胸骨后或心前区，向左肩和左臂内侧放射，也可向左颈或面颊部放射而被误诊为牙痛。主动脉夹层引起的疼痛在前胸、颈、喉提示升主动脉受累，降主动脉夹层疼痛以肩胛间、背、腹部、腰部或下肢为主。肺栓塞、气胸常呈剧烈的患侧胸痛，伴有呼吸困难等症状。

（3）性质　胸痛的性质具有一定特征。心绞痛和心肌梗死呈压榨样痛并伴有压迫窒息感。主动脉夹层为突然发生的胸背部撕裂样剧痛。肺栓塞有胸膜炎性胸痛或心绞痛样疼痛。

（4）影响因素　心绞痛可在劳累或情绪激动时诱发，休息或含服硝酸酯类药物后几分钟之内缓解，而心肌梗死所致的胸痛用上述方法疼痛缓解不显著；食管纵隔及心包疾病所致的胸痛因吞咽而加重。

（5）伴发症状　胸痛伴有血流动力学异常，如大汗、颈静脉怒张、血压下降或休克时，多见于急性心肌梗死、主动脉夹层、心包压塞等致命性胸痛。胸痛伴有腰背痛亦见于主动脉夹层。较剧烈而持续的心前区疼痛伴发热，呼吸、咳嗽时加重可能为急性非特异性心包炎。

3. 辅助检查

（1）实验室检查　肌钙蛋白是心肌损伤最敏感和特异的指标。肌酸激酶同工酶虽不如肌钙蛋白敏感，但对早期（小于4小时）的急性心梗诊断有较重要价值。

（2）心电图　大多数心绞痛发作时心电图表现可有短暂的ST段压低或抬高，T波低平、倒置或高尖，少数患者可无心电图异常表现。

（3）超声心动图　可定位主动脉夹层内膜裂口，显示真、假腔的状态及并发心包积液和主动脉瓣关闭不全的改变等。

（4）CT动脉造影　是目前最常用的主动脉夹层与急性肺栓塞的确诊手段。

三、病情判断

胸痛性质复杂多样，对胸痛患者应进行系统评估，合理鉴别各种病因。胸痛发作的特点（性质、程度、持续时间、加重/缓解诱因、胸痛发作时患者所处活动状态等）、伴随症状、既往病史等，可以提供有鉴别意义的信息，多种胸痛疾病存在特异体征。临床上需结合患者病史、体格检查，以及特定的辅助检查如心电图、胸部X线、CT扫描、急诊超声等综合判断。若患者出现面色苍白、出汗、发绀、呼吸困难及生命体征异常，不论其为何种病因，均属危急状态。

四、救治与护理

（一）救治原则

急性胸痛的处理原则是首先集中精力迅速判断是否属于致命性胸痛，给予积极救治，然后针对病因进行治疗。

1. 评估病情，稳定生命体征 结合病史，及时评估有无危及生命的呼吸和循环系统的症状和体征，如有应立即给予吸氧、建立静脉通路、心电监测等处理，完善相关检查。

2. 进一步诊治 对病因明确者立即进行病因治疗，如急性 ST 段提高型心肌梗死患者尽快进行经皮冠状动脉介入治疗或溶栓治疗。

对不能明确诊断者，留观一段时间，除对症治疗外，及时复查心电图与心肌损伤标志物。

（二）护理措施

1. 即刻护理措施 对突发胸痛患者，应给予：①安静卧床休息；②当有低氧血症时，给予双鼻道或面罩吸氧；③心电监护；④建立静脉通路，保持给药途径畅通；⑤对 ACS 的急性致命并发症，如室颤、无脉性室速等，立即除颤和 CPR；⑥如果病情允许，协助患者行胸部 X 线、超声心动图、CT、动脉造影、MRI 等辅助检查。

2. 胸痛护理 观察胸痛的部位、性质、严重程度、有无放射、持续时间和缓解因素。注意疼痛程度的变化，胸痛时表情，有无面色苍白、大汗和血流动力学改变，及时向医生报告患者出现的症状。根据医嘱使用止痛剂，及时评估止痛的效果。

3. 活动与饮食 ①合理膳食：宜低热量、低脂、低胆固醇、低盐饮食，多食蔬菜、水果和粗纤维食物如芹菜、糙米等，避免暴饮暴食。②适当运动：保持适当的体力活动，以有氧运动为主，注意运动的强度和时间，以不致发生疼痛症状为度。③控制体重。④戒烟。

4. 心理护理 关心体贴患者，有针对性地进行解释安慰和鼓励，以增强患者康复的信心，积极配合救治。

任务五　高　热

发热是机体在内、外致热原作用下，体温调节中枢功能障碍，产热和散热失衡而引起的体温超过正常温度，是急诊中最常见的症状。发热时口腔温度超过 39.1℃，称为高热；超过 41℃为超高热。

一、病因与发病机制

（一）病因

引起发热的原因很多，可分为感染性和非感染性两大类。感染性发热多见。

1. 感染性发热 可见于细菌、病毒、衣原体、支原体、立克次体、螺旋体、真菌、寄生虫等引起的呼吸道、消化道、尿路及皮肤感染等。

2. 非感染性发热 可见于无菌性组织损伤、恶性肿瘤、免疫性疾病、中枢神经性发热、产热散热异常等。

（二）发病机制

临床上常见的感染性发热，其发病机制是外源性致热物质刺激机体后，释放一种或多种内源性致热原所致。外源性致热原包括各种病原体，如细菌、病毒、立克次体、衣原体、螺旋体、原虫和寄生虫等的毒素及其代谢产物，以内毒素最为重要。内源性致热原主要来源于中性粒细胞和单核细胞。内源性致热原通过血脑屏障，作用于下丘脑体温调节中枢而引起发热。最终内源性致热原在肝、肾灭活，主要从尿中排出。

二、护理评估

1. 健康史 询问患者流行病学史，如起病时间、季节、接触史（家庭或同事有无类似发热症状），最近有无接触过发热患者、疫区接触史、传染病接触史、医院就诊史、动物或昆虫叮咬史等。

2. 临床表现

（1）体温升高 体温超过41℃时，称为超高热，重者可出现呼吸、循环衰竭。

（2）发热病程 发病起病急，病程在2周内，属于急性发热，常见于各类急性感染；发热病程持续2周以上，属于长期发热，见于结核、伤寒、淋巴瘤等。

（3）发热热型 根据各种体温曲线的形态，有助于判断发热病因。临床常见热型有稽留热、弛张热、间歇热和不规则热。

（4）伴随症状 发热伴有咳嗽、咳痰、胸痛可见于呼吸系统感染；伴有呕吐、腹痛、腹泻等可见于消化道感染；伴有尿频、尿急、尿痛等可见于泌尿系统感染；伴有头痛、呕吐、昏迷等可见于中枢神经系统感染；伴有黄疸常见于肝胆系统感染；伴有皮疹可见于麻疹、猩红热、风疹等。

3. 辅助检查

（1）实验室检查 ①血常规：白细胞总数及中性粒细胞升高常提示细菌感染。②尿常规：可提示泌尿系统感染。③大便常规：可以帮助判断急性肠道感染性疾病和痢疾等肠道传染性疾病。

（2）影像学检查 X线和CT检查常用于诊断和排除肺部感染性疾病；CT和MRI检查可用于发现腹腔、骨盆内、膈下深部脓肿以及恶性肿瘤；超声心动图有助于诊断心脏疾病，腹部超声有助于发现肝脓肿、胆囊炎、胆石症、阑尾脓肿、泌尿系统结石等。

（3）其他 根据病情需要，选择活组织检查、血培养、炎症标志物检查、血清学检查等。

三、病情判断

详细询问病史，认真进行体格检查，结合辅助检查，一般不难诊断。若仍未能找到发热原因，或由于条件所限无法进行有关项目检查，可根据临床上高度怀疑的疾病，予以相应治疗，并观察治疗的效应，以帮助诊断。

四、救治与护理

（一）救治原则

高热治疗的根本是病因治疗。应予以积极降温和对症处理，稳定病情、缓解痛苦，同时查找病因。

1. 病因治疗 积极治疗原发病，清除感染灶，合理选择抗生素。

2. 对症治疗 通过物理降温或药物降温，使肛温降至39℃以下；纠正水、电解质、酸碱平衡紊乱；给予镇静、抗癫痫药等。

（二）护理措施

1. 分诊护理 分诊时应注意询问患者的流行病学史，结合患者的主诉、症状和体征进行初步判断。如确定为传染病，应做好患者隔离和医护人员防护工作，并及时进行疫情报告。

2. 即刻护理措施 患者卧床休息，保持室温在 22～25℃，迅速采取有效的物理降温方式。高热惊厥的患者置于保护床内，防止坠床或碰伤，备舌钳或牙垫防止舌咬伤。建立静脉通路，保持呼吸道通畅，遵医嘱给予药物治疗。

3. 严密观察病情 注意观察患者生命体征、神志、末梢循环和出入量的变化，特别应注意体温的变化及伴随的症状，观察降温治疗的效果，避免降温速度过快。

4. 补充营养和水分 给予高热量、半流质饮食，鼓励患者多进食、多饮水、每日液体量达3000ml；保持大便通畅。

5. 加强口腔、皮肤和呼吸道护理 协助或指导患者在三餐前后，睡前漱口，昏迷者给予口腔护理；降温过程中大汗的患者要及时擦拭皮肤，更换衣裤被褥；定期拍背，协助患者咳痰，防止呼吸道感染。

6. 关注患者心理变化 给予心理指导，保持心情愉快，使其配合接受护理和治疗，早日康复。

（韩贤明）

书网融合……

重点小结　　　　　　微课　　　　　　习题

项目十三 急危症患者常用急救技术

PPT

学习目标

知识目标：通过本项目的学习，应能掌握海姆利克法，球囊面罩、呼吸机、除颤仪和心电监护仪的使用方法；熟悉球囊面罩、呼吸机、除颤仪和心电监护仪使用的注意事项；了解海姆利克法的适应证、禁忌证和物品准备。

能力目标：具备正确应用海姆利克法，使用球囊面罩、呼吸机、除颤仪和心电监护仪的能力。

素质目标：通过本项目的学习，树立医者仁心的观念、团队合作能力、精益求精的职业精神。

急危症患者的救治不仅要求护士具备基础护理知识和操作技能，更需要其熟练掌握和配合各临床专科医生实施各种急救技术，如气道异物清除、应用球囊–面罩进行通气、电除颤等，以便对急危症患者提供及时有效的生命支持和救护，使其度过最危险的阶段。

任务一 气道异物清除术

情境导入

情境：一4岁男孩，在急诊留观期间因进食果冻后出现呼吸困难，面色苍白、发绀，表情痛苦，不能说话和咳嗽。值班护士接到陪床家属呼救，立即赶往患者床旁。

思考：1. 经快速评估，考虑该患者出现了何种急危症？

2. 该患者需要立即采取何种急救方法现场急救？

气道被异物阻塞引起呼吸障碍甚至窒息，如不紧急处理，可出现生命危险，应立即实行海姆立克急救法（Heimlich法）进行急救，以尽快排出异物，恢复气道通畅。

知识链接

海姆立克急救法

海姆立克急救法即腹部冲击法，是美国医生亨利·海姆立克发明的。1974年，他首先应用该法成功抢救了一名因食物堵塞呼吸道而发生窒息的患者，从此该法在全世界广泛应用，拯救了无数患者。

若气道被异物阻塞患者意识丧失，心跳、呼吸暂停，应立即开始心肺复苏，启动EMSS。采用托颌法开放气道，并尝试用手指清除口咽部异物。如果通气时胸廓无起伏，应重新摆放头部位置，开放气道后再尝试通气，或者采用环甲膜穿刺或气管切开等方法开放气道。异物取出、气道开放后仍无自主呼吸者，应继续进行心肺复苏。

一、适应证

气道异物梗阻者。

二、气道异物梗阻判断

（1）气道部分梗阻者　能用力咳嗽，但咳嗽停止时出现喘息声。

（2）气道完全梗阻者　无法咳嗽，面色、口唇青紫，不能说话，出现痛苦表情，并用手掐住自己的颈部，这也是国际通用的气道异物梗阻 V 形手势（Heimlich 征象）。

（3）亲睹异物被吸入。

（4）昏迷患者在开放气道后仍无法有效通气。

一旦患者发生以上情况中的任何一种，而且无法通过用力咳嗽等办法自行排出异物，应立即实施救护。

三、操作方法 🄴 微课

（一）成人气道异物梗阻的处理

1. 自救法

（1）咳嗽法　当气道未被异物完全阻塞，患者会出现剧烈的呛咳（咳嗽反射），救护者陪伴在患者身边鼓励患者继续咳嗽，直至异物咳出。

（2）自行腹部冲击法　让患者一手握拳，用拳头拇指侧顶住腹部剑突与肚脐之间的上腹部中央，另一手掌紧握该拳，快速用力向内、向上冲击腹部。如果不成功，患者应迅速将上腹部倾压于椅背、桌沿、护栏或其他硬物上，然后用力冲击腹部，重复动作，直至异物排出。

2. 腹部冲击法

（1）站立位腹部冲击法　用于神志清楚的患者。救护者站在患者身后，双腿一前一后分开，以前腿弓、后腿蹬的姿势站稳，双臂分别从患者同侧腋下前伸并环抱患者，右手握拳，左手包抓右手拳头，形成合围之势，然后一手握拳，以拳头拇指侧紧紧顶住患者腹部位于剑突与脐之间的上腹部中央，另一手紧握该拳，用力快速向内、向上冲击腹部，反复冲击直至异物排出。

（2）仰卧位腹部冲击法　若患者体型较大，急救者不能在后面环抱的，可使其取仰卧位，施救者面对患者骑跨在患者髋部，双手交叠，将处在下方的手掌跟部定位在胸廓以下肚脐以上的腹部，用施救者身体的重量快速冲击压迫患者的腹部，反复操作直到异物排出为止。

3. 胸部冲击法　当患者是妊娠末期或过度肥胖时，施救者无法用双臂环抱患者腰部，可使用胸部冲击法代替腹部冲击法。施救者站在患者身后，上肢放于患者腋下，将患者胸部环抱。一只拳的拇指侧在胸骨中线，避开剑突和肋骨下缘，另一只手握住拳头，向后冲击，直至异物排出。

（二）1 岁以内婴儿气道异物梗阻的处理

婴儿气道异物梗阻时，对有反应的婴儿推荐使用背部叩击/胸部冲击法。具体操作方法如下：施救者坐下或单膝跪下，前臂放于大腿上，将婴儿俯卧于救护者前臂上，头部朝下，救护员用手支撑托住婴儿下颌并固定头部，保持头低位；用另一手掌掌跟在婴儿背部两肩胛下角连线中点连续扣击 5 次。再用手托住婴儿头颈部，小心将婴儿翻转，使其仰卧于另一只手的前臂上，前臂置于大腿上，仍保持婴儿头低位，给予连续冲击按压 5 次，位置与胸外心脏按压相同。重复上述背部叩击/胸部冲击法操作，直至异物排出。每次翻转时应查看婴儿口中有无可见的异物，有则小心将其移除。

四、注意事项

（1）对意识丧失，无心跳、呼吸者的施救，应立即启动 EMSS 并进行心肺复苏。

（2）若上呼吸道梗阻导致患者窒息，进行环甲膜穿刺是建立紧急人工气道的最快捷、有效的通气措施。

（3）气道狭窄、下呼吸道梗阻所致的窒息，应立即行气管插管或气管切开术。

任务二　人工气道的护理

情境导入

情境：患者，男，30岁，感染新型冠状病毒以后，出现咳嗽、气促、呼吸微弱，血气分析提示呼吸衰竭，医生拟行气管插管，呼吸机治疗。

思考：1. 经快速评估，患者需要首先处理的病情是什么？

　　　2. 该患者的气管插管的步骤及注意事项是什么？

人工气道（artificial airway）是指通过各种辅助设备及特殊技术在生理气道与空气或其他气源之间建立的气体通道，以保证气道通畅，维持有效通气。常见建立人工气道的技术有气管插管术、气管切开术、环甲膜切开术等。

一、气管插管术

气管插管术（endotracheal intubation）是指将特制的气管导管经口腔或鼻腔通过声门直接插入气管内的技术。其目的是清除呼吸道分泌物或异物，解除呼吸道阻塞，进行有效人工呼吸，增加肺泡有效通气量，减少气道阻力及死腔，为气道雾化或湿化提供条件。根据插管途径可分为经口腔插管和经鼻腔插管。根据插管时是否使用喉镜显露声门，分为明视插管和盲探插管。本节主要介绍临床急救中最常用的经口明视插管术。

（一）适应证

（1）呼吸、心搏骤停需紧急建立人工气道者。

（2）呼吸功能不全或呼吸困难综合征、呼吸功能衰竭需有创机械通气给氧者。

（3）不能自行咳出呼吸道分泌物，需行气管内吸引者。

（4）上呼吸道损伤、狭窄、阻塞，气道食管瘘等影响正常通气者。

（5）因诊断和治疗需要，在短时间内要反复插入支气管镜者。

（6）外科手术和麻醉，如需长时间麻醉的手术、低温麻醉及控制性低血压手术等者。

（7）各种原因引起的痉挛而导致窒息者。

（8）其他，如婴幼儿气管切开前需行气管插管定位者。

（二）禁忌证

气管插管术无绝对的禁忌证。但患者有下列情况时，应谨慎考虑操作。

（1）喉头急性炎症、喉头严重水肿或黏膜下血肿、急性喉炎、会厌炎。

（2）鼻息肉、鼻咽部血管瘤、主动脉瘤压迫气管。

（3）面部骨折、颈椎骨折或脱位不能经口气管插管。

（4）严重凝血功能障碍。

（5）下呼吸道分泌物潴留所致呼吸困难，难以通过插管缓解者。

（三）操作方法

1. 用物准备　备气管插管包或插管盘，内有喉镜、气管导管、导管管芯、血管钳、开口器等。

根据患者情况选择相应的喉镜、导管。此外准备牙垫、10ml 注射器、插管弯钳、局麻药、喷雾器、胶布、听诊器、吸氧设备（呼吸机）、消毒凡士林纱布、吸引器、吸痰管等。置入管芯，确保管芯不超出导管的尖部，通常管芯前端置于离导管前端开口 1cm 处。在气管导管前端涂上润滑油备用。

2. 患者准备　患者标准体位：取仰卧位，头后仰但勿过度，使口、咽、气管基本重叠于一条轴线。对于有高度呕吐危险的患者，插管时可取半坐位或头高脚低位。患者修正体位：如喉头暴露不好，可在肩背部垫一小枕，或助手协助使患者头尽量后仰。对呼吸困难或呼吸骤停患者，插管前使用简易呼吸器给予纯氧进行充分通气，并监护血氧饱和度、心电图和血压，充分吸痰。

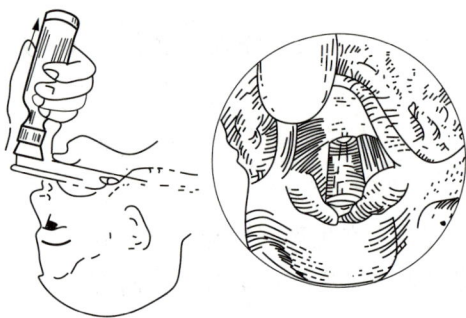

图 13 - 1　暴露悬雍垂、会厌

3. 操作步骤　①体位摆放。②置入喉镜：操作者左手持喉镜，从右嘴角斜行置入。镜片抵咽喉部后转至正中位，将舌体推向左侧，此时可见暴露声门的第一个标志悬雍垂，然后顺舌背将喉镜片稍作深入至舌根，稍稍上提喉镜，即可看到暴露声门的第二个标志会厌的边缘（图 13 - 1）。③暴露视野：看到会厌边缘后，如用弯形喉镜片，可稍作深入，使喉镜片前端置入会厌与舌根交界处，然后上提喉镜，即可看到声门；用直喉镜片时，需将喉镜片前端插至会厌下方，上提喉镜，直接提起会厌，暴露声门，充分吸引视野处分泌物。④插入导管：右手持气管导管，对准声门，在吸气末，顺势轻柔地插入导管过声门 1cm 左右，迅速拔除管芯，继续置管，直至气管导管插入的套囊进入声门下 3~4cm 的位置。⑤气囊充气：置牙垫于磨牙间，退出喉镜，对气囊进行充气，成人患者一般需注气 10~15ml，气囊压力为 25~30cmH$_2$O。⑥确认导管在气管内：轻压胸廓，导管口感觉有气流逸出；连接简易呼吸器人工通气，胸廓有起伏，同时听诊两肺呼吸音对称，听诊上腹部无气过水声。有条件可检测二氧化碳浓度量化波形图确认气管插管位置是否正确。确认后安置牙垫，退出喉镜。⑦固定：将导管和牙垫用长胶布固定，并与患者面部固定，连接呼吸器进行呼吸支持。⑧整理用物，记录。

知识链接

经鼻明视插管术

经鼻明视插管术用于患者仍有自主呼吸且无窒息、下颌活动受限、张口困难或口腔内插管妨碍手术进行，不能将头部后仰等情况。尤其适用于需长时间插管呼吸支持的患者。

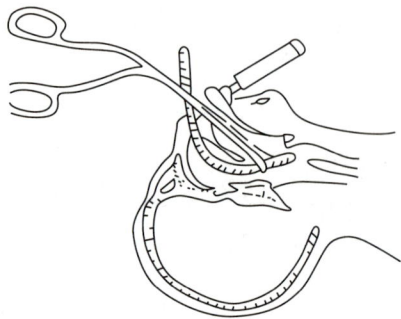

图 13 - 2　插管钳夹持导管前端并挑起

（1）插管前先检查并选择一通畅的鼻孔。

（2）挑选合适的导管，充分润滑。

（3）将导管与面部呈垂直方向插入鼻孔，沿下鼻道经鼻底部，出鼻后孔，至咽喉腔。插入导管深度相当于鼻翼至耳垂长度时，使用咽喉镜暴露声门，右手继续将导管深入，使其进入声门（图 13 - 2）。如有困难，可用插管钳持导管前端并挑起，然后由助手将导管送入声门。

（4）确认导管位于气管内后用胶布固定导管，连接呼吸器进行呼吸支持。

（四）注意事项

（1）插管前应尽量使喉部充分暴露，视野清楚，动作轻柔、准确，以免造成黏膜损伤；动作迅速，勿使缺氧时间过长而致心搏骤停等不良反应。

（2）暴露声门的过程中注意以左手腕为支撑点，而不能以上门齿作为支撑点。

（3）提高插管准确率，以减少胃扩张引起的误吸，30~45秒内插管未成功应先给予纯氧气吸入后再重复插管步骤。

（4）导管插入深度适宜。太浅易脱出，太深易插入右总支气管，造成仅单侧肺通气，影响通气效果。置管的深度，自门齿起计算，男性22~24cm，女性20~22cm。气管导管顶端距气管隆嵴大约2cm。小儿可参照公式：插管深度（cm）＝年龄÷2＋12。妥善固定导管，记录导管置入长度。

（5）插管后如发生呛咳，可静脉注射小剂量的利多卡因或肌松药，并继以控制呼吸。如果系导管触及隆突而引起，则将气管导管退出至气管的中段部位。

（6）插管留置时间不宜过长，超过72小时病情仍不见改善者，应考虑行气管切开术。

（五）护理措施

1. 环境适宜 病室空气新鲜，定时通风，保持室温20~25℃，相对湿度60%。

2. 合适体位 根据病情取合适体位，需翻身或改变体位时，应同时转动头颅和上身，避免活动导致套管刺激气道或套管脱出引发呼吸困难。对于烦躁、谵妄、昏迷等意识不清或障碍的患者应使用保护性约束，松紧适宜，并做好局部皮肤的观察。

3. 固定导管 妥善固定气管导管，做好标记；定期检查气管插管的深度，每班记录一次。避免导管随呼吸运动上下滑动而滑出，同时还应防止咬口的脱落。

4. 保持气道湿润 遵医嘱予以气道给药、雾化吸入以及持续湿化，气道湿化液应24小时更换一次。

5. 保持导管通畅 插管后随时检查导管是否通畅，有无扭曲。吸痰时尽量注意无菌操作，并且每次吸痰时间不应超过15秒。必要时，先予吸纯氧后再吸引，以免加重缺氧。

6. 保持气道插管局部清洁 固定气管插管的胶布或者衬带如被污染应立即更换。

7. 做好口腔护理 每天1~3次。在进行口腔护理前必须测量口插管的深度并检测气囊压力。

8. 使用呼吸机者 按呼吸机护理常规。

9. 心理护理 关心、体贴患者，给予精神安慰，预防患者因烦躁而自己将套管意外拔出，必要时行保护性约束。

10. 拔管后护理 应注意观察患者对拔管的反应，保持呼吸道通畅。重症患者拔管后1小时复查动脉血气变化。

二、气管切开术

气管切开术（tracheostomy）是指切开颈段气管前壁，插入气管套管，建立新的通道进行人工通气的一种技术。它可以维持气管通畅，减少气道阻力和呼吸道解剖死腔，保证有效通气量。气管切开术分常规气管切开术、经皮气管切开术。气管切开术较费时，因此不宜在紧急状况下使用。

（一）适应证

1. 各种原因造成的上呼吸道阻塞导致呼吸困难

（1）喉阻塞 任何原因（如喉部炎症、肿瘤、外伤、异物或瘢痕性狭窄等）引起的Ⅲ度喉阻塞、呼吸困难明显，而病因又不能很快解除者，应及时行气管切开术。

（2）双侧声带外展麻痹、喉及声门下瘢痕狭窄。

（3）气管外伤伴软组织肿胀或骨折。

2. 各种原因造成的下呼吸道阻塞致呼吸困难者

（1）神经系统疾病如脊髓灰质炎、多发性神经根炎、重症肌无力等导致的呼吸肌麻痹。

（2）脑卒中、脑肿瘤、脑脓肿、头颅外伤所致的昏迷；以及各类中毒引起的痉挛、麻痹及昏迷。

（3）由颅脑病变、呼吸道烧伤、严重胸部外伤、昏迷、神经系统病变等各种原因引起的下呼吸道分泌物潴留。

3. 预防性气道切开　对于某些头颈部（口腔、鼻咽、喉或颈部）大手术进行全麻，防止血液流入下呼吸道，保持术后呼吸道通畅，须做预防性气管切开术；颈部外伤，为了减少感染，促进伤口愈合；破伤风容易发生喉痉挛，气管切开以防止窒息。

4. 需长期进行人工通气者

5. 其他　某些行气管内麻醉手术而不能经口鼻插管者，呼吸道异物不能经喉取出者等。

（二）禁忌证

（1）气管切开部位存在炎症。

（2）颈部恶性肿瘤。

（3）解剖标志难以辨别、下呼吸道占位而致的呼吸道梗阻者。

（4）血流动力学不稳定者。

（5）气管切开部位曾行手术（如甲状腺切除术等）。

（6）严重出血性疾病。

（三）操作方法

1. 常规气管切开术

（1）用物准备　气管切开手术包、不同型号气管套管、局麻药物、手套、消毒液、吸引器、吸痰管、吸氧装备以及必备的抢救药品等。检查用物性能是否良好。

（2）患者准备　患者一般取仰卧位，背肩部垫高，头后仰保持正中位，使下颌、喉结、胸骨切迹在同一直线上，气管向前突出，使气管上提并与皮肤接近，充分暴露（图13-3）。如呼吸困难严重不能平卧时，可采用半卧位，头颈部保持中位线；小孩可由助手协助固定头部。气管切开前先吸纯氧并监护血氧饱和度、心电图和血压；充分吸痰。

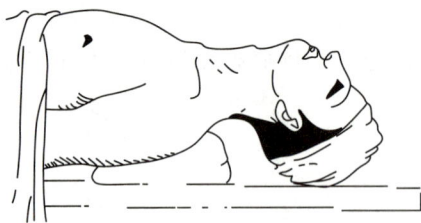

图 13-3　气管切开术患者准备体位

（3）操作步骤　①体位摆放。②消毒、铺巾、局部麻醉：下颌骨下缘至上胸部皮肤常规消毒，戴无菌手套，铺洞巾；颈部皮肤常规消毒，戴手套，铺洞巾。用局麻药物于气管切开处行颈前皮下浸润麻醉，昏迷者可免。③暴露气管、定位：用左手拇指和示指固定喉部，自环状软骨下缘至胸骨上凹处上1~1.5cm处，沿颈前正中线切开皮肤和皮下组织（切口长度4~5cm），用止血钳自白线处分离两侧胸骨舌骨肌及胸骨甲状肌，并用拉钩将分离的肌肉牵向两侧，暴露气管前壁及甲状腺峡部。过程中注意止血。④气管切口：用刀尖挑开第2、3或3、4气管环，用止血钳撑开气管切口，吸出气管内分泌物及血液。⑤置入气管套管：置入口径恰当、带有管芯的气管套管，快速拔除导芯，放入内管套。⑥固定套管：用手固定气管套管，避免患者用力咳嗽使套管脱出。气管套管插入后，将系带固定于颈后部，松紧以放入一指为宜。为防脱出，可在切口上端缝合1~2针加以固定。最后，用一块剪口纱布垫入伤口和套管之间，再用一块单层的无菌湿纱布盖在套管口外。⑦整理用物，记录。

2. 经皮气管切开术（percutaneous tracheostomy）　是在 Seldinger 经皮穿刺插管术基础上发展起来的一种新的气管切开术，具有简便、快捷、安全、微创等优点，已部分取代常规气管切开术。

（1）用物准备　一次性 Portex 成套器械盒，包括手术刀片、洞巾、穿刺套管针、注射器、导丝、扩张器、特制的尖端带孔的气管扩张钳及气管套管。此外还有局麻药物、消毒药物、注射器等。检查经皮气管切开包中的器械性能是否良好。

（2）患者准备　同常规气管切开术。

（3）操作步骤　①确定插管部位。②皮肤消毒、铺巾，麻醉。③在选定插管部位作一长 1.5 ~ 2cm 的横行或纵行直切口，皮下组织可用小指或气管扩张钳钝性分离，再次确认选定的插入位置是否位于颈部正中线上。④用注射器接穿刺套管针并抽吸生理盐水，沿中线穿刺回抽见气泡，确认进入气管内。拔出针芯，送入穿刺套管。沿穿刺套管送入导丝，导丝进入约 10cm，抽出穿刺套管。导丝进入气管后常会引起患者一定程度的反射性咳嗽。⑤气管前壁扩张：先用扩张器沿导丝扩开气管前组织及气管前壁，再用气管扩张钳顺导丝分别扩张气管前组织及气管前壁，拔出扩张钳。气管前壁扩张后气体可从皮肤切口溢出。⑥置入气管套管：沿导丝将气管套管送入气管，拔出管芯和导丝，吸引管插入气管套管，吸净气管套管及气管内的分泌物及血性液体，确保呼吸道畅通，证实气管通畅后，注射器注入少量气体使套囊充盈。若患者带有气管插管，此时予以拔除。用缚带将气管套管的两外缘牢固地缚于颈部，以防脱出。缚带松紧要适度。⑦固定气管套管，连接氧气装备，包扎伤口。⑧处理用物，记录。

（四）注意事项

1. 术前　勿过量使用镇静剂，以免加重呼吸抑制。床边备好氧气、吸引器、急救药品、气管切开包等，以及另一同号气管套管备用。

2. 术中　切开气管时切忌用力过猛，以防穿透气管后壁进入食管，造成气管食管瘘。在分离过程中，切口两侧拉钩的力量应均匀，并经常用手指触摸环状软骨和气管环，以便手术始终沿气管前中线进行，防止损伤颈部两侧大血管及甲状腺，以免引起较大出血。气管切开部位不得高于第 2 气管环或低于第 5 气管环，否则日后可引起环状软骨炎及喉狭窄等后遗症。在切开气管时应注意同时切开气管及气管前筋膜，二者的切口应一致，不便分离，以免引起纵隔气肿。气管套管要固定牢靠，太松套管易脱出，太紧影响局部血液循环。

3. 术后　①气管切开患者的给氧：不可将氧气导管直接插入内套管内，而需用"丁"字型管或氧罩。②防脱管窒息：套管一旦脱出，应立即将患者置于气管切开术的体位，用事先备妥的止血钳等器械在良好的照明下分开气管切口，将套管重新置入。③保持气管套管通畅：手术初观察切口出血情况，随时清除套管内、气管内及口腔内分泌物。④维持下呼吸道通畅：湿化空气，室内应保持适当的温度和湿度，以防止分泌物干结堵管，减少下呼吸道感染的机会。用 1 ~ 2 层生理盐水纱布覆盖套管口，湿化防尘。定时通过气管套管滴入少许无菌生理盐水、糜蛋白酶溶液等，以稀释痰液，便于咳出。⑤防止伤口感染：每班至少更换消毒剪口纱布和伤口消毒一次。经常检查创口周围皮肤有无感染或湿疹。

（五）护理措施

1. 环境　将患者置于安静、清洁、空气新鲜的病室内，室温保持在 20 ~ 25℃，湿度保持在 50% ~ 60%。

2. 术后体位　保持颈部伸展位，保证气管套管在气管内的居中位置，防止套管移位、闭塞或脱出而造成窒息。

3. 妥善固定　固定带在颈部的松紧以容纳 1 指为宜，防止套管脱出。气管切开的当天要注意观察有无皮下气肿、出血等并发症。

4. 加强口腔护理　保持口腔清洁，对保留气管插管 12 小时以上的患者，每天进行口腔护理 3 次。

5. 充分湿化　保证足够的液体入量，每日保持在 2500 ~ 3000ml；气管套管口覆盖湿纱布；室内使用加湿器，防止分泌物稠厚结痂而影响通气。

6. 预防感染　翻身、叩背、震动排痰等促进患者排痰，减少肺部感染。

7. 拔管护理　如原发病已愈、炎症消退、呼吸道分泌物不多，便可考虑拔管，拔管时间一般在术后一周以上。拔管前 1 ~ 3 天试堵管以锻炼患者呼吸功能。从堵管 1/3、1/2 到全堵管口，全程必须进行生命体征和 SpO_2 的监测，如全堵 24 ~ 48 小时后患者呼吸平稳、发音正常，即可拔管。如果患者脱机后呼吸功能已经恢复，有足够的咳嗽力量，也可采用不堵管直接拔管的方法，拔管后继续观察呼吸情况 24 ~ 48 小时。拔管后，用蝶形胶布拉紧伤口两侧皮肤黏合，切口内可不填塞引流物。外敷纱布，每日换药一次，一周左右即可痊愈。如不愈合，可考虑缝合。拔管后床边仍需备气管切开包，以便病情反复时急救。

8. 心理护理　关心、体贴患者，给予精神安慰，患者经气管切开后不能发音，采用书面交谈或动作表示，预防患者因烦躁而自己将套管意外拔出，必要时行保护性约束。

三、环甲膜穿刺术与环甲膜切开术

（一）环甲膜穿刺术

环甲膜位于甲状软骨和环状软骨之间，前仅有柔软的甲状腺并无坚硬遮挡组织，后通气管，它仅为一层薄膜，周围无要害部位，因此利于穿刺。环甲膜穿刺术（cricothyroid membrane puncture）是在确切的气道建立之前，借助刀、穿刺针或其他任何锐器穿刺环甲膜迅速建立一个新的临时呼吸通道，是临床上帮助患者进行有效气体交换，快速缓解患者呼吸困难或窒息，简便快捷而有效的一项急救技术。

1. 适应证

（1）各种原因引起的急性上呼吸道完全或不完全阻塞的患者。

（2）行气管切开术但缺乏必要器械时或气管插管有禁忌的患者。

（3）牙关紧闭经鼻插管失败的患者。

（4）需气管内给药的患者。

（5）喉头水肿及颈部或面颌部外伤所致气道阻塞需立即通气急救者。

（6）常规气管切开术可能加重病情者（如呼吸困难伴不稳定颈椎骨折或脱位的患者）。

2. 禁忌证　一般无绝对禁忌证。但如果遇到以下情况时，要谨慎选用环甲膜穿刺术。

（1）已明确呼吸道阻塞发生在环甲膜水平以下。

（2）凝血功能明显障碍。

（3）3 岁以下的小儿。

（4）患有喉部急性疾病、声门下有炎症或新生物。

（5）气管内插管时间过长。

3. 操作方法

（1）用物准备　环甲膜穿刺针或粗针头、注射器、T 型管、吸氧装置、消毒液。

（2）患者准备　取仰卧位或斜坡卧位，头部保持正中，颈部充分后仰，一般无需局麻。

（3）操作步骤　①体位摆放。②消毒、定位、穿刺。常规消毒环甲膜前的皮肤（急危情况下可直接穿刺）。用左手摸清甲状软骨下缘与环状软骨上缘间的环甲膜（图 13－4）。右手将通气针头在环甲膜上垂直下刺，通过皮肤、筋膜及环甲膜，有落空感时即挤压双侧胸部，发现有气体自针头逸出或用注射器时很易抽出气体时，即以 T 型管的上臂一端与针头连接，并通过 T 型管的下臂接氧气瓶而输氧。

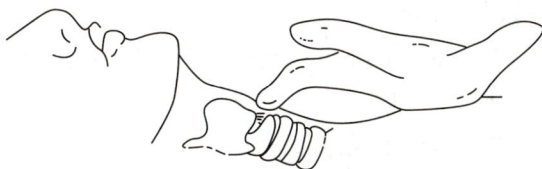

图 13－4　环甲膜位置

也可以左手固定穿刺针头，以右手示指间歇地堵塞 T 型管上臂的另一端开口处而行人工呼吸。根据患者的需要调节人工呼吸的频率。若经针头导入支气管留置给药管，则在针头退出后，用纱布包裹并固定。③处理用物，记录。

4. 注意事项

（1）环甲膜穿刺术仅仅是呼吸复苏的一种临时急救措施，穿刺针留置时间不宜过久（一般不超过 24 小时）。因此，待患者情况稳定后，应改行气管切开或立即消除病因。

（2）环甲膜穿刺不能偏离气管中线，以免碰到大血管，造成出血。

（3）穿刺时进针不宜过深，避免损伤喉后壁黏膜；尤其在使用代用的针头时要注意不要刺入食管。

（4）以消毒干棉球压迫穿刺点片刻，同时针头拔出以前应防止喉部上下运动，否则容易损伤喉部的黏膜。

（5）环甲膜穿刺针头与 T 型管接口连接时，必须连接紧密确保不漏气。

（6）若穿刺点皮肤出血，干棉球压迫的时间可适当延长。穿刺部位如有较为明显的出血时应注意止血，以免血液反流入气管内。

（7）如遇血凝块或分泌物阻塞穿刺针头，可用注射器注入空气，或用少许生理盐水冲洗，以保证其通畅。

5. 护理

（1）术前向患者说明施行环甲膜穿刺术的目的，消除不必要的顾虑。

（2）注射药物前，必须回抽空气，确定针尖在喉腔内才能注射药物；注射药物时，嘱患者勿吞咽及咳嗽，注射速度要快，注射完毕后迅速拔出注射器及针头。

（3）注入的药物应以等渗盐水配制，pH 值要适宜，以减少对气管黏膜的刺激。

（4）术后如患者咳出带血的分泌物，嘱患者勿紧张，一般在 1~2 天内即消失。

（5）术后可经穿刺针接氧气管给患者吸氧，缓解患者缺氧和呼吸困难。

（6）环甲膜穿刺通气用的针头及 T 型管应作为急救常规装备而消毒备用，接口紧密不漏气。

（7）心理护理，关心、体贴患者，给予精神安慰。

（二）环甲膜切开术

环甲膜切开术简便、快捷而有效，在临床上主要用于病情危急，需立即抢救的患者，待呼吸困难缓解后，再做常规气管切开术。

1. 适应证

（1）因异物、颌面和喉外伤、会厌软骨炎、喉痉挛或肿瘤引起完全或不完全气道梗阻。

（2）昏迷或脑外伤后咳嗽反射消失而导致呼吸道分泌物堵塞。

（3）疑有颈椎骨折或老年性颈椎退行性病变需做气管切开者。

（4）牙关紧闭经鼻插管反复失败的患者。

（5）心脏直视手术需作胸骨正中切开为避免因正规气管切开而引起交叉感染者。

2. 禁忌证

（1）13 岁以下儿童在病情允许的情况下尽量选用正规气管切开。

（2）喉肿瘤。

（3）声门下狭窄。

（4）进展性血肿。

（5）凝血功能障碍。

3. 操作方法

（1）用物准备　无菌小刀、止血钳、橡胶管，有条件可备气管切开全套用品。

（2）患者准备　患者取仰卧位，背肩部垫高，头后仰，保持正中位，充分显露颈部。

（3）操作步骤　①体位摆放。②消毒、戴无菌手套、铺巾（紧急情况下，该步可从简）。③定位：左手示指摸清位于甲状软骨下缘和环状软骨上缘的环甲间隙，中指和拇指固定甲状软骨翼板。④暴露环甲膜：左手示指引导下右手于环甲间隙中间作 2～4cm 长的横切口，切开皮肤和皮下组织，暴露环甲膜。⑤切开环甲膜 1～1.5cm。用刀柄或止血钳插入环甲膜切口内横行撑开切口，顺势将气管导管或橡胶管插入气管，建立人工气道。⑥止血，固定气管导管。⑦处理用物，记录。

4. 注意事项

（1）切开时，进入声门下腔即可，不可用力过猛以免损伤环甲关节后方的喉返神经及血管。

（2）切忌损伤环状软骨，以免造成喉狭窄、发音困难等严重的喉功能障碍。

（3）切口的部位应接近环状软骨的上缘，以免损伤环甲动脉吻合支。

（4）环甲膜切开术属于应急手术，可能会引起喉水肿、声带损伤及声门狭窄等严重后遗症，而且橡胶管容易引起肉芽肿，因此最好在 48 小时内排除梗阻原因或改行气管切开术。

5. 护理措施

（1）术后密切观察患者呼吸道及切口的情况。

（2）保持套管通畅，一般每隔 4～6 小时清洗内套管 1 次。

（3）维持下呼吸道通畅。

（4）防止套管阻塞或脱出。

（5）保持伤口清洁，防止感染。

（6）切开时间不宜长于 48 小时，若患者脱离危险，即行正规气管切开术，以防喉狭窄。

（7）关心、体贴患者，给予精神安慰。

任务三　球囊 – 面罩通气术

球囊 – 面罩又称简易呼吸器，是进行人工通气的简易工具。球囊 – 面罩通气具有供氧浓度高，操作简便等特点；与气管插管相比在改善组织缺氧方面同等有效。《2020AHA 心肺复苏指南》指出，未建立高级气道时，口对口吹气或球囊 – 面罩通气（bag – mask ventilation，BMV）都是合理的。简易呼吸器由一个有弹性的球囊、三通呼吸活门、衔接管、储氧袋和面罩组成，在球囊后面空气入口处有单向活瓣，以确保球囊舒张时空气能单向流入，其侧方有氧气入口，连接氧气后，使用储氧袋，可以提高给氧浓度。

一、适应证

主要用于途中、现场或临时替代呼吸机的人工通气。

二、禁忌证

（1）中等以上活动性咯血。

（2）颌面部外伤或严重骨折。

（3）大量胸腔积液。

三、操作方法

1. 用物准备　选择合适的面罩，以便得到最佳使用效果。外接氧气，应调节氧流量至氧气储气袋充满氧气（氧流量 8 ~ 10L/min）。

2. 体位　患者仰卧，取去枕、头后仰体位。

3. 操作步骤　球囊 – 面罩通气术分为单人操作法和双人操作法，双人操作法的通气效果优于单人法。通气术必须在呼吸道畅通前提下使用，使用前开放气道，清除口腔中义齿与咽喉部任何可见的异物，松解患者衣领。

（1）单人操作法（EC 手法）　操作者位于患者头部的后方，将患者头部向后仰，并托牢下颌使其朝上，保持气道通畅。将面罩扣在患者口鼻处，用一手拇指和示指呈"C"形按压面罩，中指和环指放在下颌下缘，小指放在下颌角后面，呈"E"形，保持面罩的适度密封，用另外一只手均匀地挤压球囊，送气时间为 1 秒，将气体送入肺中，待球囊重新膨胀后再开始下一次挤压，保持适宜的吸气/呼气时间。若气管插管或气管切开患者使用简易呼吸器，应先将痰液吸净后再应用。

（2）双人操作法（双 EC 手法）　由一人固定或按压面罩，方法是操作者分别用双手的拇指和示指放在面罩的主体，中指和环指放在下颌下缘，小指放在下颌角后面，将患者下颌向前拉，伸展头部，畅通气道，保持面罩的适度密封，由另一个人挤压球囊。

四、注意事项

（1）选择适宜通气量挤压球囊时应根据气囊容量、患者病情、年龄、体质等决定，通气量以见到胸廓起伏即可，一般为 400 ~ 600ml。

（2）如果成人患者有脉搏，每 5 ~ 6 秒给予 1 次呼吸（10 ~ 12 次/分）；如果没有脉搏，使用 30∶2 的比例进行按压 – 通气；如果建立了高级气道，可以每 6 秒进行一次人工通气（即每分钟 10 次通气）。如果患者尚有微弱呼吸，应注意挤压球囊的频次和患者呼吸的协调，尽量在患者吸气时挤压气囊，避免在患者呼气时挤压气囊。

（3）使用时间不宜过长。如果长时间使用，受人为因素的影响，易使通气量不足，必须及时行气管插管。

（4）监测病情变化使用简易呼吸器过程中，应密切观察患者通气效果、胸廓起伏、皮肤颜色、听诊呼吸音、生命体征和血氧饱和度等参数。

任务四　呼吸机的使用

机械通气（mechanical ventilation，MV）是借助呼吸机建立气道口与肺泡间的压力差，给呼吸功能不全的患者以呼吸支持，即利用机械装置来代替、控制或改变自主呼吸运动的一种通气方式。机械通气作为目前急危重症患者常见的器官功能支持手段，已普遍应用于麻醉、各种原因所致的呼吸衰竭及大手术后的呼吸支持与治疗中。机械通气的正确使用，能够预防和治疗呼吸衰竭、挽救或延长患者的生命，反之若使用不当，可加重患者病情使其恶化，甚至危及生命。

一、适应证

患者出现呼吸功能障碍，引起严重缺氧或二氧化碳潴留，均需要机械通气治疗。

二、禁忌证

机械通气的禁忌证是相对的，在出现致命性通气和氧合障碍时，应积极处理原发病（如尽快行胸腔闭式引流、积极补充血容量等），同时不失时机地应用机械通气。一般相对禁忌证为：①肺大疱和未经引流的气胸；②低血容量性休克未补充血容量；③严重肺出血；④气管食管瘘等。

三、操作方法

（一）机械通气前的准备

1. 医务人员准备 建立包括医生、护士、呼吸治疗师、营养师等在内的治疗小组，敏锐地观察和判断患者的疾病状态，动态调整治疗方案和机械通气方案，及时、正确处理机械通气过程中出现的突发情况。

2. 患者准备 ①明确患者的基本情况，包括年龄、性别、身高、体重、诊断、病情、既往病史和对呼吸机支持的特殊要求等。②向清醒患者解释使用呼吸机的目的、注意事项等。③根据患者病情和治疗需求建立合适的人工气道，如气管插管、气管切开等。④选择舒适的体位，若无禁忌建议床头抬高 30°~45°。

3. 呼吸机准备 ①根据患者基本情况选择合适的呼吸机、呼吸机管道、过滤器和湿化装置等。②连接呼吸回路、电源和气源。③设置呼吸机支持模式、参数和报警限。④用模拟肺测试呼吸功能是否正常工作或机器自检各功能部件有无故障。⑤检测呼吸机是否正常工作，各功能部件无故障后关机备用于床旁，在呼吸机醒目处标记"备用"。

4. 物资准备 床旁常规备吸引装置、给氧装置和简易呼吸器，以备紧急时行吸痰、给氧和人工呼吸等。

（二）模式选择与参数设置

1. 模式选择 常用通气模式包括控制通气、辅助通气、辅助/控制通气、同步间歇指令通气、压力支持通气、持续气道正压等。

2. 参数设置 机械通气参数设置时应注意设置参数与实际输出参数可能不同，同时应考虑不同参数之间的相互关系，根据患者病情、治疗需求与目标等合理设置参数，包括潮气量、吸气压力、呼吸频率、吸气时间、峰值流速、触发灵敏度、吸入氧浓度、呼气末正压、报警参数等。

（三）呼吸机的撤离

呼吸机的撤离指逐渐减少呼吸支持的时间，同时逐步恢复患者的自主呼吸，直至完全撤离机械通气的过程。当患者达到撤机指征时，应尽快开始撤机。延迟撤机将增加机械通气的并发症和医疗费用。过早撤离呼吸机又可导致撤机失败，增加再插管率和病死率。

1. 撤机指征 根据中华医学会重症医学分会机械通气临床应用指南（2006 年），达到以下条件可考虑撤机，包括：①导致机械通气的病因好转或祛除；②氧合指标，$PaO_2/FiO_2 > 150 \sim 200mmHg$，$PEEP \leqslant 5 \sim 8cmH_2O$，$FiO_2 \leqslant 40\% \sim 50\%$，$pH \geqslant 7.25$，COPD 患者要求 $pH > 7.30$，$PaO_2 > 50mmHg$，

$FiO_2 < 35\%$；③血流动力学稳定，没有心肌缺血动态变化，临床上没有显著的低血压；④有自主呼吸能力和较强的咳嗽能力。

2. 撤机方法

（1）自主呼吸试验（spontaneous breathing trial，SBT）　是指在人工气道机械通气撤离前，让患者通过 T 管自主呼吸、低水平 CPAP 或低水平 PSV 下呼吸，通过短时间（一般为 30~120 分钟）的密切观察，判断其自主呼吸能力是否恢复，以帮助医务人员决定是否撤机的一种技术。

（2）直接停机　适用于原心肺功能好，支持时间短的患者。若自主呼吸良好，且不耐受气管插管，可直接撤离呼吸机，让其自主呼吸。

（3）T 管撤机　气管插管或气管切开患者经 T 管呼吸湿化、温化的气体，与 SIMV、PSV 等相比，T 管撤机属于完全自主性呼吸。

（4）呼吸模式过渡　适用于原心肺功能较差，支持时间较长的患者，通过改变呼吸支持模式和参数降低呼吸机支持水平逐步过渡撤机，如使用 SIMV、PSV 等模式过渡。

（5）间断停机　在脱机间隙使用射流给氧、T 管给氧等间接支持，逐渐延长脱机时间，宜在白天进行。

3. 撤机实施时机　选择充分休息后的上午进行撤机，此时患者状态较好，医护人员较多，能保证抢救及时有效。撤机后严密观察患者病情，包括呼吸状况、SpO_2、心率、血压等，及时发现不耐受撤机指征并进行相应处理。

4. 不能耐受撤机的指征　出现以下变化应立即恢复机械通气：①呼吸频率 >30 次/分；②血压升高或降低超过 20mmHg，心率增加或减慢超过 20 次/分；③$PaO_2 < 60mmHg$，$PaCO_2 > 55mmHg$；④出现烦躁、出汗及尿量进行性减少。

5. 呼吸机依赖　是指机械通气患者脱离呼吸机后不能自行调节，从而干扰并延长了脱机过程。呼吸机依赖的原因包括生理和心理因素两方面，生理因素包括气体交换降低、通气负荷增加、通气需求增加、通气驱动力降低和呼吸肌疲劳等，心理因素包括不能控制呼吸模式、缺乏动机和信心及精神错乱等。部分机械通气患者从生理指标看可以脱机，但由于怀疑自己的呼吸能力、缺乏信心等原因，担心脱机后出现呼吸困难和窒息等，因而不愿意脱机。对呼吸机心理依赖的患者，应确切告知其生理指标已达到脱机标准，鼓励患者尝试脱机，脱机时做好安全保障措施，床旁严密观察患者，及时向患者反馈其各项生命体征稳定的信息，增强患者对脱机的信心。

四、注意事项

1. 应注意评估机械通气效果　及时发现相关并发症的出现，提高机械通气的安全性。机械通气患者病情观察重点包括：呼吸功能、循环功能、意识、血气分析和体温等。

2. 及时处理报警　报警功能是呼吸机必备的功能之一，引起呼吸机报警的原因很多，有的报警需要立即处理，否则会危及患者生命，如高压报警、窒息报警等。

3. 预防脱管　与导管固定不佳和牵拉等有关，表现为呼吸机低潮气量报警、喉部发声和窒息等。应紧急处理，保持气道通畅，应用简易呼吸器通气和供氧，必要时重新置管。

4. 预防气道堵塞　由痰栓、异物、导管扭曲、气囊脱出嵌顿导管口、导管远端开口嵌顿于气管隆突、脱管等引起，表现为不同程度的呼吸困难，严重时出现窒息。应针对原因及时处理，如调整人工气道位置，抽出气囊气体、试验性插入吸痰管等。如气道梗阻仍不缓解，则应立即拔除气管导管，重新建立人工气道。

5. 预防气道损伤　与插管时机械性损伤、气道内吸痰、气道腐蚀、导管压迫气道和气囊压迫气管黏膜等有关，表现为出血、肉芽增生、气管食管瘘等。为避免气道损伤，插管前应选择合适的导管，插管时动作轻柔；带管过程中保持导管中立位，合理吸痰，做好气囊护理等。

6. 观察呼吸机相关性肺损伤（ventilator–induced lung injury，VILI） 指机械通气对正常肺组织造成的损伤或使已损伤的肺组织进一步加重，包括气压伤、容积伤、萎陷伤和生物伤，临床表现为肺间质气肿、皮下气肿、纵隔气肿、心包积气、气胸和肺水肿。为了避免和减少 VILI 的发生，机械通气应避免高潮气量和高平台压，吸气末平台压不超过 $30 \sim 35cmH_2O$，同时设定合适 PEEP，以预防萎陷伤。出现张力性气胸应立即行胸腔闭式引流。

五、护理措施

1. 一般护理

（1）体位　协助患者取半坐卧位或头高卧位，以改善患者呼吸。

（2）保持呼吸道通畅　及时抽吸呼吸道的分泌物。每 2 小时为患者改变一次体位，并叩击背部。对能够合作的患者鼓励咳嗽、深呼吸，以促进分泌物的排出。

（3）对烦躁不安或神志不清的患者，应在床旁加床挡以防坠床，必要时以约束带适当固定肢体。同时注意保持患者床单清洁、平整、干燥，定时翻身、拍背，按摩受压部位皮肤，以防发生压疮。

（4）注意观察使用呼吸机的并发症如肺泡破裂、颅内高压、氧中毒等。

2. 病情观察

（1）呼吸状况　每小时评估患者的呼吸频率、节律、深度，有无咳嗽、痰鸣音、发绀等。

（2）循环功能　持续监测患者心率、血压、尿量和中心静脉压，维持正常的血容量和组织灌注量，维持血压在 100mmHg 以上。

3. 人工气道护理　常用的人工气道有气管插管和气管切开套管两种。

（1）注意观察人工气道有无脱落。

（2）气管切开套管或气管插管的气囊压力应维持在 $20 \sim 35cmH_2O$，压力过低会影响呼吸机的使用效果，压力过高会影响气管黏膜的血液循环而造成气管软化、坏死。

（3）气道湿化，患者在机械通气期间要防止分泌物黏稠及形成痰痂。吸入温热的气体可以减轻气道黏膜的刺激，以防止纤毛运动功能减弱，造成分泌物排出障碍。理想的气道湿化状态要求湿度100%，温度 $36 \sim 37℃$。

任务五　除颤仪的使用

心脏电复律（cardioversion）是用电能治疗异位性快速心律失常使之转复为窦性心律的一种方法。根据发放脉冲是否与心电图的 R 波同步，分为同步电复律和非同步电复律。启用同步触发装置用于转复心室颤动以外的各类异位性快速心律失常，为同步电复律。不启用同步触发装置，可在任何时间放电，主要用于转复心室颤动，为非同步电复律，亦称除颤（defibrillation）。除颤是利用高能量的脉冲电流，在瞬间通过心脏，使全部或大部分心肌细胞在短时间内同时除极，抑制异位兴奋性，使具有最高自律性的窦房结发放冲动，恢复窦性心律。由于直流电的电压、电能、电脉冲宽度可控制在一定范围，比较安全，自 1961 年 Lown 报告应用直流电成功转复室性心动过速以来，一直广泛应用直流电进行电除颤。根据电极板放置的位置，除颤还可分为体外和体内两种方式，后者常用于急症开胸抢救者。本节主要阐述人工体外除颤。

知识链接

电复律发展简史

1899 年，Prevost 和 Batelli 在狗身上进行心电生理学研究时发现，低能量电击可以诱发心室颤动，而较高能量的电击却可以逆转心室颤动，恢复正常节律。

1933 年，Hooker、Kouwenhoven 等首次使用 60Hz 交流电对实验犬成功除颤。

1947 年，德国心外科医师 BecK 在开胸手术过程中为一个突发室颤的 14 岁小男孩成功实施胸内电除颤，从此开创了人体电除颤治疗的先河。

1956 年，德国 Zoll 医师首次使用交流电进行体外电除颤并取得成功，这是第一台真正意义上的体外除颤仪。

1962 年，Edmavk 及 Lown 进行了系统研究，改用直流电转复心律成功，并证明直流电除颤比交流电除颤更为安全和有效。从此，成熟的直流电除颤器广泛应用于临床。

伴随着微型计算机技术的发展，医学工程技术人员致力于除颤仪的小型或微型化与自动化的研究与开发，其成果包括植入式自动除颤仪（ICD）与自动体外除颤仪（AED）。

一、适应证

除颤的适应证主要是心室颤动、心室扑动或无脉性室性心动过速者。

二、禁忌证

（1）洋地黄中毒引起的心律失常。
（2）室上性心律失常伴高度或完全性房室传导阻滞，即使转为窦性心律也不能改善血流动力学。
（3）心房颤动有反复发作的倾向，不能耐受奎尼丁和（或）胺碘酮者。
（4）心脏明显增大（尤以左心房扩大）者的心房颤动和（或）心房扑动。
（5）阵发性心动过速频繁发作者（不宜多次反复电复律）。
（6）病窦综合征伴发的快 - 慢综合征。
（7）近期有动脉栓塞或经超声心动图检查发现心房内存在血栓而未接受抗凝治疗者。
（8）严重低钾血症。

三、操作方法

除颤仪未到前对患者进行高质量 CPR，除颤仪到后确保患者去枕平卧于坚硬平面上。松开衣扣，暴露胸部。除颤的操作步骤具体如下。

1. 用物准备　除颤仪、导电糊一支或 4～6 层生理盐水纱布、简易呼吸器、供氧装置及急救药品等抢救物品。

2. 评估　分析患者心律，确认心室颤动或无脉性室性心动过速，需要进行电除颤；评估患者有无安装起搏器；评估皮肤情况，如果汗液多，用纱布擦净胸壁汗液；检查并除去身上的金属及导电物质。

想一想

除颤时，若患者胸壁汗液多或皮肤湿润，为什么需用纱布擦干胸壁？

3. 呼救，记录抢救开始时间

4. 开机 连接电源，开机，将旋钮调至"ON"位置，机器设置默认"非同步"状态。

5. 选择能量（select energy） 根据不同除颤仪选择合适的能量，单相波除颤仪为360J，双相波除颤仪为120～200J，或根据厂家推荐；如不清楚厂家推荐，选择可调的最高功率。儿童每千克体重2J，第二次可增加至每千克体重4J。

6. 准备电极板 将专用导电糊均匀涂抹于电极板上，或每个电极板垫以4～6层生理盐水湿纱布。

7. 正确放置电极板 ①前–侧位：A（Apex）电极板放在左乳头外下方或左腋前线第5肋间（心尖部），S（Sternum）电极板放在胸骨右缘锁骨下或2～3肋间（心底部），此法因迅速便利而更为常用，适用于紧急情况。②前–后位：A电极板在左侧心前区标准位置，而S电极板置于左/右背部肩胛下区，此方法适用于电极贴片。上述两种方法均能够使电极板的最大电流通过心肌，且需用较少电能，以减少潜在的并发症。

8. 充分接触 两电极板充分接触皮肤并稍加压（如涂有导电糊，应轻微转动电极板，使导电糊分布均匀），压力约5kg（电极板指示灯显示绿色）。

9. 再次评估心电示波 确认是否存在心室颤动、心室扑动或无脉性室性心动过速。

10. 充电（charge） 按下"充电"按钮，将除颤仪充电至所选择的能量。

11. 放电前安全确认 高喊"请大家离开"，并查看自己与病床周围，确保操作者与周围人无直接或间接与病床或患者接触。

12. 放电（shock） 操作者两手拇指同时按压电极板"放电"按钮进行电击。注意电极板不要立即离开胸壁，应稍停留片刻。

13. 立即胸外按压 除颤后，大多数患者会出现数秒钟的非灌流心律，需立即给予5个循环（大约2分钟）的高质量胸外心脏按压，增加组织灌注。

14. 观察除颤效果 再次观察心电示波，了解除颤效果；必要时再次准备除颤。

15. 除颤后处理 ①擦干患者胸壁的导电糊或生理盐水，整理床单位。②关闭开关，断开电源，清洁电极板，更换电极板外覆盖纱布，除颤器充电备用。③留存并标记除颤时自动描记的心电图纸。

知识链接

自动体外除颤

自动体外除颤仪（automated external defibrillator，AED）是一种便携、易于操作、配置在公共场所、专为现场急救设计的急救设备，具有自动识别、鉴别和分析心电节律，自动充电、放电和自检功能。操作者在使用AED时，首先将所附2个黏性电极板按指示分别贴于患者右锁骨下及心尖处，打开开关后按声音和屏幕文字提示完成简易操作。根据自动心电分析系统提示，确认为可电击的心律后，即可按下电击/放电（shock）键。除颤后，根据提示立即给予5个循环（大约2分钟）的高质量胸外心脏按压，此后系统进入节律再分析阶段，以决定是否再次除颤。

四、注意事项

（1）除颤前要识别心电图类型，以正确选择除颤方式。

（2）电极板放置部位要准确；如带有植入性起搏器，应避开起搏器部位至少10cm。

（3）导电糊涂抹均匀，两块电极板之间的距离应超过10cm。不可用耦合剂替代导电糊。

（4）电极板与患者皮肤密切接触，两电极板之间的皮肤应保持干燥，以免灼伤。

（5）放电前一定确保任何人不得接触患者、病床及与患者接触的物品，以免触电。

（6）除颤仪开机时，默认心电示波为 P 导联，操作者可根据实际需要对导联进行调节。

任务六　心电监护仪的使用

多功能监护仪是可以连续监测心电图、呼吸、血压、脉搏和血氧饱和度等重要参数，用于疾病诊断和监测的医疗仪器。多功能监护仪把患者的各种生理信息转变成能直接观测到的形式，并具有信息储存、回放和传输功能，对心律失常波形进行自动记录、分析并对异常结果进行报警提示。

心电监测本质上是实时监测心脏电活动的一种方法。心电监测的目的包括：①持续监测心率变化；②持续显示心电示波，及早发现致命性心律失常或先兆；③指导抗心律失常治疗，判断药物治疗效果；④监测和处理电解质紊乱；⑤对各种手术，尤其是心血管手术的围手术期及各种特殊检查和治疗实行监护；⑥对安装心脏起搏器的患者，应监测心脏起搏器的功能。

一、适应证

（1）各种危重患者和抢救患者的监护。

（2）手术中或术后患者的监护。

（3）心脏起搏器置入术术前、术后患者的监护及起搏效果观察。

二、禁忌证

没有绝对的禁忌证。

三、操作方法

（1）用物准备，心电监护仪、导联线、电极片、皮肤砂纸、乙醇棉球等。

（2）携用物至患者床旁。

（3）核对患者身份、病情，解释操作目的，取得患者配合。

（4）打开监护仪电源开关，确定设备工作正常。

（5）协助患者取平卧位或半卧位。

（6）观察患者胸前壁皮肤情况，确定皮肤完好、清洁。必要时用皮肤砂纸轻轻擦皮肤以除去死皮，清洗干净后充分擦干。

（7）电极安放　①5 导联装置：右上（RA）在右锁骨中线第 1 肋间；右下（RL）在右锁骨中线剑水平处；中间（V）胸骨左缘第四肋间；左上（LA）在左锁骨中线第 1 肋间；左下（LL）在左锁骨中线剑突水平处。②3 导联装置：左上（LA）在左锁骨中线第 1 肋间；右上（RA）在右锁骨中线第 1 肋间；左下（LL）在左锁骨中线剑突水平处。安放电极时，应避开除颤电极板放置的位置以备应急使用；安置永久起搏器者应避开起搏器。

（8）电极安放妥当后，将导联线按标示与相应位置电极连接，开始进行心电监测。注意观察患者的心电示波是否正常，正常成年人心律为窦性心律，心电图节律整齐，各波段均在正常范围内。当出现节律不整或各波段波形异常变化时，应首先观察患者情况，再判断是否存在心律失常。可根据需要选择开启或关闭多功能监护仪的某一项或几项功能。

（9）整理用物，洗手记录。

（10）使用心电监测仪期间应每日为患者更换电极片，防止干扰及皮肤受损。

（11）监护结束后需按照感染控制的要求对仪器设备及用物进行清洁消毒。

四、注意事项

（1）选择波形清晰、主波向上、便于观察的心电图导联，一般多选择Ⅱ导联。

（2）选择 QRS 振幅 >0.5mV 的导联，以便能触发心率计数。

（3）根据正常值设定各项参数的报警限值。

（黄婉臻）

书网融合……

重点小结	微课	习题

模块四　危重症患者的护理

项目十四　危重症患者各系统功能监护

PPT

学习目标

知识目标：通过本项目的学习，应能掌握人工气道管理、体外膜肺氧合的护理、颅内压增高患者的护理、危重症患者的营养支持、连续性肾脏替代治疗的护理、出血倾向患者的护理；熟悉呼吸功能观察、呼吸功能测定、氧饱和度监测、血流动力学监测、心电图监测、颅内压监测、骨髓监测、酸碱平衡监测、呼气末二氧化碳（PETCO₂）监测、心功能评估、神经系统体征监测、脑电图监测、凝血功能检查。

能力目标：具备对呼吸系统、循环系统、消化系统等各系统功能监测的能力，以及对各系统异常情况进行护理的能力。

素质目标：通过本项目的学习，树立高度的责任感、慎独的修养和精益求精的工匠精神。

危重症患者的病情危重，发病急骤，变化迅速，稍有不慎便造成不可弥补的后果。对危重症患者各系统功能利用先进的、精密的医疗设备进行动态监测，可了解患者的整体状态、疾病危险程度及各系统脏器的损害程度，为临床诊断、预防、治疗及护理提供科学依据。

任务一　呼吸系统功能监测与护理　微课

情境导入

情境：患者，男，57岁，因"咳嗽、咳痰13年，加重伴胸闷1个月"入院，诊断为风湿性心脏病。在全麻和体外循环下行"二尖瓣和主动脉瓣置换术"，术后患者被送入ICU。患者双眼紧闭，皱眉；呼唤能睁眼，压眶能躲避；经口气管插管、呼吸机辅助通气；心率88次/分，体温35.5℃，血压102/56mmHg，上肢有自主活动，对被动运动有抵抗。右颈部深静脉置管，应用微量泵给予舒芬太尼和咪达唑仑镇静、镇痛。

思考：1. 对该危重症患者应进行哪些方面的监护？

2. 如何做好该患者人工气道的管理？

3. 如何做好该患者的营养支持护理？

一、呼吸功能监测

呼吸功能监测包括呼吸运动观察、呼吸功能测定、氧饱和度监测和呼气末二氧化碳监测，是危重症患者监护的重要内容之一，不仅能及时观察患者的病情变化，还能用于评价呼吸功能状态，发现潜在危险，以尽早给予适当的支持和护理。

（一）呼吸运动观察

一般情况下，通过对呼吸频率、节律、深浅度、形态等进行呼吸运动观察。成人安静状态下呼吸频率为 16 ~ 20 次/分，节律规则，呼吸运动均匀、无声且不费力。男性及儿童以腹式呼吸为主，女性以胸式呼吸为主。

（二）呼吸功能测定

呼吸功能测定主要指肺容量、通气功能和换气功能的监测。

1. 肺容量监测指标　包括潮气量（VT）、补吸气量（IRV）、补呼气量（ERV）、残气量（RV）、功能残气量（FRC）、深吸气量（IC）和肺活量（VC）。肺活量在一定意义上反映了呼吸功能的潜在能力。一般地说，健康状况愈好的人，肺活量愈大，反之亦然。在病理情况下，肺组织的损害都可伴有不同程度的肺活量减少。肺活量明显减少是限制性通气障碍的表现。但肺活量有个体差异，一般降低 20% 以上才可认为不正常。一个人的肺活量若为正常值的 60%，做轻微的劳动就会引起呼吸困难，如肺气肿的患者。

2. 通气功能的监测指标　肺通气功能是衡量空气进入肺泡及废气从肺泡排出过程的动态指标，主要包括每分通气量（VE）、每分肺泡通气量（VA）、死腔气量/潮气量比率（VD/VT）、用力肺活量（FVC）、第一秒用力呼气容积（FEV_1）和峰值呼气流速（PEF），通过上述指标可判断通气障碍的程度类型，结合支气管激发或舒张试验还可对气道反应性和通气障碍的病因进行判断。

3. 换气功能监测指标　主要包括通气血流比值（V/Q）、呼吸指数（respiratory index，RI）、氧合指数（P/F）。

（三）脉搏氧饱和度监测

脉搏氧饱和度（SpO_2）监测是通过动脉脉搏波动分析来测定血液在一定氧分压下氧合血红蛋白占全部血红蛋白的百分比，属无创性监测，被称为第五生命体征监测，因其与动脉血氧饱和度（SaO_2）有显著的相关性，故在临床上广泛应用。正常值为 96% ~ 100%。通过 SpO_2 监测，间接了解患者 PaO_2 的高低，以便了解组织的氧供情况，为早期发现低氧血症提供有价值的信息，提高了治疗的安全性。SpO_2 < 90% 时，常提示有低氧血症。

（四）呼气末二氧化碳（$ETCO_2$）监测

临床上常用红外线 CO_2 分析仪连续无创监测呼吸周期中的 CO_2 浓度。$ETCO_2$ 正常值为 35 ~ 40mmHg。$ETCO_2$ 监测在急诊室中有着广泛的应用。由于 $ETCO_2$ 的高低与 $PaCO_2$ 数值相近，能反映患者的气道状况、通气功能及循环和肺血流情况，异常的 $ETCO_2$ 提示通气功能和肺灌注的异常，常用于心衰、哮喘、COPD、深度镇静等患者的呼吸循环功能监测。$ETCO_2$ 也是判断气管插管位置、判断复苏效果、自主循环恢复（ROSC）及患者预后的重要指标。

二、人工气道管理

人工气道是指为保证气道通畅而在生理气道与空气或其他气源之间建立的有效连接。它不仅用于机械通气，还用于气道分泌物的引流。一方面人工气道对危重患者的抢救和病情康复起到了至关重要的作用；另一方面，人工气道的建立也破坏了呼吸道原有的解剖结构和正常功能，对患者健康造成潜在威胁。做好人工气道的管理，在很大程度上能够预防并发症的发生，减轻对患者的生理创伤和心理影响，使人工气道的治疗效果得以最大程度地体现。

1. 病情观察

（1）生命体征观察　测量患者的血压、心率、呼吸和血氧饱和度，听诊双肺呼吸音可判断有无气管插管移位、气胸、肺不张、肺炎等。

（2）意识观察 观察患者意识障碍程度、瞳孔对光反射以及对疼痛刺激的反应，若有改变应及时通知医生处理，若患者出现神志不清、烦躁不安、发绀、鼻翼扇动等，多为缺氧、二氧化碳潴留所致，若为气道阻塞，应随时保持气道通畅。

2. 环境管理 最好将患者置于有空气净化设施的病室内。如在普通病房应安置在单间，每日要定时开窗通风换气，并每日以有效氯溶液擦拭地板及桌面 2 次，空气消毒 2 次。限制探视与陪护，减少病室内流动人员。进入室内者应戴好帽子、口罩，谢绝上呼吸道感染者入内。应保持病房温度在 24℃±1.5℃，湿度在 55%~60%，使患者处于洁净、舒适的环境中。

3. 湿化气道 建立人工气道后上呼吸道失去加温及自我湿化功能，有效的气道湿化是保证呼吸通畅和预防肺部感染的根本，其可维护呼吸道黏膜纤维的正常生理功能，保持呼吸道恒定温度及湿度，及时清理呼吸道分泌物，保持呼吸管道通畅。气道湿化一般可用生理盐水通过超声雾化器吸入，每日 3~4 次，气管切开者每日可用生理盐水、糜蛋白酶、地塞米松、硫酸庆大霉素做气道湿化，每日 2~3 次，痰黏稠者可适当增加次数。注意观察患者痰液情况，分泌物稀薄、无明显咳嗽说明湿化程度理想，如痰液过分稀薄且频繁咳嗽、肺部出现痰鸣音说明湿化液过量，需要及时调整。

4. 气囊管理 人工气道的气囊充气后，压在气管壁上，可达到密闭固定的目的，保证潮气量的供给，预防口腔和胃内容物的误吸。但如果气囊充气过大，压迫气管黏膜过久，会影响该处的血液循环，导致气管黏膜的损伤，甚至坏死。应每隔 6~8 小时放气囊一次，每次 5~10 分钟，放气囊时必须清除气囊上滞留物并吸净气道内分泌物。

5. 气道分泌物的吸引 建立人工气道后的患者，咳嗽反射降低，咳痰能力丧失。因此人工吸引成为清除气道内分泌物的唯一重要方法，是气道管理中重要的技术之一，要做到有效吸痰、适时吸痰、正确吸痰。

6. 心理护理 护士应与患者建立良好的护患关系，向其耐心细致解释并给予精神安慰，增加其战胜疾病的信心和勇气；向患者说明呼吸机通气的目的与配合的方法和技巧，观察并及时询问患者的切身感受，积极与患者交流，降低其恐惧感，对烦躁不安、含管耐受差的患者尤应加强心理护理。

任务二 循环系统功能监测与护理

一、循环功能监测

（一）血流动力学监测

1. 心率监测 正常成人安静时的心率应在 60~100 次/分，随着年龄的增长而变化。小儿心率较快，老年人心率较慢，同时心率还受性别、运动、情绪、药物等影响。一般采取触摸桡动脉搏动、心前区听诊、生命体征监测仪、心电图等方法监测，其中心电图监测较为准确，若对用其他方法测定的心率结果有怀疑时，应积极进行心电图监测。心率监测对于判断心排血量、休克、估计心肌耗氧具有临床意义。当心率太快（＞160 次/分）或过慢（＜50 次/分）时，心排血量都会减少，进行性心率减慢是心脏停搏的前奏。失血性休克时，心率的改变最为敏感，心率增快多在血压降低之前发生。故严密监测心率的动态改变，对早期发现休克极为重要。心率的快慢与心肌耗氧（MVO_2）大小呈正相关。

2. 血压监测 在安静状态下，正常成人的血压范围在 90~139/60~89mmHg，脉压为 30~40mmHg。血压存在个体、性别和年龄的差异。临床上动脉压监测主要有无创和有创两种监测方法。

动脉血压能直接反映心脏后负荷、心肌做功与耗氧及周围循环血容量，是血流动力学的重要指标之一。

3. 心排血量监测　心排血量（cardiac output，CO）是反映心脏泵血功能的重要指标，正常值为 $4 \sim 8 L/min$，其受心肌收缩性、前负荷、后负荷及心率等因素的影响。临床上有无创法和有创法两种。依据心排血量可判断心脏功能，协助诊断心力衰竭和低排综合征，同时估计预后和指导治疗。如 CO 升高常见于贫血、甲状腺功能亢进、体循环动静脉瘘、部分肺源性心脏病等；CO 下降常见于心功能不全、脱水、失血、休克等原因引起的回心血量减少。

4. 中心静脉压监测　中心静脉压（central venous pressure，CVP）是指胸腔内上、下腔静脉的压力，由右心室充盈压、静脉内血容量、静脉收缩压和张力、静脉毛细血管压等组成，是评估右心室前负荷及右心功能的重要指标，与静脉张力和右心功能有关，不能反映左心功能。常适用于：①各类大、中型手术，尤其是心血管、颅脑和胸部大而复杂的手术；②各种类型的休克；③各种原因引起的血容量不足；④右心功能不全；⑤大量静脉输血、输液，或需静脉高能量营养治疗者等。CVP 的正常值为 $5 \sim 12 cmH_2O$。当 CVP $<5 cmH_2O$，提示右心房充盈不佳或血容量不足；CVP $>15 cmH_2O$，提示右心功能不良或血容量超负荷，常见于右心衰竭、三尖瓣关闭不全、心包填塞或补液过快、过多，应暂停输液或严格控制输液速度，并给予强心、利尿等处理。胸腹腔压力变化、血管活性药物的使用会影响中心静脉压。CVP 一般在深静脉置管的基础上进行中心静脉压的监测，持续动态监测比单次监测更具有意义。临床上判读 CVP 应结合其他血流动力学参数综合分析（表 14-1）。操作方法：首先备好中心静脉测压装置，固定测压管使零点与右心房中点在同一水平面上。确认导管在静脉内，连接至中心静脉测压管，排尽气泡，转动三通开关使测压管与静脉导管相通即可测压。不测压时，转动三通开关使输液瓶与静脉导管相通，用于补充液体并保持静脉导管的通畅。在操作中应注意：①确定导管插入上腔静脉或右心房；②确保玻璃管零点置于第 4 肋间右心房水平；③确保静脉内导管和测压管道系统内无凝血、空气，管道无扭曲等；④测压时确保静脉内导管畅通无阻；⑤加强管理，严格无菌操作；⑥密切观察，做好记录。

表 14-1　CVP 与动脉血压变化的临床意义及处理原则

CVP	血压	原因	处理原则
低	低	血容量不足	充分补液
低	正常	血容量相对不足	适当补液
高	低	心功能不全或血容量相对过多	强心药、纠正酸中毒、舒张血管
高	正常	容量血管过度收缩	应用扩血管药物
正常	低	血容量不足或心功能不全	补液实验

注：补液实验：在 15 分钟内快速静脉输入 5% 葡萄糖等张盐水 250ml，若中心静脉压升高而血压不变，提示心功能不全，应控制补液量；若血压升高而中心静脉压不变，则提示血容量不足，应增加补液量。

5. 肺动脉楔压监测　肺动脉楔压（PAWP）是指漂浮导管在肺小动脉楔入部位所测得的压力。PAWP 的正常值为 $6 \sim 12 mmHg$。它是评估左心前负荷和右心后负荷的指标，有助于判定左心室功能，反映血容量是否充足。PAWP 升高常见于血容量增加、左心功能不全、胸腹腔压力增加、使用血管升压药物及输液治疗时；PAWP 降低常见于心功能改善后、低血容量状态、血液和体液的迅速丢失以及应用扩血管药物后。当患者出现急性呼吸窘迫综合征（ARDS）并发左心衰竭时，测定 PAWP 为最佳的诊断方法。循环功能不稳定患者，应用正性肌力药物和扩血管药时，测定 PAWP 用以指导治疗并观察治疗效果。测定 PAWP 还可区分心源性肺水肿和非心源性肺水肿。

（二）心电监测

心电监测是急危重症常用的监测之一，是用心电监护仪表现心电活动的模拟心电图，是一种简单、无创的检查方法，用于评估心脏的电活动。心电监护系统可连续、动态地监测患者的心电活动，并将危重患者地信息及时、准确地向医务人员进行报告，极大地提高了危重患者的抢救成功率。通过心电监测可及时发现心律失常、识别心律失常性质、判断药物治疗效果。常见监测方法有心电监护系统、动态心电监测仪（Holter 心电图监测仪）、遥控心电监测仪。具体操作过程见项目十三"急危症患者常用救护技术"。

（三）心功能评估

心功能评估的内容包括体格检查、实验室检查、影像学检查、心功能分级、症状评估等。

1. 体格检查　主要包括视诊、叩诊、听诊、触诊等。判断是否有心脏杂音、胸膜摩擦音、心包摩擦音以及震颤等；是否有过早的搏动、心律不齐、心跳加快等；是否有心脏浊音；是否有震颤的情况；心前区是否有隆起或者凹陷，是否有明显的心尖搏动等。

2. 实验室检查　评估心脏的功能状态血液指标包括 B 型尿钠肽（BNP）、C 反应蛋白、心肌酶、肌钙蛋白、肌红蛋白等；检测炎症、心肌缺血、肌肉损伤、心力衰竭、血栓形成等情况才选用心功能五项：包括肌钙蛋白、肌酸激酶同工酶、肌红蛋白、BNP、D－二聚体等。

3. 影像学检查　心脏彩超可以显示心腔内结构、心脏搏动和血液流动情况，有助于评估心脏功能。心电图作为心脏兴奋发生、传播及恢复过程的外部指标，可以反映心脏的电生理状态。CT、MRI、动态平板试验、心脏负荷试验等其他检查可以为心脏功能的评估提供更多信息。

4. 心力衰竭的分级　又称 NYHA 分级，是按诱发心力衰竭症状的活动程度将心功能的受损状况分为四级（表 14－2）。这一方案由纽约心脏病协会（NYHA）于 1928 年提出，因操作简单，临床上沿用至今。

表 14－2　NYHA 分级

级别	心脏病	日常活动	体力活动
Ⅰ级	有	不受限制	一般体力活动不引起过度疲劳、心悸、气喘或心绞痛
Ⅱ级	有	轻度受限制	休息时无自觉症状，一般体力活动引起过度疲劳、心悸、气喘或心绞痛
Ⅲ级	有	明显受限制	休息时无症状，但小于一般体力活动即可引起过度疲劳、心悸、气喘或心绞痛
Ⅳ级	有	不能从事任何日常活动	休息状态下也出现心衰症状，体力活动后加重

5. 症状评估　患者的主观感受，如头晕、血压下降、胸闷等，也是评估心脏功能的重要依据。

综上所述，心功能评定是一个多维度的评估过程，涉及体格检查、实验室检查、影像学检查等多种手段，旨在全面评估心脏的功能状态。

二、体外膜肺氧合的护理

体外膜肺氧合（extra corporeal membrane oxygenation，ECMO）又称体外生命支持，是一种对循环或呼吸衰竭的患者，通过机械装置进行持续体外心肺功能支持的技术，指将患者的静脉血引流至体外，经膜肺（氧合器）进行气体交换转换为动脉血，再通过驱动泵提供动力，输回患者体内的中短期心肺辅助技术。ECMO 具有置入方便、不受地点限制、可同时提供双心室联合呼吸辅助和价格相对低廉等优点，近年来开始应用于常规生命支持无效的各种急性循环和（或）呼吸衰竭，是对严重心肺功能衰竭最核心的支持手段，被誉为重症患者的"最后救命稻草"。

1. 环境要求　治疗环境清洁，空气流通，定时空气消毒，并常规使用含氯消毒剂擦拭病室内物品，以预防感染。

2. 密切观察　严密观察患者心电、有创血压、中心静脉压、血氧饱和度、电解质、出入量、尿量及性状、体温等，体温不宜过高或过低，一般保持耳温在 36～37℃；每 2～4 小时进行一次动脉血气分析；因长期肝素化，需定期监测活化部分凝血活酶时间（APTT），密切观察患者各部位有无出血症状；观察置管的下肢供血情况，防止下肢缺血坏死。观察氧合器中有无凝血块。尽早发现并及时处理，防止出血或凝血。

3. 体外循环管路的护理

（1）因管路较重，可用血管钳将管路妥善固定在床单上，防止意外脱出。

（2）严密检查管路各衔接处及侧支，防止漏血或进空气。

（3）正确涂抹耦合剂，保证 ECMO 正常运转。

4. 心理护理　对于 ECMO 患者，气管插管时要充分镇痛、镇静，防止因患者躁动使血管插管部位渗血。治疗环境可播放背景音乐，舒缓患者的心理压力，重度焦虑和抑郁的患者可考虑给予安定类药物。病情稳定后家属可探视，以增强患者和家属的信心。

5. 并发症的预防和护理

（1）出血　是 ECMO 最常见的并发症。ECMO 转流的患者血液在体外与大量非生理的异物表面接触，管路需要全身肝素化以避免血液凝固和血栓形成；管道固定不稳固，患者活动造成穿刺处出血；血小板的严重消耗及功能下降；炎症反应引起促凝血与抗凝血机制激活；长时间体外转流引起凝血功能紊乱均可导致出血。常见的出血部位包括脑、消化道、手术切口、插管部位或其他脏器等，最严重的是脑出血。因此，在治疗期间密切监测患者的凝血功能，维持 ACT 至 $120 \sim 200$ 秒，并使血小板维持在 $100 \times 10^9/L$ 左右，如果有出血倾向，应及时调整抗凝策略。

（2）栓塞、脑损伤、肢体缺血、肾功能不全的预防及护理措施

1）每日观察瞳孔及意识状况，使用 Glasgow 昏迷评分量表评估患者意识状况，及时发现脑血栓的发生。

2）严密观察四肢动脉，尤其是穿刺侧肢体动脉搏动、皮肤温度、颜色、感觉、有无水肿等情况，每日测量穿刺侧肢体臂围/腿围，并与对侧肢体对比，注意有无缺血、僵硬、皮肤发白等，每班记录。

3）注意房间温度，做好肢体保温，如肢体皮肤温度下降、颜色发绀、足背动脉搏动减弱或未触及，及时用多普勒超声检查，采取针对性措施。

4）注意观察肢体活动的变化。

5）必要时给予头部降温或脱水治疗。

6）严密监测管道之间的衔接是否紧密，避免管道脱开，造成空气栓塞。

7）每 $4 \sim 6$ 小时观察 ECMO 循环系统内有无血栓形成，用手电照射整个 ECMO 管路，血栓表现为管路表面颜色深暗且不随血液移动的区域，如出现 >5mm 的血栓或仍在继续扩大的血栓应考虑更换 ECMO 系统。

8）缺血再灌注损伤、灌注不足、毒性代谢产物堆积等因素，可导致肾功能不全。严密监测肾功能和尿量。

（3）感染的预防及护理措施

1）加强病房管理，将患者置于单间病房，保持空气清洁；加强消毒隔离措施，限制人员进出，避免交叉感染；加强病房空气、地面、用物等消毒，定时做细菌培养。

2）ECMO 管路预冲、穿刺置管及其他各种有创操作时严格无菌操作，切口、各穿刺处按时换药，如有出血或渗出及时消毒更换无菌敷料，保持局部无菌干燥。

3）使用呼吸机期间要严格无菌吸痰，做好呼吸道湿化，及时清理呼吸道分泌物；如患者痰液黏稠、咳嗽能力差、痰液不易吸引时进行纤维支气管镜下吸痰，以防止痰液淤积和肺不张，预防肺部感染。

4）监测白细胞计数及体温变化，观察伤口、穿刺处有无红肿及脓性分泌物等感染表现。

5）遵医嘱按时预防性应用抗生素。

6）加强基础护理，定期翻身，保持皮肤清洁。

7）加强营养，给予早期胃肠内营养治疗。

任务三　神经系统功能监测与护理

一、神经系统功能监测

神经系统功能监测又称脑功能监测，主要反映颅脑损伤的严重程度，尤其是昏迷患者，对于早期诊断颅内血肿、鉴别原发与继发脑干损伤、有效地治疗颅内高压和判定预后等方面具有重要的临床意义。

（一）神经系统体征监测

神经系统体征监测的内容很多，主要包括以下几种情况。

1. 意识状态　是神经系统功能监测时最常用、最简单、最直观的观察项目，可以直接反映出大脑皮层及其联络系统的功能状况。正常人意识清醒，当神经系统损伤或发生病变时，将可能引发意识障碍。一般将意识障碍分为嗜睡、昏睡、浅昏迷与深昏迷四个级别。

2. 眼部体征　主要包括瞳孔变化及眼球位置变化。正常人瞳孔等大同圆，对光反射灵敏。一侧瞳孔散大，常提示可能发生脑疝。瞳孔对光反射的灵敏程度与昏迷程度成反比。观察眼球位置时应注意有无斜视、偏视或自发性眼颤。通过观察眼球运动情况可以进一步帮助判断脑干的功能状况。

3. 神经反射　主要包括正常的生理性反射及异常的病理性反射两部分。生理性反射的减弱或消失及病理性反射的出现均提示神经系统功能发生改变。通过检查神经反射可以帮助判断疾病的性质、严重程度及预后。

4. 体位与肌张力　去大脑强直时四肢可呈现伸展体位，有时可呈角弓反张姿势，两侧大脑皮层受累时可见去皮质强直状态。肌张力的变化在一定程度上可反映出病情的转归。

5. 运动功能　主要观察患者的自主活动能力，判断是否存在瘫痪及瘫痪的类型。

（二）颅内压监测

颅内压（ICP）是指颅内容物对颅腔壁产生的压力，监测方法有脑室内测压、硬膜外测压、光导纤维颅内压监测三种。正常成人平卧时 ICP 为 10 ~ 15mmHg。ICP 15 ~ 20mmHg 为轻度增高，20 ~ 40mmHg 为中度增高，>40mmHg 为重度增高。持续 ICP 监测，是观察颅脑危重患者病情变化，指导临床治疗与预后判断的一项重要指标。

（三）脑电图监测

脑电图是通过脑电图描记仪将脑部自发性、节律性、微弱的生物电位放大记录成为一种曲线图，以帮助诊断脑部疾病的一种现代辅助检查方法。有常规脑电图、动态脑电图监测、视频脑电图监测（VEEG）三种检测方法，主要用于颅内器质性病变如癫痫、脑炎、脑血管疾病及颅内占位性病变等的检查。脑电图对被检查者没有任何创伤，但易受各种因素干扰，故多数情况下不能作为诊断的唯一依据，而需要结合患者的症状、体征、其他实验检查或辅助检查来综合分析。

二、颅内压增高患者的护理

1. 基础护理　床头抬高 15° ~ 30° 的斜坡位，有利于颅内静脉回流，可减轻脑水肿、降低颅内压。

对意识不清的患者，将其头部偏向一侧，避免发生窒息。有条件时，给予吸氧。注意保持皮肤、口腔及会阴部的清洁卫生，保持床单位的平整无皱、洁净、干燥，严防压疮的发生。注意保暖，避免受凉、感冒，防止剧烈咳嗽、呛咳、低头及用力活动，以免加重头痛。保持大便通畅，不可用力排便或高压灌肠，大便失禁者注意局部卫生、干燥，避免感染。卧床休息，避免情绪激动，以免血压骤升导致颅内压增高加重。

2. 病情监测 密切观察患者有无意识障碍、血压升高、头痛、呕吐、瘫痪、颅内压升高等症状。对意识清楚者，要观察肢体活动情况；对于意识不清者，应注意观察双侧瞳孔是否等大及有无对光反射。

3. 心理护理 加强与患者沟通，评估患者心理状况；患者可能会出现精神过度紧张，应及时给予疏导，消除其紧张情绪，使患者配合医生治疗。

5. 限制液体入量 避免摄入过多的水分，要量出为入，有助于减轻脑水肿。

4. 病因预防 主要在于病因预防，及时发现引发颅内压增高的危险因素，保持生活规律，多吃水果蔬菜，积极治疗基础疾病，维持血糖、血压、血脂稳定。

任务四　消化系统功能监测与护理

一、消化系统功能监测

（一）胃肠功能监测

1. 粪便检查 正常成人每日大便为 100～300g，正常粪便呈黄褐色柱状，质地较软。病理情况可有如下改变。①稀糊样或水样：见于急性胃肠炎、食物中毒等；米泔水样便，见于霍乱或副霍乱等。②脓血便：见于细菌性痢疾、溃疡性结肠炎、结肠或直肠癌等。③鲜血便：见于痔和肛裂。④柏油样便：见于上消化道出血。⑤白陶土样便：见于胆道梗阻。⑥粪常规镜检：白细胞数量增多，见于肠道炎症；红细胞增多见于下消化道出血、炎症和癌症，而上消化道出血时，红细胞多被消化液破坏。⑦粪便化学检查隐血试验阳性：见于消化道出血或呼吸道出血咽下所致。

2. 胃液检查 正常人空腹胃液平均50ml，无色透明。pH 1.3～1.8。异常改变如下。①胃液量≥100ml，为胃液增多，见于十二指肠溃疡、Zollinger – Ellison 综合征（胃泌素瘤）、幽门梗阻、胃蠕动功能减退等；胃液量 <10ml，为胃液减少，见于胃蠕动功能亢进。②胃酸增高是十二指肠球部溃疡的临床特征之一；胃酸减低见于胃癌、萎缩性胃炎、恶性贫血等。

3. 十二指肠引流液检查 十二指肠引流液包括十二指肠液（D 液）、胆总管液（A 胆汁）、胆囊液（B 胆汁）和肝胆管液（C 胆汁）。十二指肠引流液检查主要用于帮助诊断肝胆系统疾病如胆管梗阻、炎症、结石、肿瘤、寄生虫感染等，还可以了解胰腺外分泌功能。异常改变如下：①无胆汁流出，见于胆总管梗阻，可由结石、肿瘤寄生虫等引起；②有较多B胆汁流出，见于胆囊收缩功能过高和 Oddi 括约肌松弛；③B 胆汁呈绿色或暗黑色，见于胆管扩张伴感染；④胆汁异常浓稠或稀薄，前者见于胆石症所致的胆囊液淤积，后者见于慢性炎症所引起的胆囊浓缩功能低下；⑤胆汁浑浊，见于十二指肠炎和胆系感染。若混有血液，见于十二指肠炎和消化性溃疡等。

4. 影像学检查

（1）X 线检查　有助于显示由于内脏穿孔或脓肿破裂所致的腹内游离气体；如为肠梗阻或小肠扭转还可见气 – 液平面；侧卧位腹部 X 线片有助于显示是否有腹水。

（2）胃肠钡餐检查　X 线胃肠钡餐检查是消化道病变最常用的方法，可评估食管、胃肠道的溃疡、炎症、先天性变异、腹膜病变、腹部肿块与胃肠道的毗邻关系。检查前日起停服铋、钙制剂，有胃肠梗阻者禁做此检查，钡餐后适量给予轻泻剂以排尽肠道中残留的钡剂。

（3）纤维胃、十二指肠镜检查　对于X线钡餐检查发现病变，但不能确定其性质可用内窥镜检查，内窥镜可直接观察到消化道的病变。重症病例的内窥镜检查常为急性上消化道出血，在24～48小时内检查可明确出血部位和性质。还可经胃镜行息肉摘除、异物取出和止血等治疗。

（4）逆行性胰胆管造影　将内镜插入十二指肠降部，在电视透视观察下寻找胰胆管开口的乳头，再经活检孔插入造影导管，注入造影剂进行X线检查的一种方法，可直接观察胰管、总胆管、胆囊的形态，是检查十二指肠、胰腺、胆道疾病的重要手段。

（5）纤维结肠镜　结肠镜用于评估结肠肿瘤、炎症、息肉或血管发育不良，也可用于评估手术的吻合部位及炎症引起的狭窄程度。

（二）肝功能监测

1. 蛋白质代谢功能检查　血清总蛋白包括血清白蛋白和血清球蛋白。血清白蛋白全部由肝细胞制造，它的半存留期较长（15～20天）。因此，一些急性肝脏疾病（如急性病毒性肝炎）者的血清白蛋白往往无显著变化。肝脏疾病患者血清白蛋白降低，往往意味着疾病已进入慢性过程，如肝硬变。γ-球蛋白增高既可见于慢性肝脏疾病，如肝硬变和慢性活动性肝炎，又可见于某些系统性疾病，如慢性感染和炎性疾病，这都是抗体合成增加的结果。血清总蛋白的正常值为60～80g/L，白蛋白为40～50g/L，球蛋白为15～32g/L。

2. 血浆凝血因子　凝血因子半衰期短，特别是维生素K依赖因子（I、Ⅶ、Ⅸ、Ⅹ，其生成需要维生素K的参与），如Ⅶ因子半衰期只有1.5～6小时，因此在肝功能损伤的早期，白蛋白检测正常，而维生素K依赖的凝血因子却显著降低，故凝血因子检测可作为肝脏疾病早期的筛选实验。在肝脏疾病时，通常进行的过筛试验有：血浆凝血酶时间测定（PT）、活化部分凝血活酶时间测定（APTT）、凝血酶凝固时间（TT）测定、肝促凝血酶原激酶试验（HPT）、抗凝血酶Ⅲ（AT-Ⅲ）测定。

3. 血氨测定　血氨浓度的正常参考值为11～35μmol/L。生理性血氨升高见于进食高蛋白饮食或运动后；病理性增高见于严重肝损害（如肝硬化、肝癌、重症肝炎等）、上消化道出血、尿毒症及肝外门脉系统分流形成等。

4. 胆红素代谢试验　胆红素由肝脏细胞分泌进入胆汁。在肝细胞内有一部分变为与葡萄糖醛酸结合的直接胆红素，未结合的是间接胆红素。血清总胆红素、直接胆红素和间接胆红素的含量可以准确地反映黄疸的程度和鉴别黄疸的类型，这些项目的测定极为重要。血清胆红素的正常值小于17.1μmol/L，直接胆红素小于3.4μmol/L。尿胆红素和尿胆素原检查对黄疸类型的鉴别有重要意义。

5. 血清酶学检查　血清酶的活性变化有助于反映肝的病理状态，是肝功能检查的常用方法之一。任何原因的肝细胞损伤均可引起血清氨基转移酶活力升高，最敏感的是丙氨酸氨基转移酶（ALT），常用的还有天门冬酸氨基转氨酶（AST），特别是在急性肝炎和慢性肝炎复发时更有临床诊断意义。血清碱性磷酸酶（AKP或ALP）升高，除见于胆汁淤积和肝内占位性（尤其是癌肿）病变外，尚见于成骨性骨病、妊娠等。γ-谷氨酰转移酶（GGT）主要用于诊断梗阻性黄疸、肝癌、慢性肝损伤、饮酒可使GGT升高；急性肝炎后GGT下降至正常，较氨基转移酶出现晚。

6. 血清甲胎蛋白测定（AFP）　放射免疫电泳甲胎蛋白AFP正常值为≤25μg/L；放射免疫分析AFP正常值为≤20μg/L；酶联免疫法AFP正常值为≤25μg/L。AFP在25～200μg/L应定期复查。血清甲胎蛋白偏高常见于原发性肝癌、急性肝炎、慢性肝炎与肝硬化、其他肿瘤的肝转移。

二、危重症患者的营养支持

1. 适宜的营养支持途径　根据营养素补充途径，临床营养支持分为肠内营养支持（通过喂养管经胃肠道途径）与肠外营养支持（通过外周或中心静脉途径），两者各有利弊。肠内营养的优点是符合人体的生理特点，同时可以改善和维持肠道黏膜结构和功能的完整性；肠外营养的优点是能够短时间的纠正营养不良状况。对于需要营养支持治疗的危重患者应当优先选择肠内营养；如存在肠内营养禁忌或肠内营养不能满足能量需求，可考虑肠外营养。

2. 合理的能量供给及合适的补充速度　危重症患者的需求量根据患者的预估个体静息能量消耗（resting energy expenditure，REE）或体重由临床医生调整，并根据需求量选择恰当的配方和补充速度。建议目标喂养量为 25 ~ 30 kcal/（kg·d），目标蛋白需要量为 1.2 ~ 2.0g/（kg·d），一般以低剂量起始喂养，对于可耐受的患者尽快达到目标喂养量。

3. 耐受性和并发症的监测　一旦开始营养支持，必须监测患者是否耐受和并发症，以适时调整方案。

（1）再喂养综合征　指在长期饥饿后再喂养引起的、与代谢异常相关的一组表现，包括以低磷血症为突出表现的严重水、电解质失衡，葡萄糖耐受性下降和维生素缺乏等。

（2）常见的肠内营养相关并发症　吸入性肺炎、呕吐、腹泻、皮肤黏膜糜烂等。

（3）常见的肠外营养相关并发症　空气栓塞、气胸、感染、肝脏损害、代谢性骨病等。

4. 心理护理　安慰并鼓励患者积极配合治疗工作，营养支持通路或需要经鼻置管或需要行深静脉穿刺置管，而这些操作会使患者感到不适，从而影响患者治疗依从性，家属需做好安慰辅助工作。

任务五　泌尿系统功能监测与护理

一、泌尿系统功能监测

（一）尿液监测

1. 尿量　是反映机体重要脏器血液灌注状态的敏感指标之一。尿量变化是肾功能改变最直接的指标，临床通常记录每小时及 24 小时尿量。正常人每小时尿量在 30ml 以上，昼夜尿量为 1000 ~ 2000ml。当每小时尿量 <30ml 时，多为肾血流灌注不足，间接提示全身血容量不足。24 小时尿量 > 2500ml 为多尿；24 小时尿量 <400ml 为少尿，表示有一定程度肾功能损害；24 小时尿量 <100ml 为尿闭，是肾衰竭的基础诊断依据。

2. 尿常规检查

（1）尿外观　正常尿的颜色为淡黄色，受饮食和饮水等因素的影响。当出现血尿、血红蛋白尿、脓尿、乳糜尿和胆红素尿等，提示各种疾病。

（2）尿比重　能够反映肾脏血流灌注和肾脏功能，成人正常值为 1.015 ~ 1.025。尿比重增高见于各种原因引起的肾灌注不足、急性肾小球肾炎、尿糖或尿蛋白含量增高等；下降见于各种原因引起的尿浓缩功能障碍，如机体水负荷增加、尿崩症、肾衰竭等。固定在 1.010 左右的低比重尿称为等张尿，多见于急性肾性肾衰竭，也见于各种肾实质损害终末期。

（3）尿生化检查　包括尿蛋白、尿胆红素、尿糖、尿酮体等测定。正常人的尿蛋白含量为 0 ~ 80mg/24h，当尿蛋白 >120mg/24h 为蛋白尿，血糖在生理情况下为阴性，当血糖水平超过肾小管重吸收能力时出现糖尿。尿酮体在生理情况下为阴性。尿/血渗透压比值是反映肾小管浓缩功能的重要指标。尿渗透压的正常值为 600 ~ 1000mOsm/L，尿/血渗透压比值的参考值范围为（3：1）~（4.5：1）。

（4）尿液有形成分分析　尿液中的有形成分主要包括细胞和管型等。肾小球源性血尿常可见异常红细胞，多见于肾小球疾病；非肾小球源性血尿红细胞形态多正常，多见于尿路感染或损伤，也可见于肾间质疾病。当白细胞 >5 个/HP 为镜下脓尿，提示尿路感染。尿管型可分为透明管型、颗粒管型、细胞管型、蜡样管型、肾衰管型等。

（5）肾浓缩 – 稀释功能　主要用于监测肾小管的重吸收功能。目前常采用简化或改良的浓缩 – 稀释试验。方法为：在试验的 24 小时内，患者保持日常的饮食和生活习惯，晨 8 时排弃尿液，自晨 8 时至晚 8 时每 2 小时留尿一次，晚 8 时至次晨 8 时留尿一次，分别测定各次尿量和比重。昼尿量与夜间尿量之比为（3~4）：1；夜间 12 小时尿量应少于 750ml。最高的一次尿比重应在 1.020 以上，最高尿比重与最低比重之差应 >0.009。夜尿量超过 750ml 常为肾功能不全的早期表现。尿比重 >1.025 为高比重尿，提示尿液浓缩，肾脏本身功能尚好；尿比重 <1.010 为低比重尿，提示肾脏浓缩功能降低，见于肾功能不全恢复期、尿崩症、利尿剂治疗后、慢性肾炎及肾小管浓缩功能障碍等情况。

（二）血生化监测

1. 血尿素氮（BUN）　测定血中 BUN 的含量，可以判断肾小球的滤过功能。正常值为 2.9 ~ 6.4mmol/L（8 ~ 20mg/dl）。血 BUN 增高程度与肾功能损害程度成正比，通过血 BUN 检测可有助于诊断肾功能不全，尤其是对尿毒症的诊断更有价值。肾前性或肾后性因素引起的尿量显著减少或无尿时可使 BUN 增高，体内蛋白质过度分解时也可引起 BUN 增高。

2. 血肌酐（SCr）　正常值为 83 ~ 77μmol/L（1 ~ 2mg/dl）。血清肌酐浓度升高反映肾小球滤过功能减退。肾功能不全时血清肌酐水平明显增高。

3. 尿/血渗透压比值　正常值尿渗透压 600 ~ 1000mOsm/L，血渗透压 280 ~ 310mOsm/L，尿/血渗透压比值为 2.50 ±0.8。此比值是反映肾小管浓缩功能的指标。功能性肾衰时，尿渗透压 > 正常。急性肾衰时，尿渗透压接近血浆渗透压，两者比值 <1.1。

4. 内生肌酐清除率（Ccr）　正常值正常成人 Ccr 正常值为 80 ~ 100ml/min。当 Ccr 降低至正常值的 80% 以下提示肾小球滤过功能已有减退，如 Ccr 降至 51 ~ 70ml/min 为轻度损伤；降至 31 ~ 50ml/min 为中度损伤；降至 30ml/min 为重度损伤。多数急性和慢性肾小球肾炎患者皆可有 Ccr 降低。

（三）水、电解质、酸碱平衡监测

1. 血清镁　正常值为 0.8 ~ 1.2mmol/L，小于 0.8mmol/L 时称为低镁血症，可见于饥饿、吸收障碍综合征及长期胃肠消化液丢失，如肠瘘患者等；血清镁高于 1.2mmol/L 时称高镁血症，主要见于肾功能不全患者。

2. 血清钾　正常血清钾浓度为 3.5 ~ 5.5mmol/L，血清钾低于 3.5mmol/L 时称为低钾血症，主要由于钾离子向细胞内转移、钾摄入不足或丢失所致。血清钾高于 5.5mmol/L 时称为高钾血症，最常见于酸中毒所致的钾离子细胞外转移及肾脏排泄功能受损，此外，大量输血也能导致高钾血症。

3. 血清钙　正常值为 2.1 ~ 2.55mmol/L，低钙血症常见于急性重症胰腺炎、肾功能障碍及甲状旁腺受损等情况。血清钙低于 2.0mmol/L 时具有诊断价值。高钙血症主要见于甲状旁腺功能亢进与骨转移癌患者。

4. 血清钠　正常值为 135 ~ 145mmol/L。低钠血症时血清钠小于 135mmol/L。常见于大量消化液丧失、大面积创面渗液及使用排钠利尿剂等所致的低渗性缺水。高钠血症时血清钠高于 145mmol/L，主要见于摄入水分不足或丧失水分过多而导致的高渗性缺水。

5. 酸碱平衡的监测　正常代谢过程包括蛋白质、糖类和脂肪的代谢，在代谢过程中，不断产生酸性产物。

（1）pH 值　正常细胞外液的 pH 值稳定在 7.35～7.45。

（2）乳酸　参考范围：0.5～1.6mmol/L，当乳酸大量存在时，会导致人体内环境稳态的丧失，尤其是固有的酸碱平衡将被打破，轻则代谢紊乱，重则危及生命。血乳酸水平与血糖呈正相关，乳酸值越高，预后越差，病死率越高。

（3）剩余碱（BE）　正常值为 -3～+3mmol/L，BE 是酸碱由稳态中反映代谢性因素的一个客观指标，对酸碱平衡紊乱的判断和治疗导向有重要意义。

（4）HCO_3^-　是反映机体酸碱代谢状况的指标，包括标准碳酸氢根（SB）和实际碳酸氢根（AB），其正常范围均为 22～27mmol/L。

二、连续性肾脏替代治疗的护理

连续性肾脏替代治疗（continuous fenal replacement therapy，CRRT）是模仿肾小球滤过原理来清除水分和溶质的一种连续性血液净化新技术。目前已成为危重病领域脏器功能支持治疗的一项重大突破，其应用广泛。严密的监测及科学的护理是 CRRT 有效运转的重要保障。

（一）CRRT 治疗时的护理

1. 严密观察病情变化　CRRT 治疗过程中实行心电监护，应密切监测患者的体温、心率、血压、呼吸、血氧饱和度、中心静脉压、血气等，及时发现和处理各种异常情况并观察疗效。正确计算脱水量，观察神志、意识等变化。

2. 监测血电解质、肾功能及凝血功能　急性肾功能不全患者电解质及酸碱平衡严重紊乱。治疗中输入大量含生理浓度电解质及碱基的置换液，能有效纠正这种内环境紊乱。电解质的测定可以提示患者的电解质情况，血尿素氮及肌酐的变化可以反映肾功能的好坏。配置置换液时必须严格遵医嘱加入钾、钠、钙、镁等电解质，严格执行查对制度，无误后方可用于患者。治疗过程中，应定期检测患者内环境状况，根据检测结果随时调整置换液配方，现配现用。治疗期间监测凝血功能，随时调节抗凝剂的用量，保证安全。

3. 血管通路的管理　维持血管通路的通畅是保证 CRRT 有效运转的最基本要求。患者均建立临时血管通路，导管使用前常规消毒铺巾，抽出上次封管的肝素弃去，确定导管内无血栓且血流畅通后方可行 CRRT。保持双腔静脉置管、血液管路的固定通畅，无脱落、打折、贴壁、漏血等发生。置管口局部敷料应保持清洁、干燥，潮湿、污染时要及时予以换药，以减少感染机会。注意观察局部有无渗血、渗液、红肿等。

4. 严格无菌操作，预防感染　危重症患者免疫功能低下易并发感染，严格执行病室消毒制度。护理操作时必须严格无菌操作，防止医源性感染的发生。管路的连接保证无菌，更换置换液、透析液时接口处要用消毒棉签消毒；每次更换置换液、透析液时应仔细检查液袋有无破损，液体有无浑浊；双腔管留置处使用 3M 无菌透明敷料，当敷料潮湿污染时及时更换，一般情况下 3 天更换 1 次，密切观察置管处皮肤情况。

5. 基础护理　由于患者病情危重、治疗时间长、活动受限、生活不能自理，所以应做好口腔、皮肤等基础护理，动作应轻柔、仔细；注意牙龈有无出血；保持床单整洁、干燥，使用气垫床，防止皮肤压力性损伤；病房每日定时通风，并每天空气消毒 2 次。

6. 做好记录　治疗过程中做好液体平衡的管理，准确记录 24 小时出入量，并进行总结，做好交接班。

（二）并发症的观察及预防

1. 出血　肾功能不全患者多存在出血或潜在出血，CRRT中抗凝剂的应用使出血危险明显增加或加重出血。因此，应注意观察引流液、皮肤黏膜、大便、创口、牙龈等出血情况，并做好记录。及早发现，及时调整抗凝剂的使用或使用无肝素技术，以避免出现由此引起的严重并发症。

2. 凝血　严密监测患者凝血功能，保证滤器后活化凝血时间维持在200～250s，活化凝血活酶时间正常值为25～35s，以防滤器发生凝血，延长滤器的使用寿命。在CRRT过程中保持血流量充足、血循环线路通畅，可有效避免体外凝血。同时应密切检测静脉压（VP）、跨膜压（TMP）值及波动范围，并做好记录。以便及时采取处理措施。如有严重凝血时，应更换滤器及血液管路。

（三）心理护理

患者及其家属对血液滤过治疗心存疑虑，做好思想工作，说明血液滤过的疗效极具必要性。护士应熟练掌握仪器操作技巧，同时操作时注意自己的语言，安慰患者，讲成功患者的经验效果，使患者消除顾虑，自觉及时接受血滤治疗。

任务六　血液系统功能监测与护理

一、血液系统功能监测

（一）临床观察

重点了解病史，查找出血原因及诱因。查体时注意全身一般情况，如有无皮肤黏膜出血点，有无浅表淋巴结及肝脾肿大。注意手术切口有无出血，观察引流液性质和量。穿刺抽血时注意观察有无高凝或低凝状况。

（二）实验室检查

1. 出血时间（bleeding time，BT）　皮肤被刺破后出血到出血自然停止的时间，是反映血管壁通透性、脆性和血小板数量、功能的实验，主要反映血小板能否黏附和聚集在受损的血管壁，形成微血栓的功能。正常值：①Duck法为1～3分钟；②Ivy法为0.5～6分钟。BT延长，表明有血管壁的严重缺陷或血小板数量（或质量）存在缺陷。

2. 血小板计数（blood platelet count，BPC）　是反映血小板生成和消耗（破坏）之间动态平衡的实验。正常值（100～300）×10^9/L。若低于正常值表示血小板减少，常见于原发性和继发性血小板减少症；BPC≤50×10^9/L，可能发生DIC。

3. 毛细血管脆性实验（capillary fragility test，CFT）　又称束臂实验，用血压计袖带对上臂加压充气，使上臂毛细血管受到一定的压力并根据受压部位新出现出血点的数量判断毛细血管的脆性。正常值：男性0～5个，女性0～10个。

4. 凝血时间（clotting time，CT）　离体静脉血液发生凝固所需要的时间，是反映内源性凝血系统的实验。正常值为5～10分钟。

5. 凝血酶原时间（prothrombin time，PT）　主要反映外源性凝血系统缺陷的筛选实验，正常值14秒。PT延长表示先天性凝血因子缺乏或严重肝病、DIC、阻塞性黄疸、口服抗凝药过量等。

二、出血倾向患者的护理

出血倾向是指机体自发性出血和（或）血管损伤后出血不止。正常情况下，机体具有完善的止血、凝血和抗凝血功能，只有当正常止血或凝血功能发生障碍才会发生出血倾向。皮肤黏膜出血常是出血性疾病的首发表现。轻症患者表现为淤点、瘀斑、反复鼻衄、月经过多及外伤后不易止血，严重者可出现内脏出血，如消化道出血、咯血等，甚至颅内出血。护理措施主要如下。

1. 一般护理 轻度出血者可适当活动，但应避免剧烈的或容易导致损伤的活动；急性出血应卧床休息，大出血时应绝对卧床休息，给予营养丰富、易消化、富含维生素 C 及维生素 D 的柔软食物，多食水果、蔬菜，禁酒，忌食刺激性食物和曾引起过敏的食物。注意平时的防护，避免去花草树木过多的地方，否则可能会增加受伤的概率。如果出现了出血量增多、身体不适等症状，患者应该及时到正规医院就医，以免延误病情。

2. 控制血压 有出血倾向的患者，可能伴有血压过高的情况，此时可以遵医嘱使用降压药物进行治疗，比如硝苯地平缓释片、厄贝沙坦片等。同时，患者也要调整饮食结构，避免吃油脂含量过高的食物，如肥肉、炸鸡等。

3. 做好皮肤护理 患者的皮肤可能会存在瘙痒、红肿、疼痛等不适症状，要保持局部的清洁与干燥，避免用手去抓挠，也不可以与他人共用私人物品，否则会增加交叉感染的概率。

4. 做好相应部位出血的护理

（1）皮肤出血 应保持床单平整，被褥衣服轻软，避免皮肤摩擦及肢体受压，勤剪指甲，以免抓伤皮肤；一般采用口服药物，必须注射时，应快速、准确、严格执行无菌操作，局部加压时间延长，并观察有无渗血情况。

（2）鼻出血 应指导患者勿挖鼻孔或用力擤鼻，鼻腔干燥时，可用棉签蘸少许石蜡油或抗生素软膏轻轻涂擦，防止干裂出血；少量出血时，可用明胶海绵或 1：1000 肾上腺素棉球填塞，局部冷敷；出血严重时，尤其时后鼻腔出血可用凡士林油纱条，行后鼻孔填塞术，术后定时用无菌液体石蜡油滴入，以保持黏膜湿润。患者鼻腔填塞后，被迫张口呼吸，应加强口腔护理，避免感染发生。

（3）口腔、牙龈出血 应指导患者用棉签蘸漱口液擦拭牙齿，勿用牙刷刷牙，忌用牙签剔牙，以防牙龈损伤；牙龈渗血时，可用肾上腺素棉片或明胶海绵敷贴止血，及时用生理盐水或 1% 过氧化氢溶液清除口腔内陈旧血块，以避免口腔异味而影响患者食欲和心情，鼓励患者进餐前后用该液体漱口。

（4）关节腔或深部组织出血 应减少活动量，避免过度负重或创伤性运动。一旦出血，立即停止活动，卧床休息，抬高患肢，置于功能位，给予冰袋冷敷或采取绷带加压包扎以压迫止血。

（5）眼底及颅内出血 眼底出血时，应减少活动，尽量让患者卧床休息，嘱患者不要揉擦眼睛，以免引起再出血；若患者突然视物模糊、头晕、头痛、呼吸急促、喷射性呕吐，甚至昏迷，提示颅内出血的可能，应及时告知医师，并协助处理。

（孙水英）

项目十五　多器官功能障碍综合征

PPT

学习目标

知识目标： 通过本项目的学习，应能掌握多器官功能障碍综合征的诊断标准及护理措施；熟悉多器官功能障碍综合征的病因、病理及发病类型。

能力目标： 具有对多器官功能障碍综合征患者提供相应护理的能力。

素质目标： 通过本项目的学习，树立"责任意识、生命至上"的急救理念、"珍爱生命、守护安全"的职业信仰，认识医学生的责任感和使命感。

多器官功能障碍综合征（multiple organ dysfunction syndrome，MODS）是机体遭受严重创伤、休克、感染及大手术等急性损害 24 小时后，同时或相继出现两个或两个以上系统或器官功能障碍的临床综合征。MODS 是近代危重症医学研究的难点，是 ICU 内导致患者死亡的最主要原因之一。

任务一　多器官功能障碍综合征概述

情境导入

情境： 患者，男，39 岁，因车祸致全身多处流血，伴意识障碍 2 小时，急诊入院于脑外科。患者入院时，GCS 评分 8 分，脉搏 131 次/分，呼吸 34 次/分，血压 74/56mmHg，双侧瞳孔圆形等大，直径约 3.5mm，对光反射灵敏，入院诊断为：创伤性重型颅脑损伤、双侧多发肋骨骨折、双侧气胸、左侧肺挫伤、创伤性休克、左股骨骨折、左侧尺骨鹰嘴骨折、全身多处皮肤挫裂伤。入院后给予对症支持治疗，行胸腔闭术引流术、气管切开术等，由于血压仍未纠正，呼吸衰竭，电解质紊乱，烦躁，血氧饱和度低转入 ICU 治疗，入 ICU 后给予扩容、纠酸、利尿、吸痰等对症处理，现患者较前平稳。

思考： 1. 该患者发生了什么情况？

2. 如何做好该患者的护理工作？

多器官功能障碍综合征的病因复杂、防治困难、死亡率高，不是独立疾病或单一脏器的功能障碍，是涉及多器官病理生理变化的复杂综合征。

一、病理特征

MODS 的发病机制不明，目前有三种学说。

1. 炎症反应学说　MODS 发病基础是全身炎症反应综合征，因感染或非感染因素作用于机体而引起的一种全身性炎症反应综合征。表现为播散性炎症细胞活化和炎症介质泛滥，引起全身性炎症反应，造成广泛的组织破坏，导致 MODS。正常情况下，感染和组织损伤时，局部炎症反应对细菌清除和损伤组织修复，具有保护性作用。保护性炎症反应异常放大或失控时，对机体从保护性转变为损害性，导致自身组织细胞死亡和器官衰竭。感染、创伤等是机体炎症反应的促发因素，而机体炎症反应的失控，最终导致机体自身性破坏，是 MODS 的根本原因。

2. 肠道动力学说 肠道是机体最大的细菌和毒素库，可能是 MODS 患者菌血症的来源。严重创伤、休克、缺血 – 再灌注损伤、外科手术应激等均可导致肠黏膜屏障功能破坏，肠道的细菌和毒素的移位，激活肠道及相关的免疫炎症细胞，导致大量炎症介质的释放，参与 MODS 的发病。导致炎症反应持续发展，最终引起细胞损伤和器官功能障碍。

3. 缺血 – 再灌注损伤假说 该学说强调各种休克微循环障碍若持续发展，都能造成生命器官血管内皮细胞和器官实质细胞缺血、缺氧和功能障碍。各种损伤导致休克引起的器官缺血和再灌注的过程是 MODS 发生的基本环节。

炎症细胞激活和炎症介质的异常释放，组织缺氧，肠道屏障功能破坏、细菌和（或）毒素移位均是机体炎症反应失控的表现，构成了 MODS 的炎症反应失控的 3 个互相重叠的发病机制学说 – 炎症反应学说、缺血 – 再灌注损伤假说和肠道动力学说。

二、病因

任何引起全身炎症反应的疾病均可能发生 MODS，常见疾病有：各种外科感染引起的脓毒血症；严重的创伤、烧伤或大手术所致的失血、缺水；各种原因导致肢体、大面积的组织或器官缺血 – 再灌注损伤；各种原因的休克，心跳、呼吸骤停复苏后；输血、输液、药物或机械通气；合并脏器坏死或感染的急腹症；患某些疾病的患者更易发生 MODS，如心脏、肝、肾的慢性疾病等。诱发 MODS 和死亡高危因素包括高龄、慢性疾病、营养不良、昏迷、大量输血（液）、诊疗失误、创伤及危重病评分增高等。

三、发病类型

1. 一期速发型（原发型） 又称单相速发型，原发急症重症发病 24 小时内有两个或两个以上器官或系统同时发生功能不全，如急性呼吸窘迫综合征（ARDS）合并急性肾衰竭（ARF），弥散性血管内凝血（DIC）合并 ARDS 及 ARF，由于原发疾病十分严重，患者可于 24 小时内死亡。

2. 二期迟发型（继发型） 又称双相迟发型，一个重要器官或系统先发生功能不全，常为肾、肺或心血管的功能不全，经过一段近似稳定的维持时间，发生更多的器官或系统功能不全。继发感染或毒素持续存在。

任务二　多器官功能障碍综合征评估与护理

一、护理评估

1. 健康史

（1）评估患者的基本情况　通过病史询问、体格检查、辅助检查等手段，对患者的心理、生理、社会、经济条件、疾病严重程度等进行全面、有效、快速的评估，了解患者各系统的功能状况。

（2）了解既往史和现病史　根据时间顺序询问既往病史及现存的疾病，了解从发病到治疗的发展变化，症状的性质、部位和程度是否有明显变化，变化是否有规律，影响变化的原因或诱因是否存在，疾病的演变是否有规律以及变化趋势。

（3）评估营养状况　对患者营养状态进行全面的评估。通过营养评定，可以判定机体的营养状况，确定营养不良的类型和程度，评估营养不良所致的危险性，并监测营养支持的疗效。

2. 临床表现 由于受累功能障碍器官不同及器官功能障碍的程度不同，MODS的临床表现缺乏特异性。其临床特征：①从原发损伤到发生器官功能障碍有一定的时间间隔；②功能障碍的器官多是受损器官的远隔器官；③循环系统处于高排低阻的高动力状态；④持续性高代谢状态和能源利用障碍；⑤氧利用障碍，使内脏器官缺血、缺氧，氧供需矛盾突出。MODS的病程一般为14~21日，经历休克、复苏、高分解代谢状态和器官功能衰竭4个时期（表15-1）。

表 15-1 MODS 的病程分期

临床表现	1 期	2 期	3 期	4 期
一般情况	正常或轻度烦躁	急性病态，烦躁	差	濒死期
循环系统	需补充容量	容量依赖性高动力学	休克，CO下降，水肿	依赖血管活性药物维持血压，水肿
呼吸系统	轻度呼吸性碱中毒	呼吸急促，呼吸性碱中毒，低氧血症	ARDS，严重低氧血症	呼吸性酸中毒、气压伤、高碳酸血症
肾脏	少尿，利尿剂有效	肌酐清除率下降，轻度氮质血症	氮质血症，有血液透析指征	少尿，透析时循环不稳定
胃肠道	胃肠道胀气	不能耐受食物	应激性溃疡、肠梗阻	腹泻，缺血性肠炎
肝脏	正常或轻度胆汁淤积	高胆红素血症，PT延长	临床黄疸	转氨酶升高，重度黄疸
代谢	高血糖、胰岛素需求增加	高分解代谢	代谢性酸中毒，血糖升高	骨骼肌收缩，乳酸酸中毒
中枢神经系统	意识模糊	嗜睡	昏迷	昏迷
血液系统	正常或轻度异常	血小板下降，白细胞增多或减少	凝血功能障碍	不能纠正的凝血功能障碍

3. 实验室检查

（1）血象检查 血红蛋白 $<50g/L$（$5g/dl$）为急性贫血危象；感染时白细胞计数和中性粒细胞显著增高，白细胞计数 $\leqslant 2\times10^9/L$（$2000/mm^3$），血小板计数 $\leqslant 20\times10^9/L$（2万/mm^3）。

（2）血液检查 $PaCO_2>8.7kPa$（$65mmHg$），$PaO_2<5.3kPa$（$40mmHg$），$PaO_2/FiO_2<26.7kPa$（$200mmHg$）为进行性低氧血症；代谢产物潴留、电解质平衡紊乱、排除氨的尿素生成能力下降，血清 BUN $\geqslant35.7mmol/L$（$100mg/dl$），血清肌酐 $\geqslant176.8\mu mol/L$（$2.0mg/dl$），可判断为肾脏功能受损；血清胆红素增高、谷草转氨酶增高、谷丙转氨酶增高、乳酸脱氢酶增高，总胆红素 $>85.5\mu mol/L$（$5mg/dl$）及 SGOT 或 LDH 为正常值2倍以上，可诊断为肝脏功能受损；另外，心肌酶增高、血浆蛋白合成低，酮体增加等。

（3）病原菌检查 感染性疾病细菌培养阳性。

（4）尿液检查 少尿或无尿、蛋白尿、血尿等改变。

（5）其他 根据临床还需要选择胸部X线、B超、心电图、脑CT等检查。

二、病情判断

MODS诊断国内外尚无统一标准。具有严重创伤感染、休克等诱因；存在 SIRS 或脓毒症临床表现；发生2个或2个以上器官序贯功能障碍应考虑 MODS 的诊断。多年来，关于 MODS 的诊断多是在器官功能障碍的晚期阶段，即 MOF 的诊断标准。但标准相差较大，包括的器官数量也不一致，国内多采用参照 Fry 诊断标准的综合修订标准（表15-2）。

表 15 – 2　MODS 的诊断标准

系统或器官	诊断标准
循环系统	收缩压低于 90mmHg，持续 1 小时以上，或需药物支持使循环稳定
呼吸系统	急性起病，$PaO_2/FiO_2 \leq 200mmHg$，胸片双肺浸润，$PAWP \leq 18mmHg$ 或无左房压力升高的证据
肾脏	肌酐 > 177μmol/L 伴有少尿或多尿，或需血液净化治疗
肝脏	胆红素 > 34μmol/L，转氨酶升高 > 2 倍正常值，或有肝昏迷
胃肠	上消化道出血 > 400ml/24h，消化道穿孔或坏死，胃肠蠕动消失不能耐受食物 > 5 天
血液	血小板 $< 50 \times 10^9/L$ 或降低 25%，或出现 DIC
代谢	不能为机体提供能量，糖耐量降低，需用胰岛素；骨骼肌萎缩、无力
神经系统	格拉斯哥昏迷评分 < 7 分

三、救治与护理

1. 救治原则

（1）重点监护　凡危重疾病尤其感染性休克、严重感染、败血症等，均应重点进行观察和监护，重点观察项目是体温、呼吸、脉搏、心率（包括心律、心音强弱）、血压、尿量、血小板计数、电解质、心电图、血气分析、中心静脉压、肝肾功能和凝血及纤溶系统指标等，根据病情变化，随时调整治疗方案，有条件和必要时可做血流动力学监测和 Swan – Gang 导管监测肺毛细血管楔压。

（2）控制感染　感染是 MODS 的主要原因之一，控制感染是治疗 MODS 的关键。首先根据感染的途径，如呼吸道、神经系统、腹腔内或泌尿道等，分析可能的致病菌，选用对革兰阴性或阳性细菌有杀菌能力的抗生素，合理适量的应用抗生素，不可滥用。一般两种联合应用，然后根据血、尿、体温和感染灶致病菌培养结果及药敏试验，选用敏感抗生素，如发现脓肿或脓胸应立即切开或穿刺排脓。早期清创是预防感染最关键的措施。如伤口的清创，脓腔的引流，坏死组织的清除，空腔脏器破裂的修补、切除或转流（如肠造口）。

（3）控制休克　休克是 MODS 常见病因，不但要纠正显性失代偿性休克，而且要及早注意纠正隐性代偿性休克，一旦休克发生要注意休克的分型，及时稳妥扩容（心源性休克应在改善心功能基础上慎重补充血容量，不能迅速扩容），在扩容基础上可应用血管活性药物，以改善微循环，增加组织血液灌流，保证组织供血、供氧。

（4）对症治疗　迅速建立静脉通道（严重休克静脉穿刺难以成功时可行骨髓内输液），维持有效血容量，保持电解质平衡，矫治贫血及低蛋白血症、脱水、酸中毒等，维持胃肠功能，并应早期注意能量供应。改善全身状况营养支持和免疫调节，保护肠黏膜的屏障作用，及早治疗首先发生功能障碍的器官。

2. 护理措施

（1）病室要求　MODS 患者所在 ICU 病房应通风良好、温度和湿度适宜以及安静舒适，并遵循严格的卫生规定，以防止感染。

（2）严格无菌操作　医护人员必须遵守无菌技术规范，并对患者的分泌物和排泄物进行必要的消毒处理。做好机械辅助通气管道管理，避免呼吸机相关肺炎的发生。

（3）基础护理　MODS 患者常伴有口腔感染、泌尿系感染、压疮等问题，因此需要加强口腔、皮肤和会阴等基础护理。关注患者全身情况，如营养情况及水、电解质的平衡等。

（4）安全护理　对于烦躁或不合作的 MODS 患者，可以采取适当的约束保护措施，并在必要时谨慎使用镇静药物。

（5）心理护理　对于清醒的患者，由于医院环境的压力和其他治疗操作的干扰，可能会感到恐慌和焦虑。因此，医护人员需要及时了解患者的心理状态，并提供安慰和支持，帮助他们建立战胜疾病的信心。

（6）健康教育　提供健康教育和宣教，帮助患者及其家属理解疾病的性质和治疗方法，以及如何自我管理和照顾。

（孙水英）

书网融合……

重点小结

参考文献

[1] 桂莉，金静芬．急危重症护理［M］．5版．北京：人民卫生出版社，2022.

[2] 邓辉．急危重症护理［M］．北京：中国中医药出版社，2018.

[3] 胡爱招，王明弘．急危重症护理学［M］．4版．北京：人民卫生出版社，2018.

[4] 陈玉琴，何兰燕．急危重症护理学［M］．3版．北京：人民卫生出版社，2021.

[5] 费素定，吴忠勤，周一峰．急危重症护理（数字案例版）［M］．武汉：华中科技大学出版社，2020.

[6] 费素定，李冬，李延玲．急重症护理（临床案例版）［M］．武汉：华中科技大学出版社，2015.

[7] 周夕坪，危急重症护理学［M］．北京：中国医药科技出版社，2019.

[8] 张海燕．急救护理学［M］．北京：北京大学出版社，2017.

[9] 美国心脏协会．基础生命支持2020版［M］．杭州：浙江大学出版社，2021.

[10] 美国心脏协会．高级心血管生命支持2020版［M］．杭州：浙江大学出版社，2021.

[11] 王芳．急救护理学［M］．3版．北京：人民卫生出版社，2021.

[12] 中国研究型医院学会心肺复苏学专业委员会，中国老年保健协会心肺复苏专业委员会，中国老年保健协会全科医学与老年保健专业委员会．中国淹溺性心脏停搏心肺复苏专家共识［J］．中华急诊医学杂志，2020，29（8）：1032－1045.

[13] 中国心胸血管麻醉学会急救与复苏分会，中国心胸血管麻醉学会心肺复苏全国委员会，中国医院协会急救中心（站）管理分会，等．淹溺急救专家共识［J］．中华急诊医学杂志，2016，25（12）：1230－1236.

[14] 全军热射病防治专家组，热射病急诊诊断与治疗专家共识组．热射病急诊诊断与治疗专家共识（2021版）［J］．中华急诊医学杂志，2021，30（11）：1290－1299.

[15] 全军热射病防治专家组，全军重症医学专业委员会．中国热射病诊断与治疗专家共识［J］．解放军医学杂志，2019，44（3）：181－196.

[16] 中国医师协会急诊医师分会，中国人民解放军急救医学专业委员会，北京急诊医学会，等．中国犬咬伤治疗急诊专家共识（2019）［J］．解放军医学杂志，2019，44（8）：636－642.

[17] 中国蛇伤救治专家共识专家组．2018年中国蛇伤救治专家共识［J］．中国急救医学，2018，38（12）：1026－1034.

[18] 沈洪，刘中民．急诊与灾难医学［M］．3版．北京：人民卫生出版社，2019.